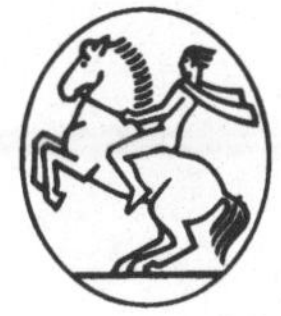

W0261362

Theodor Much

Leitfaden der praktischen Dermatologie

**Lokale und systemische Therapie
– mit Diagnosehinweisen –**

Springer-Verlag Wien New York

Primarius Dr. med. Theodor Much
Hanusch-Krankenhaus
Wien, Österreich

Die Wiedergabe von Gebrauchsnamen, Handelsnamen, Warenbezeichnungen usw in diesem Buch berechtigt auch ohne besondere Kennzeichnung nicht zu der Annahme, daß solche Namen im Sinne der Warenzeichen- und Markenschutz-Gesetzgebung als frei zu betrachten waren und daher von jedermann benutzt werden durften
Produkthaftung Für Angaben über Dosierungsanweisungen und Applikationsformen kann vom Verlag keine Gewähr übernommen werden Derartige Angaben mussen vom jeweiligen Anwender im Einzelfall anhand anderer Literaturstellen auf ihre Richtigkeit überpruft werden

Gedruckt auf säurefreiem, chlorfrei gebleichtem Papier – TCF

ISBN-13: 978-3-211-82555-6   e-ISBN-13: 978-3-7091-9357-0
DOI: 10.1007/ 978-3-7091-9357-0

*Gewidmet
meiner Frau Riitta
und den Kindern
Mirjam, Ari und Ilana*

Vorwort

Lehrbucher der Haut- und Geschlechtskrankheiten sind im deutschsprachigen Raum seit Jahren in beachtlicher Vielfalt erhaltlich, wobei dem Interessierten eine große Auswahl an hervorragenden Werken jeden Formates zur Verfugung steht

Was aber – wie ich meine – in den meisten dieser Bucher weitgehend zu kurz kommt, ist der Abschnitt, den man mit dem Begriff „praktische Dermatologie" (insbesondere Dermatotherapie) charakterisieren konnte

In diese „Marktlucke" zielt mein Buch, wobei konsequenterweise der Versuch unternommen wurde, neben einer praxisnahen modernen lokalen und systemischen Dermatotherapie, auch auf die Diagnose, in Form von knappen und – wie ich hoffe – prazisen „Diagnostischen Hinweisen" einzugehen

Da die Dermatotherapie ein zentrales Anliegen dieses Buches darstellt, habe ich mich bemuht, eine umfangreiche Rezepturensammlung zusammenzustellen und gleichzeitig (siehe Anhang) die in der Dermatologie gebrauchlichsten und im Handel befindlichen Medikamente (generischer Name und Handelsname in Osterreich und Deutschland) aufzulisten, wobei in einer Zeit rasanter medizinischer Entwicklungen eben dieser Zeitfaktor meine Aufgabe stark erschwerte

Andere Themenkreise wie etwa Pathophysiologie oder Histologie konnten – und ich bitte um Verstandnis – aus Platzgrunden nur am Rande erwahnt werden

Das Buch ist in erster Linie fur praktizierende Arzte aller Fachrichtungen (Hauptzielgruppe Dermatologen und praktische Arzte) sowie fur in Ausbildung stehende Kolleginnen und Kollegen bzw fortgeschrittene Studenten der Medizin bestimmt

Das Kapitel „Phlebologischer Uberblick" wurde von Herrn Primarius Dr M Hirschl (Wien) geschrieben, dem ich fur seine Muhe herzlich danken mochte

Fur Hilfeleistungen auf allergologischem Gebiet sage ich Dank Herrn Prof Dr B Wuthrich (Zurich) und Herrn Prof Dr Ebner (Wien)

Den Mitarbeitern des Springer-Verlags, vor allem den Herren Petri und Schwarz, danke ich fur all ihre Geduld und Unterstutzung

Wien, 20 April 1994

Inhaltsverzeichnis

Fettgewebserkrankungen 171

Krankheiten der Mundschleimhaut 174

Lichtdermatosen 179

Physikalische Hautschäden (Hitze, Kälte, Druck) 183

Melanom . 224

Phlebologischer Überblick (von *M Hirschl*) 228

Anhang: Auswahl gängiger Medikamente 239

Sachverzeichnis 249

Äußerliche medikamentöse Therapie

Viele Hauterkrankungen lassen sich durch lokal aufgebrachte Substanzen gunstig beeinflussen
So konnen Wirkstoffe zur Anwendung kommen, die im Inneren des Organismus toxische Reaktionen auslosen wurden, an der Hautoberflache aber problemlos vertragen werden
Die mogliche Aufnahme von niedermolekularen Stoffen durch die Haut muß daher stets in Betracht gezogen werden, sie hangt von verschiedenen Faktoren ab, wie

- Chemische Struktur, physikalische Eigenschaften und Konzentrationen des Wirkstoffes;
- Durchblutung, Intaktheit der Hornschicht, Große und Lokalisation der behandelten Flache, wobei die Resorption aus Arealen mit dunner Haut (besonders intertriginos, an haar- und schweißfollikelreichen Gebieten und Schleimhautgrenzen) besonders hoch ist;
- Alter (erhohte Permeabilitat der kindlichen Haut);
- Beschaffenheit und Eigenschaften der verwendeten (Salben)Grundlagen.

Zur Erzielung optimaler therapeutischer Ergebnisse mit Hilfe von lokal applizierten Substanzen mussen folgende *Richtlinien der Verordnung* berucksichtigt werden.

- Die verordneten Lokaltherapeutika sollen gut vertraglich, frei von potentiellen Allergenen, nicht kosmetisch storend und einfach in der Anwendung sein;
- Durch Wahl der richtigen Grundlage kann die Wirksamkeit des Lokaltherapeutikums optimal genutzt werden.

Grundstoffe fur topische Dermatotherapie dienen vor allem als Trager fur die in sie inkorporierten Arzneisubstanzen, sie entfalten aber auch eine eigenstandige, nicht zu unterschatzende, therapeutische Wirksamkeit
Generell kann im Hinblick auf die *Akuitat* einer Dermatitis gelten:
Je aktueller die klinischen Erscheinungen, desto bedeutsamer wird die Wahl der richtigen (indifferenten) Grundlage
Akute Erscheinungen (charakterisiert durch Nassen und Blaschenbildung) werden mit feuchten Grundlagen (Prinzip „feucht auf feucht"), chronische Erkrankungen (gekennzeichnet durch Trockenheit und Lichenifikation) mit fetten Grundlagen behandelt

Man unterscheidet *3 elementare Hauptgruppen von Grundstoffen* fur die topische Medikation·

- fette Grundstoffe,
- feste Grundstoffe,
- flussige Grundstoffe

Auf ihnen basieren die moglichen Zuberei-
tungsformen, wie Salbe, Creme, Paste, Losung, Puder und Schuttelmixtur
Durch Kombination von 1-Phasensystemen
entstehen
Fette + Puder → Paste

Fette + Flussigkeit → Creme (O/W-, W/O-
Emulsion)
Puder + Flussigkeit → Schuttelmixtur
(Lotio)
Fette + Flussigkeit + Puder → „Kuhlpaste"
(3-phasig)

Zubereitungsformen der Lokaltherapeutika

SALBEN UND EMULSIONEN

Salben
Sind streichfahige Dermatika („plastische
Gele") verschiedener Konsistenz, die zur
Anwendung durch Auftragen oder Einrei-
ben bestimmt sind
Wasserhaltige Salben werden als *Creme*
bezeichnet
Salbengrundlagen bestehen aus Grundstof-
fen (Fette, Ole, Wachse, Paraffinkohlenwas-
serstoffe) und Hilfsstoffen (Emulgatoren =
grenzflachenaktive Tenside, z B Tween-80
– zur Verbesserung der Hautaffinitat und
Wirkstoffabgabe, Konservierungsmittel und
Antioxydantien); es konnen nach Bedarf
Wirkstoffe (Salizylsaure, Steroide u.a) zuge-
setzt werden.
Die Salbengrundlagen werden in *1- und 2-
Phasensysteme* eingeteilt

1-Phasensysteme

a) Hydrophobe (lipophile) Fettbasen
Sie sind wasser- und emulgatorfrei, nehmen
kein Wasser auf und sind mit Wasser nicht
abwaschbar.
Hierher gehoren Vaselin, Paraffin, Carbo-
gele, Erdnuß- und Olivenol, Adeps sullius,
Cera alba und flava, Walrat („Lipogele") und
Silikone (siliziumhaltige organische Verbindungen)

*b) Hydrophile wasserfreie Systeme mit
Emulgator*
Hierher gehoren Eucerin anhydricum, Bas-

unguent, Ung. Lanalcoli, Cera Lanae (sogenannte Absorptionssalben)

2-Phasensysteme
Halbfeste, nicht transparente Emulsionssy-
steme (*Creme*), bestehend aus Lipidge-
misch, waßriger Phase und Emulgator

a) Lipophile Creme
W/O-Emulsion (außere homogene Phase
lipophil), Typ „Butter", sie wird auch falschlicherweise als „Salbe" oder „Kuhlsalbe"
bezeichnet Wasseraufnahmefahigkeit bis
30%, z B. Eucerin, Ung Lanalcoli aquosum,
Ultrabas.
Zur Verschreibung als „Nachtcreme" oder
„Nahrcreme"

Tabelle 1. Verordnung von Salben Okonomi-
sche Verschreibung

	Taglicher Verbrauch
Kopf	2–3 g
Gesicht	2–3 g
1 Arm	3 g
1 Bein	4–6 g
Rumpf komplett	10–15 g
Hand	2 g
Fuß	3 g
Tagesbedarf fur den ganzen Korper	~ 40–60 g

Tabelle 2. Streichfahige Zubereitung

	Salbe	Creme
Wirkungen	einfettend, abdeckend, aufweichend	kuhlend, entzundungswidrig, austrocknend
Nebenwirkungen	Forderung der Dyshidrosis und Entzundung (durch Warme und Sekretstau)	Austrocknung, nicht selten allergisierend
Indikationen	chronische entzundliche Dermatosen, Sebostase, Aufweichung von Auflagen	akut-subakute Entzundungen, seborrhoischer Formenkreis
Kontraindikationen	akute Entzundungen	Sebostase und chronisch-entzundliche Dermatosen

b) Hydrophile Creme
O/W-Emulsion (außere Phase hydrophil), Typ „Kuhmilch", sie kann Wasser aufnehmen (dabei entsteht eine Milch = Lotion) und ist mit Fett nicht mischbar, z B Ultrasicc, Doritin, Diprosicc (enthalten ~ 70% Wasser), Decoderm-Basis = uberfette O/W-Emulsion (40% Wasser)
Zur Verschreibung als „Tages-" und „Feuchtigkeitscreme"

PUDER

Pulverformige Arzneiformen aus einem oder mehreren Stoffen
Streu- und Kontaktpuder enthalten vor allem Talkum, Zinkoxid, Titanoxid und Weizenstarke

Wirkungen
Kuhleffekt durch Vergroßerung der Hautoberflache, Austrocknung durch Sekretaufnahme, leicht antientzundlich

Indikationen
Abdeckung, Wundpuder, gut geeignet an Intertrigostellen und seborrhoischen Arealen

Nebenwirkungen
Austrocknung, Krustenbildung bei nassenden Dermatosen

PASTE

Noch streichfahige Mischung aus Salbe und Puder

Wirkungen
Deckend, trocknend, kuhlend

Nebenwirkungen
Warmestau durch harte Pasten, Verminderung der Wirksamkeit verschiedener Substanzen, schlecht entfernbar, wenig angenehm

Indikationen
Abdeckung der Ulcus-cruris-Umgebung, Behandlung subakuter Ekzeme, Windeldermatitis, bei Sebostase tolerierbar

GELE

Streichfahige, transparente Arzneiformen
Unterschieden werden *Hydrogele* (wasserreich, fettfrei) – sie werden aus Quellstoffen (Methylzellulose) hergestellt – und *Lipogele* (wasserfrei, enthalten abwaschbare Fettstoffe)

Wirkungen
Gele sind kuhlend, antipruriginos, austrocknend und gut im Haarbereich anwendbar, z B Fenistil-Gel®, Pragman-

Gel® (Hydrogele), Ung. Cordes®, Ung. Polyaethylenglykol (Lipogele).

Nebenwirkungen
Austrocknung, enthalten potentielle Allergene.

UMSCHLÄGE

Zur Anwendung kommen. kühles abgekochtes Wasser oder Aqua dest. und Wasser-Ethanol-Gemische mit und ohne desinfizierende Zusatze, wie Kaliumpermanganat (stark verdünnt: „schwach rosa Farbung") und Chinosol® (0,5 g Tabletten auf 1 l Wasser) Bei Umschlagen unter Luftabschluß entsteht eine „feuchte Kammer" – sie fuhrt zu Mazerationen und wird daher kaum angewendet.
Umschläge ohne Luftabschluß werden mit einem Baumwollappen durchgefuhrt und alle 10 bis 15 Minuten erneuert.
Durch Wasserdampfabgabe entsteht Verdunstungskalte – sie fuhrt zur Gefaßkontraktion und Abdichtung der Kapillaren.
Umschläge wirken daher entzundungshemmend, kuhlend, austrocknend und krustenlösend (*Prinzip „feucht auf feucht"*).
Indikationen. Nassende, vesikulöse, krustose oberflachliche Entzündungen und Reinigung verschmutzter Ulzera.

Nebenwirkung
Austrocknung.

BÄDER

Reinigungsbäder mit Wasser (Zusatze: Desinfizientien, Detergentien, Eichenrinde, Gerbsaure).

Indikationen
Ablosung von Salbenresten und eingetrockneten Sekreten.

Heilbäder (Zusatze Ole, Weizenkleie, Teer).

Indikationen
Subakute und chronische Ekzeme, Psoriasis, Ichthyosis, Sebostase.

LÖSUNGEN

Lotion (Milch)
Es handelt sich um dermatologische Arzneistoffe, die mit oder ohne Zuhilfenahme von Hilfsstoffen aus Wasser bereitet sind, z.B Betnovate-Lotion®, Ultralan-Milch®

Tinkturen
Hier sind die Wirkstoffe in Alkohol gelost; durch Glyzerinzusatz kann ein ubermaßiges Austrocknen verhindert werden

Wirkungen
Entfettend, austrocknend, leicht desinfizierend und adstringierend

Indikationen
Akute und subakute Ekzeme, seborrhoischer Formenkreis. Geeignet fur Capillitium und Intertrigoareale; z.B Betnovate-crinale-Losung®, Diprosalic-Losung®, Pilison-Losung®

Nebenwirkung
Austrocknung

Firnisse
Sind Spezialformen von Tinkturen, nach Verdunstung des Lösungsmittels bildet sich ein festhaftender Uberzug, z B Collodium elasticum (siehe Warzenmittel)

SCHÜTTELMIXTUR (LOTIO)

Es handelt sich um Suspensionen fester Stoffe in Wasser oder Alkohol („flussige Puder").

Wirkungen
Kuhlend, austrocknend, entzundungshemmend; durch Zusatz von Wirkstoffen (Teer, Glukokortikoide, Salizylsaure u. a.) kann die therapeutische Wirksamkeit erhoht werden.

Indikationen
Subakutes Ekzem, Dyshidrosis, reizbare Dermatosen (wie Pityriasis rosea); z B Lo-

tio-Hermal®, Cutimix-Lotion®, Aknichthol-
Lotio®

Nebenwirkungen
Austrocknung, Krustenbildung bei nassenden Dermatosen

ÖLE
Verwendet werden sowohl tierische als
auch pflanzliche und mineralische Öle

Wirkungen
Hautrückfettung, Erweichung von Aufla-
gen, Entzündungshemmung

Indikationen
Sebostase, Neurodermitis, Psoriasis, z B
Balneum®, Balneum-F®, Balneum-Teer®,
Ölbad Cordes®, Salizylolhaube (siehe „Re-
zepturen")

Nebenwirkungen
Warmestau, Krustenbildung, kontraindi-
ziert bei Seborrhoe und seborrhoischem
Formenkreis

PFLASTER
Selbstklebende, kompliziert zusammenge-
setzte, feste oder flussige, auf der Haut haf-
tende Zubereitungen, sie konnen auch Arzneimittel enthalten

Verwendung
Heftpflaster, Wundschnellverbande, wenn
eine umschriebene, kontinuierliche Wirk-
stoffapplikation erwunscht ist

Nebenwirkungen
Irritation, Allergien (Harze, Wollfett, Kaut-
schuk), Mazeration.

Hautschutzsalben

Hautschutzsalben decken die Hautoberflä-
che ab und schutzen so vor toxischen oder
allergisierenden, oft berufsbedingten Ein-
flussen
Sie sollten aber auch (im Idealfall) leicht
abwaschbar, gut vertraglich, angenehm und
kosmetisch akzeptabel sein
Verordnet werden, in Abhangigkeit von
Hauttyp und Hautzustand des Patienten,
vor allem inerte, fettarme und wasserlösli-
che Grundlagen gegen fettlosliche Noxen,
bzw fetthaltige mit Wasser unlosliche
Grundlagen gegen wasserlosliche Noxen
Fur spezielle Arbeitsbereiche sind auch
Gewerbeschutzsalben im Handel, die durch
Einarbeitung von Ionenaustauschern oder
Puffern gegen industrielle Schadstoffe oder
alkalische Noxen schutzen sollen (z B Ivo-
sin-Chromatschutz®)
Ob allerdings Anionenaustauschersalben
bei Chrom-Nickel-Allergien den ublichen

Hautschutzsalben vorzuziehen sind, erscheint zweifelhaft
Gut abwaschbare Salbengrundlagen sind
die hydrophilen Emulsionen Ultrasicc®, Do-
ritin®-, Diprosicc®- und Neriderm®- Creme
Schwerer abwaschbar sind lipophile Emulsionen, wie Utrabas-, Neriderm®-Salbe und
ph-5-Eucerin®-Salbe
Zum Schutz vor toxischen Substanzen, besonders bei trockener Haut, eignen sich Si-
liderm ph 5,5®, Aqua-non-Hermal® (beide
mit Silikonol), Dipropar® und Salben mit
Vaselin als Grundlage
Keine der genannten Salbengrundlagen
kann selbstverständlich alle eingangs er-
wahnten wunschenswerten Eigenschaften
besitzen Es ist daher wichtig, auf zusatzlichen Hautschutz durch Handschuhe
(Baumwolle unter Gummi) und den Gebrauch von Syndets bei gefahrdeten Patienten zu achten

Hautreinigungsmittel

Ekzempatienten sollen auf die tagliche Hautreinigung nicht verzichten, da durch die Wahl geeigneter Reinigungsmittel eine Kontaminierung und Reizung durch Salbenreste verhindert werden kann Wahrend *Seifen* (Natrium- oder Kaliumsalze von freien Fettsauren) infolge Fallung von Kalziumionen und alkalischem pH meist ungunstig wirken, konnen *Syndets* mit gutem Gewissen verordnet werden

Syndets: Synthetische Detergentien (z B Eubos®, Satina®, Seba-Med®, Sebopona®, Dermomild®, Diasporal® u a) storen im Gegensatz zu Seifen den Sauremantel der Haut nicht und haben keine kalziumfallende Wirkung Sie enthalten Fettalkoholsulfate, amphotere und nichtionogene Tenside, sind frei von Parfums oder Desinfektionsmitteln und wirken leicht adstringierend Bei Sebostasepatienten muß allerdings ihre entfettende Wirkung durch Nachfettung (Olbader, Pflegesalben) ausgeglichen werden

Problematische therapeutische Substanzen im frühen Kindesalter

---

Die im Vergleich zum Erwachsenen große Korperoberflache des Kindes, bei nur wenig erhohter Durchgängigkeit der Hautbarriere fur exogene Substanzen, ist die Hauptursache fur Intoxikationen nach Absorption topisch applizierter Stoffe

Lokal kontraindizierte Substanzen

- Azetylsalizylsaure
- Borsaure
- Hexachlorocyclohexan (siehe Skabiestherapie)
- Phenol
- Quecksilber
- Blei (Ung. diachylon)
- Podophyllin
- Vioform (durch Rivanol ersetzen)
- (fluorierte Steroide – großflächig und uber lange Zeitraume)

Systemische Therapie

Kontraindiziert
- Retinoide (wegen Skelettschaden nur nach strengster Indikation)
- Tetracycline (wegen Zahnverfarbung – bis zum vollendeten 8. Lebensjahr)

Zweifelhaft
- Histaminantagonisten auch uber Muttermilch (zerebrale Symptomatik moglich)
- Gyrasehemmer (zerebrale Symptomatik)
- Azetylsalizylsaure (Reye-Syndrom)

Vertretbar
- Paracetamol
- Penicillin
- Erythromycin
- Indomethacin
- Phenothiazine
- Aciclovir

Lichtschutzmittel

Moderne Lichtschutzmittel mussen folgende Kriterien erfullen Sie sollen gut hautvertraglich, nicht toxisch, nicht allergisierend und nicht phototoxisch sein, ferner werden gute Haftung und kosmetische Akzeptanz von seiten des Patienten, sowie ein wirksamer Lichtschutz in einem klar definierten UV-Bereich gefordert

Als *Lichtschutzfaktor* wird das Verhaltnis zwischen minimaler Erythemdosis mit und ohne Sonnenschutzmittel angegeben, dieser Wert umfaßt derzeit nur die Schutzwirkung gegen kurzwellige UV-B-Strahlen Wahrend *physikalische Lichtschutzmittel* (Zinkoxid, Titanoxid, Talkum, Silikate) durch Lichtreflexion wirksam werden und das ganze UV-Spektrum abdecken (Nachteil kosmetisch storender weißer Hautfilm), schutzen die meisten *chemischen Licht-*

schutzmittel (sie stammen aus folgenden Stoffgruppen p-Aminobenzoesaure und deren Ester, Campherpraparate, Zimtsaurederivate, Cumarinderivate, Gallussaure) nur im UV-B-Bereich, andere (Benzophenonderivate, Cinnamate) – allerdings nur in hoher Konzentration – auch gegen UV-A-Strahlung

Durch Kombination von chemischen und physikalischen (mikronisiertes Titanoxid) Filtern werden ein langerer Sonnenschutz, erhohte Wasserfestigkeit und Hautvertraglichkeit erreicht, die Wirksamkeit erstreckt sich uber den gesamten UV-B- und den kurzwelligen UV-A-Bereich

Sonnenschutzmittel werden als Lotionen, Emulsionen und Ole angeboten, sie sollten mehrmals taglich angewendet werden

Wirkstoffe zur Lokaltherapie
(therapeutische Konzentrationen)

Desinfektionsmittel
- Chinosol® (Umschlage, Teilbader) 1%
- Chloramin® (Umschlage, Teilbader) 1%
- Kaliumpermanganat (Teilbader, Umschlag) Losung blaßrosa
- Athanol dil 70%
- Phenol liq (Paste, Losung) 1%
- Benzoylperoxid (Gel) 5% bis 10%
- Clinoquinol (Salbe, Paste, Lotio) bis 1%
- Rivanol (Umschlage, Teilbader) 0,1‰

Keratolytika
- Salizylsaure (Salbe 2% bis 10%, Pflaster bis 20%, Losung und Ol 2% bis 5%)
- Schwefel (Puder 2% bis 5%, Salbe, Paste bis 10%, Lotion und Lotio bis 10%)
- Resorcin (fast obsolet 5% bis 10%)

- Urea (Salbe 10%, Okklusivverband 40%)
- Vitamin-A-Saure (Creme, Losung, Gel 0,05%)

Antipruriginöse Stoffe
- Menthol (Spiritus) 1%
- Phenol liq (Losung) bis 0,1%
- Tumenol (Lotion, Paste) bis 10%
- Thesit (Lotion, Paste) bis 5%
- Crotamiton (Lotion) 10%
- Teere
- Glukokortikoide siehe dort

Teere
- Steinkohlenteer (Salbe, Paste, Lotio, Tct , Bad) 2% bis 10%
- Birkenholz (Salbe) bis 1%

- Liquor carbonis deter. 5% bis 10%
- Ichthyol (Salbe, Paste, Lotion) 2% bis 10%
- Tumenol (Lotion, Paste) bis 10%

Zytostatika
- Fluorourazil (Salbe) 5%
- Podophyllin (Losung) 0,5% bis 20%
- DNCB (Salbe, Lack) 0,01% bis 1,0%

Depigmentierende Stoffe
- Monobenzon (Salbe) 5%
- Hydrochinon (Salbe) 5%
- Quecksilber (Prazipitatsalbe) 5% bis 10%
- Vitamin-A-Saure (Creme) 0,1%

Psoriasismittel
- Dithranol (Salbe, Paste, in Kombination mit Salizylsaure 2%) 0,05% bis 2% (bis 3%: Minutentherapie)
- Glukokortikoide
- Teere
- Urea
- Salizylsaure

Antimykotika
- Imidazole (Creme, Lotion) 1% bis 2%
- Naftifin (Creme, Gel) 1%
- Amorolfin (Losung) 5%
- Tolnaftat (Salbe, Losung) 2%
- Nystatin (Salbe, Paste) 100 000 IE/g
- Amphotericin-B (Creme) 3%
- Clinoquinol (Salbe, Paste, Puder) 1%
- Farbstoffe: siehe dort

Antiparasitaria
- Hexachlorocycloheaxan (Emulsion, Gel) 0,3%
- Crotamiton (Losung) 10%
- Benzylbenzoat (Salbe) 10% bis 20%
- Schwefel (Salbe) 20%

Anästhetika
- Polidocanol = Thesit (Paste, Lotio) 5%
- Phenol liq. (Paste, Tct) 1 (2)%
- Benzocain 5%
- Lidocain 5%
- Procain 5%

Ätzmittel
- Trichloressigsaure (Losung) 20 bis 50%
- Phenolather 20%
- Silbernitrat (Lapis)

Adstringentien
- Gerbsaure (Bad, Lotion, Puder) bis 5%
- Eichenrindentee
- Silbernitrat (Losung) 5% (feuchte Verbande 0,1% bis 1,0%)
- Kaliumpermanganat
- Essigsaure Tonerde (feuchte Umschlage) 10% bis 20%

Farbstoffe
- Gentianaviolett (Losung) 0,1% bis 1,0%, Kinder bis 0,5%
- Brillantgrun (Losung) 1,0%
- Color Castellani (Losung) 1,0%
- Chinosol (Losung) 1,0%
- Rivanol (Losung) 1,0‰ bis 1,0%

Wirkstoffe zur Lokaltherapie (Wirkungen, Nebenwirkungen)

NICHTANTIBIOTISCHE DESINFEKTIONSMITTEL

Chinolinderivate

Wirkungen
Antibakterielle (bakteriostatische) und antimykotische Wirkung

Nebenwirkungen
Kontaktallergie moglich

Handelspräparate
Chinosol-Tabletten® (fur Umschläge und Bader), Vioform-Puder®, Locacorten-Vioform®, Ultraquinol®

Chloramin

Wirkungen (siehe Chinoline)
Fur Umschlage 1 1000 verdunnt (enthalt 20% aktives Chlor)

Kaliumpermanganat

Wirkungen
Schwach antibakteriell, adstringierend

Nebenwirkungen
Braunverfarbung der Nagel bei hoher Konzentration (richtig verdunnt blaßrosa)

Chlorhexidinacetat

Wirkungen
Antiseptikum, breites antimikrobielles Spektrum

Nebenwirkungen
Selten Kontaktallergie

Präparat
Hibitane® (zur Hand- und Hautdesinfektion)

Etharkridinlaktat

Wirkungen
Antibakteriell

Nebenwirkungen
Nicht selten Kontaktallergie, photosensibilisierend

Präparat
Rivanol® fur Umschlage 1 1000 verdunnt

Organische Farbstoffe

Wirkungen
Schwach antiseptisch, adstringierend, antipruriginos

Nebenwirkungen
Cave Pyoktaninnekrose bei Kindern, selten Kontaktallergie

Rp
Pyoktanin 0,1% bis 0,5% (1,0%)

Polyvidon-Jod-Komplex

Wirkungen
Antibakteriell, antimykotisch, antiviral

Nebenwirkungen
Selten Kontaktallergie, eventuell Schilddrusenbeeinflussung

Präparat
Betaisodona®

Benzoylperoxid

Wirkungen
Oxydationsmittel, antibakteriell, schalend, granulationsfordernd

Nebenwirkungen
Irritation, Kontaktallergie

Praparate
Akneroxid®, Panoxyl® und Scherogel® 5% bis 10%.

Quecksilber

Anorganische Hg (bakteriostatisch)
Hydrargum praec. alb ist obsolet, ev Zinnober (Hydrargum sulfr rubrum) in Schuttelmixturen

Organisches Hg
Weniger toxisch als anorganische Verbindungen

Präparate
Mercurochrom®, Merfen® (eventuell photosensibilisierend, Kontaktallergien)

Silbersalze

Wirkungen
Antibakterielle, eiweißfallende Wirkung

Nebenwirkungen
Argyrie an Haut und Schleimhauten

Rp
Lapisstift, Silbernitratlosung, in Flammazine-Creme® (Sulfadiazinsilber).

Phenol (obsolet)

Wirkungen
In niedriger Konzentration schwach bakteriostatisch, antipruriginos.

Nebenwirkungen
Nach Resorption toxisch

Rp
Im Fabry-Spiritus und Color Castellani

Hexachlorophen (obsolet)

TOPISCHE ANTIBIOTIKA

Tetracycline

Wirkungen
Breitband (bakteriostatisch)

Nebenwirkungen
Kontaktallergie selten, phototoxische Reaktionen moglich, Resistenzentwicklung

Indikation
Akne, infiziertes Ulcus cruris

Rp
0,5% bis 1,0% (siehe Rezepturen)

Erythromycin

Wirkungen
Schmalspektrumantibiotikum (grampositive Kokken, bakteriostatisch)

Nebenwirkungen
Kontaktallergie selten, Resistenzbildung

Indikation
Akne

Rp
Siehe Rezepturen

Präparate
Aknemycin-Salbe®, Stiemycin-Lsg ®

Clindamycin

Wirkungen
Breitspektrum (bakterizid).

Nebenwirkungen
Resistenzen, Kolitis nach Resorption beschrieben.

Indikation
Akne

Präparat
Dalacin-Losung®

Neomycin

Wirkungen
Breitspektrum Aminoglykosid

Nebenwirkungen
Allergien relativ haufig

Indikation
Infiziertes Ulcus cruris, oberflachliche Pyodermien

Präparate
Baneocin®, Cicatrex®, Nebacetin®

Gentamycin

Wirkungen
Breitspektrum-Aminoglykosid (inklusive Pseudomonas)

Nebenwirkungen
Allergie selten, Resistenzbildung

Indikation
Infiziertes Ulcus cruris, Verbrennungen, oberflachliche Pyodermien

Präparat
Refobacin®

Framycetin

Indikationen
Wie Neomycin (Kreuzallergien moglich)

Präparat
Sofra-Tull®

Fusidinsäure

Wirkungen
Staphylokokkeninfektionen (bakteriostatisch)

Nebenwirkungen
Selten Allergien.

Indikation
Infiziertes Ulcus cruris, Impetigo, Erythrasma

Praparat
Fucidin®

Nystatin, Amphotericin-B

Siehe Mykosetherapie
Amphomoronal Creme®, Candiohermal Paste®, Mycostatin Salbe/Paste®, Nystatin Salbe/Paste®

Chloramphenicol (obsolet)

ALTBEWÄHRTE „KLASSISCHE" WIRKSTOFFE

Salizylsäure

Wirkungen
< 2% keratoplastisch, 2% bis 10% keratolytisch, schwach desinfizierend, penetrationsfordernd (Wirksamkeit anderer Substanzen verstarkend)

Nebenwirkungen
Toxisch nach Absorption bei großflachiger Behandlung

Rp
Acid Salicylicum 2% bis 10% (siehe Rezepturen)

Teere

Wirkungen
Antiinfiltrativ, antipruriginos, antiekzematos, keratoplastisch, schwach antimikrobiell

Nebenwirkungen
Lichtsensibilisierung, Farb- und Geruchsbelastigung, Teerakne, bei Langzeitexposition kanzerogen – besonders an Arealen mit dunner Haut

Anwendungsformen
Steinkohlenteer 2% bis 10% (alkalische, dunkelbraune Flussigkeit) besonders fur licheninfizierte Ekzeme und Psoriasis
Laub- und Nadelhölzer (z B Birkenholz-

teer) unangenehmer Geruch, harzige Konsistenz, hautreizend
Bituminoser Schiefer Nebenwirkungen geringer als bei Steinkohlenteer, z B Ichthyol 2% bis 10%
Liquor carbonis detergens 5% bis 10% Farblose Steinkohlenteer-Tct Enthalt nur sehr geringe Mengen an carcinogenen Substanzen

Schwefel

Wirkungen
(Antiseborrhoisch, schalend, antimikrobiell, antiskabios) – zweifelhaft wirksam

Nebenwirkungen
Eventuell toxisch, unangenehmer Geruch

Rp
Sulfur praecipitatum 2% bis 10% (siehe „Rezepturen")

Resorcin

Wirkungen
Desinfizierend, schalend, atzend, schwach fungizid

Nebenwirkungen
Nach Resorption toxisch wirksam, Verfarbung von Haaren und Wasche, Hautirritation Wurde fruher haufig zur Behandlung von Akne, Ekzem und Psoriasis angewendet (fast obsolet)

Harnstoff (Urea)

Wirkungen
Feuchtigkeitsvermittler, Auflockerung der Hornschicht, Desquamation, Forderung der Penetration von Wirkstoffen, schwach antibakteriell, antipruriginos

Nebenwirkungen
Keine wesentlichen bekannt

Indikation
Ichthyosis, Psoriasis, chronische Ekzeme, Xerodermite, zur Nagelaufweichung (Ureaverband)

Auswahl magistraler Rezepturen

Tabelle 3

		Indikation

Wäßrige und alkoholische Lösungen

Natril chlorat	10,0	Hypertone Kochsalzlosung
Aqua purific ad	100,0	Zur Reinigung von Ulcera cruris, dyshidrotisches Ekzem
Chloramin (od Chinosol)	0,1	Impetigo contagiosa, Erysipel,
Aqua purific ad	100,0	nassende infizierte Ekzeme
Pyoctanini	0,5–1,0	Antimykotisch, antibakteriell
Aqua dest ad	100,0	Stauungsekzem, Windelekzem (Kinder < 0,5%)
Acid tannici	1,0	Verbrennung I–II°,
Aqua dest ad	100,0	dyshidrotisches Ekzem
Cuprum sulfuricum	0,3	Aqua Alibour Akne, Rosazea,
Zincum sulfuricum	1,2	periorale Dermatitis
Sol camphor spir	6,0	
Aqua dest ad	300,0	
Erythromycin	1,0	Papulo-pustulose Akne
Propylenglykolum	25,0	
Liquibas	25,0	
Aqua dest ad	250,0	
Ultrasicc	80,0	Reinigungsmilch
Ultrabas	20,0	
Aqua dest ad	200,0	
Glyzerin	5,0	Gesichtswasser
Spir vini Dil	60,0	
Aqua dest ad	250,0	
Benzalkonii Chlorati	0,3	Akne, Folliculitis
Acid salicyl	6,0	Pityriasis versicolor
Spir dil. ad	300,0	
Resorcini	10,0	Color Castellani farblos Dyshidrotisches Ekzem,
Phenolkristall	5,0	Pustulosis palmo-plantaris, Intertrigioekzem
Aqua dest.	45,0	
Spiritus 96% ad	120,0	
Mentholi	1,0	Pruritus sine materiae
Spiritus dil ad	100,0	
Podophyllin	10 0	Spitze Condylome
Spiritus dil ad	50,0	
Tetracyclin	0,5–1,0	Folliculitis capitis,
Isopropanol ad	100,0	oberflachliche Pyodermien
Ethinylostradiol	0,1	Androgenetische Alopecie
Spiritus dil ad	100,0	

Tabelle 3 (Fortsetzung)

		Indikation
Liquor carbon deter	6,0–10,0	Seborrhoea oleosa capitis
Benzalkonii chlor	2,0	
Acid salicyl	4,0	
Ol ricini	2,0	
Ol lavandulae	1,0	
Spiritus isopropyl ad	200,0	
Ol ricini	1,0	Seborrhoea sicca capitis
Polyaethylenglykol 400 stear	1,0	
Sol Cordes ad	100,0	
Lithanthracis pix	5,0	Sack-Lsg Umschriebene chron Ekzeme
Toluol	10,0	
Aceton ad	50,0	
Acid salicyl	4,0	Warzen-Tct
Acid lactic	2,0	
Collod elast ad	20,0	

Puder/Schüttelmixturen/Pasten

		Indikation
Zinc oxydat		Streupuder
Talcum venet āā ad	30,0	
Acid tannici		Hefe-Intertrigo Prophylaxe
Acid salicyl āā	1,0	
Zinc oxydat		
Talcum venet āā ad	50,0	
Zinnober	1,0	Rote-Schuttelmixtur
Resorcin	5,0	Pap -pust Akne, Folliculitis, Herpes zoster
Acid Salicyl	3,0	
Sulf praec	10,0	
Zn oxydat		
Talcum venet āā	15,0	
Glycerin	20,0	
Spiritus 70% ad	100,0	
Zincum oxydat		Lot alba aquosa
Talcum venet āā	20,0	akutes-subacutes Ekzem
Glycerin		Pityriasis rosea, Varicellen
Aqua dest āā ad	100,0	
Zusatze Ichthyol	5%	
Liquor carbon deter	5–10%	
Chlorjodhydroxychinolin	1%	
Thesit	5%	
Phenol liq	1–2%	
Sulf praec	5–10%	
Hydrocortison	1–5%	
Spiritus dil (āā H_2O) =		Lot alba spirituosa
Tumenol-ammon	5,0	Ekzem (Neurodermitis), Psoriasis,
Pasta zinci FA	75,0	Ulcus cruris Umgebung
Ol oliv ad	100,0	
Zusatze Chlorjodhydroxychinolin	1%	
Dithranol	0,25–2%	

Tabelle 3 (Fortsetzung)

		Indikation
Lithanthracis pix	1–2,0	Abwaschbare Psoriasispaste
Zinci oxydat		
Talci venet		
Ol oliv aa	10,0	
Ung emulsif ad	100,0	

Öle

Tween 80	10,0	Salicylol (zum Losen von Kopfschuppen)
Acid salicyl	8,0	
Ol ricini q s		
Ol Olivar ad	100,0	
Chlorjodhydroxychinolin	1,0	Vioformol (Behandlung oberflachlicher
Zinc oxydat	40,0	Pyodermien)
Ol oliv ad	100,0	

Salbe/Creme

Ultrasicc (od Doritin)		Mittelfette Hautpflegesalbe
Ultrabas ää ad	100,0	
Ol oliv	20,0	Olkuhlsalbe Hautpflege
Aqua dest		
Basunguent ää ad	200,0	
Acid salicyl	3–10,0	Keratolyse
Vaselin flav ad	100,0	
Zusatze Sulf praec	5%	
Resorcin	5%	
Acid salicyl	3,0	Palmo-plantare Hyperkeratosen, Psoriasis,
Ol ricini	10 0	Paronychie, Furunkel
Ung diachylon ad	100,0	
Zusatz Rivanoli	1%	
Natr chlorat	15–50,0	Kochsalz-Harnstoff-Salbe
Urea pur	50–100,0	Ichthyosis, palmo-plantare Hyperkeratosen
Aqua dest	200,0	
Eucerin anhydr ad	500,0	
Urea pur	40,0	40%ige Ureasalbe zur Aufweichung
Lanolin anhydr	20,0	pilzbefallener Nagel
Vas alb	35,0	
Cera alb	10,0	
Lithanthracis pix	20,0	Wilkinson-Salbe Psoriasis inversa,
Ol ricini	5,0	hyperkeratotisches Ekzem (unangenehme Farbe
Sulf praec	20,0	und Geruch)
Sapon kalin	20,0	
Eucerin anhydr	7,5	
Vaselin flav ad	100,0	

Tabelle 3 (Fortsetzung)

		Indikation
Acid salicyl	2,0	Ingram-Schema Psoriasis
Dithranol	0,1–2,0	
Vaselin flav ad	100,0	
Dithranol	0,5–3,0	Zur Minutentherapie Psoriasis
Acid salicyl	2,0	
Doritin ad	100,0	
Dithranol	0,5	Warzen-Salbe
Acid salicyl	12,5	
Paraffin liq	2,5	
Vaselin, alb ad	50,0	
Anthralin	0,1–0,2	Kopfpsoriasis (Cave Verfarbung blonder Haare)
Acid salicyl	2,0	
Ung emulsif aquosum ad	100,0	
Dithranol	0,05	Seborrhoisches Ekzem
Acid salicyl	2,0	
Doritin ad	100,0	
Acid benzoic	4,0	Witefield-Salbe Aphlegmasische Mykose,
Acid salicyl	2,0	palmo-plantare Hyperkeratosen
Paraf. liq	10,0	
Vaselin flav		
Cera lanae āā	22,0	
Refobacin-Creme	15,0	Rosacea
Sulf praec	1,0	
Ultrasicc ad	30,0	
Acid p -aminobenzoic	5,0	Lichtschutzsalbe
Titanii dioxydati	2,5	
Boli rubri q s		
Ung Polyaethylenglykol 300	50,0	
Ung Polyaethylenglykol 1500	50,0	
Tetracyclinhydrochlorid	0,25–0,5	Aphthen
Volon-A Haftsalbe ad	10,0	
(oder Methylcellulose 400		
1%–15% in Aqua purif)		

Zusammensetzung der wichtigsten Salbengrundlagen

Moderne Salbengrundlagen sind im allgemeinen gut vertraglich, trotzdem kommen allergische Reaktionen auf manche bewahrte Bestandteile (z.B Wollwachs) gelegentlich vor, sie sind im Epikutantest nachweisbar

Basunguent

- Paraffinkohlenwasserstoffe
- Wollwachsalkohole
- Cetylalkohol
- nichtionogenes Fettsaureamid

Decoderm-Basis

- Paraffinkohlenwasserstoffe
- Neutralol (Miglyol 812)
- Lanette O
- Polyoxyathylensorbitanmonopalmitat (Tween 40)
- Glycerinmonostearat
- hochdisperse Kieselsaure
- 1,2-Prophylenglykol
- Sorbinsaure
- Wasser (etwa 40%)

Dipropar

- Paraffinkohlenwasserstoffe

Ultralip

- Jojobaol
- Paraffinkohlenwasserstoffe

Lanette E

= Natriumcetylstearylsulfat

Lanette N

= Kolloiddisperses Gemisch von 90 Teilen Lanette O und 10 Teilen Lanette E

Lanette O

= Cetylsterylalkohol

Lanolin

= Cera lanae cum aqua
70 Teile Wollwachs
20 Teile Wasser
10 Teile flussiges Paraffin

Ultrabas

- Paraffinkohlenwasserstoffe
- Bienenwachs (Cera alba)
- Wollwachs (Cera Lanae)
- Wollwachsalkohole
- Crematest-Parfumol
- Wasser (30%)

Diprosicc

- Paraffinkohlenwasserstoffe
- Lanette O
- Polyathylenglykol (Cetomacrogol 1000)
- Chlorkresol
- Wasser (etwa 70%)

Ultrasicc

- Paraffinkohlenwasserstoffe
- Stearylalkohol
- Polyoxyathylen-40-stearat
- Carboxyvinylpolymer
- Paraben
- Titriplex III
- Crematest-Parfumol
- Wasser (etwa 68%)

Doritin

- Erdnußol
- Wollwachsalkohole
- Lanette E, N
- athoxylierter Cetylolylalkohol
- Paraben
- Wasser (etwa 70%)

Eucerinum anhydricum

- Paraffinkohlenwasserstoffe
- Wollwachsalkohole

Ung. Emulsificans aquosum ÖAB 9

- Paraffinkohlenwasserstoffe
- Lanette E
- Parabene
- Wasser (70%)

Ung. Lanalcoli ÖAB 9

- Paraffinkohlenwasserstoffe
- Wollwachsalkohole

Liquibas

- Athanol
- organische Gelbildner
- nichtionisierte Tenside
- hohere Carbonamide
- Propylenglykol
- Wasser

Physikalische Therapie

Phototherapie (PUVA/SUP)

PUVA-THERAPIE

PUVA = Psoralen + UV-A Systemische Photosensibilisierung mit 8-Methoxypsoralen (oder 5-Methoxypsoralen) und anschließender UV-A-Bestrahlung = *Photochemotherapie*

Wirkprinzip
Interaktion zwischen Psoralen und langwelligem UV führt zur Ausbildung von Photoadditionsprodukten (Psoralenmolekul/Pyrimidinbasen der DNS von Epidermiszellen) mit Hemmung der DNS-Replikation und der Zellteilung

Indikationen
Psoriasis (hauptsachlich Psoriasis vulgaris – ausgedehnte, hartnackige Lasionen und Psoriasis pustulosa), Mycosis fungoides.

Relative Indikationen
Vitiligo, polymorphe Lichtdermatose, Pityriasis lichenoides, Urticaria pigmentosa, exanthematischer Lichen ruber, generalisiertes Granuloma anulare, urämischer Pruritus, Parapsoriasis en plaque.

Kontraindikationen
Schwere Leber/Nierenschadigungen, Graviditat, Kinderwunsch, Epilepsie, Jugendliche unter 14 Jahren.

Relative Kontraindikationen
Hypotonie (Stehkabine), Erythematodes, Porphyrie, Therapie mit photosensibilisierenden Substanzen (orale Antidiabetika), Diarrhoen, dysplastische Navi, Prakanzerosen, Vorbehandlung mit Arsen, ionisierenden Strahlen, Zytostatika

Voruntersuchungen
Abklärung bezuglich Kontraindikationen; Hautstatus; Hauttyp; Pigmentierungsfähigkeit.
Labor. KBB, Leber/Nierenparameter
Augenarzt: Linse, Augenhintergrund
Bestimmung der *minimalen Erythemdosis (MED)* Phototestablesung nach 72 Stunden

Aufklärung des Patienten
Gesprach uber Therapie, Nebenwirkungen, Vorsichtsmaßnahmen (vor allem Tragen einer Sonnenbrille am Tag der Therapie) Merkblatt als Revers!

Dosierung
8-MOP oder 5-MOP (Oxsoralen®, Geralen®
Kaps – 2 Stunden vor Therapie):

< 50 kg – 20 mg
– 65 kg – 30 mg
– 80 kg – 40 mg
– 90 kg – 50 mg
> 90 kg – 60 mg

Richtlinien zur PUVA-Therapie

Beginn mit MED, stufenweise Steigerung
der UV-Dosis 1mal wochentlich um 20% bis
30% der Letztdosis, Steuerung nach Reaktion der unbefallenen Haut, bei deutlichem
Erythem keine Steigerung
Initialtherapie Bestrahlung 4mal wochentlich bis zur Erscheinungsfreiheit (rund 4
Wochen), dann Intervalltherapie Erhaltungsdosis 2mal wochentlich – 4 Wochen,
danach 1mal wochentlich – 4 Wochen
Bei Rezidiv ev neue Initialphase mit MED
als Erstdosis

Nebenwirkungen
Sonnenbrand, Pruritus, Ubelkeit, Nagelver-
anderungen, Hypertrichose, beschleunigte
Hautalterung, ev erhohtes Hautkrebsrisiko

PUVA-Kombinationen
PUVA/Dithranol (Plaque-Psoriasis), PUVA/
Calcipotriol (Psoriasis), PUVA/Retinoide
(pustulose Psoriasis), PUVA/Khellin und
PUVA/Phenylalanin oder Khellin (Vitiligo)
Ziel Erhohte therapeutische Effektivitat,
Verminderung der UV-Gesamtbelastung

SELEKTIVE UV-PHOTOTHERAPIE (SUP)

Zur Anwendung kommen Gerate mit Fluo-
reszenzrohren oder Quecksilberhoch-
drucklampen
Prinzip Breitbandige Strahlung aus dem
UV-B- und UV-A-Bereich mit Spitzen bei
305 nm und 325 nm

Indikationen
Psoriasis (geringste Wirkung bei Plaque-
psoriasis – raschere Rezidivneigung als
nach PUVA), Parapsoriasis, Pityriasis lichenoides chronica, polymorphe Lichtdermatose, seborrhoisches Ekzem, Neurodermitis, Urticaria pigmentosa, uramischer Pruritus, ev Akne

Kontraindikationen
Entsprechend der relativen K I bei PUVA

Richtlinien zur SUP-Therapie

Psoriasis
Beginn mit MED (Ablesung nach 24 Stunden), leichtes Erythem der unbefallenen
Haut angestrebt, Behandlung 5mal wochentlich, Steigerung taglich um 20%

Polymorphe Lichtdermatose
Beginn mit 60% bis 70% der MED, 4 bis 6
Wochen vor Sonnenexposition, taglich Steigerung um 20%, bei Auftreten von Effloreszenzen Dosisreduktion, dann erneute vorsichtige Steigerung

Nebenwirkungen
Sonnenbrand, Spatfolgen wie bei PUVA
wahrscheinlich

Wirkungssteigerung
Kochsalzbader (500 g NaCl in Wanne) und
Vaselin auf Psoriasisplaques vor der Bestrahlung, Kombination mit Calcipotriol lokal, Retinoiden oder Dithranol moglich

Lasertherapie

Tabelle 4. Laser in der dermatologischen Praxis – Übersicht

	CO$_2$-Laser	Argon-Laser	Neodym-Yag-Laser
Emittiertes (mono-chromatisches) Licht	infrarot	blau-grun	infrarot (hohe Streuung im Gewebe)
Wellenlange	10 600 nm	485/515 nm	1060 nm
Absorption im Gewebe	Wasser	Hamoglobin, Melanin	Wasser, Hamoglobin, Melanin
Effekt	Vaporisation (Geruchs-belastigung), Karbo-nisierung, Schneiden	Koagulation	Koagulation
Ausgangsleistung	20–40 W	5 W	100 W
Eindringtiefe	0	1 mm (bei Kuhlung 3,5 mm)	6 mm
Strahlleitung	uber starre Rohren	flexible Lichtleiter	flexible Lichtleiter
Exaktheit	++	+	–
Anasthesie	ja	kaum	ja
Blutungen	(+)	0	0
Narbenbildungen	+	(+)	+
Pigmentverschie-bungen (spontane Ruckbildung haufig)	+	+	+
Wundheilung	3–4 Wochen	2 Wochen	6–8 Wochen
Absolute Indikation		Navus flammeus (nach Vollendung des 18 Lebensjahres, zu-nachst Testbehandlung)	
Relative Indikation	*Virusakanthome (bes Condylome),* Fibrome, epidermale Navi, Rhino-phym, Hamangiome, Porokeratose, aktinische Keratosen, M Bowen, Basaliom, bowenoide Papeln, Keratoakanthom, Leukoplakien, Gingiva-hyperplasie, Tatowierungen	*Teleangiektasien, M Osler, Spider-Navi, Hamangiome, Botryo-mykom, Angiofibrome,* weiche dermale Navi, seborrhoische Warzen, solare Keratosen, Virusakanthome, Adenoma sebaceum	tiefreichende vaskulare Lasionen, M Kaposi, Basaliome (multiple), Spinaliom, aktinische Keratosen

Neue Lasersysteme

– Farbstoff-Laser (Dye-Laser)· Emissions-spektrum 577 bis 585 nm.
– Kupferdampf-Laser. Strahlt bei 510 nm (grunes Licht) und bei 578 nm (gelbes Licht)

Das gelbe Licht wird vom Oxyhamoglobin absorbiert und fuhrt zur selektiven Destrukti-on von Strukturen, die Hamoglobin enthalten

Indikationen fur 578 nm (gelbes Licht) Hamangiom, Teleangiektasien, Spider Navus, Navus flammeus
Indikationen fur 510 nm (grunes Licht)·Vulgare Warzen, seborrhoische Akanthome, spitze Condylome, Fibrome
Nachteil Extrem hohe Anschaffungskosten und noch geringe klinische Erfahrungen

Stellenwert der Laser in der Praxis
Die Ergebnisse der Laserbehandlung entsprechen, außer bei einigen wenigen speziellen Indikationen (wie Navus flammeus), denen konventioneller Therapieformen (Elektrokaustik, Kryotherapie)
Auch die Rezidivrate nach einer Behandlung von vulgaren Warzen ist nicht geringer als bei weniger spektakularen Methoden
Wegen der hohen Anschaffungskosten und der notwendigen Schutzmaßnahmen (Augenschutz fur Patient und Personal, sowie leistungsfahige Luftabsaugvorrichtung wegen moglicherweise kontaminiertem Rauch bei Anwendung des CO_2-Lasers) sind Lasergerate in der dermatolgischen Praxis derzeit nicht weit verbreitet

Röntgentherapie

Rontgenstrahlen wurden bis vor einigen Jahrzehnten in der Dermatotherapie haufig und manchmal auch unkritisch (mit unangenehmen Spatfolgen) verwendet
Die in der Rontgenrohre erzeugten Rontgenstrahlen verschiedener Harte (Wellenlange 10^{-7} bis 10^{-10} cm) werden auch heute noch therapeutisch genutzt, allerdings nur nach strenger Indikation in wenigen ausgewahlten Fallen (siehe Indikationen)

Begriffe
– *Röntgenweichstrahlen* (Austritt aus Berilliumfenster)
Strahlen geringer Harte (10–50, ev 100 kV) mit hoher Strahlenabsorption in den oberen Hautschichten.

– *Grenzstrahlen* (Bucky)
Ultraweiche Rontgenstrahlen mit sehr geringer Eindringtiefe.

– *Dosis* (Rontgeneinheit)
Gray (Gy) = 1 Joule von Energie absorbiert in 1 kg Gewebe 1 Gy = 100 rad (alte Einheit) Die pro Zeiteinheit applizierte Energiedosis nimmt mit dem Quadrat des Abstandes von der Strahlenquelle ab.

– *Röhrenspannung* (in kV)
Je hoher die Rohrenspannung, desto harter die emittierten Strahlen

– *Filter*
Zwischen Rohre und Haut angebrachte Platte (Leicht- oder Schwermetall, meist Aluminium) zwecks Homogenisierung und Hartung der Strahlen

– *Gewebehalbwerttiefe* (GWHT)
Gewebedicke in mm, durch welche die Strahlendosis auf die Halfte des Anfangswertes reduziert wird (in Abhangigkeit von Rohrenspannung, Filter, Focus-Hautabstand, Feldgroße und -form).

– *Strahlenreaktion*
Frühreaktion (Erythem) nach 2–3 Wochen
Spätreaktion (Pigmentverschiebung, Teleangiektasien, Induration, Ulzera, Karzinome) oft nach Jahren und Jahrzehnten
Bei einer Dosis < 8 Gy ist mit keiner Strahlenreaktion zu rechnen

– *Relative Indikationen*
Pramaligne und maligne Hauttumoren (wie M Bowen, Erythroplasie, aktinische Pra-

cancerosen, Basaliom, Spinaliom, ev Melanom) vor allem bei sehr alten Patienten und inoperablen Tumoren oder Geschwulsten in besonderer Lokalisation (Augenlid) Maligne Lymphome, Dermatoleukosen.

Ev Induratio penis plastica, Keloide, schnell wachsendes Hamangiom

– *Absolute Kontraindikationen*
Virus-Warzen, Navus flammeus

Dermabrasion

Verwendet werden hochtourige Schleifgerate (> 60 000 Umdrehungen/min) zur Behandlung kosmetisch storender Hautveranderungen in Epidermis und oberem Korium
Die Behandlung erfolgt in Lokalanasthesie oder Narkose (Gesicht)
Wegen individueller Neigung zu Keloidbildungen immer zuerst Probeschliff durchfuhren
Die Haut in dem zu frasenden Areal muß gut und gleichmaßig gespannt werden, wahrend des Eingriffes wird die Haut mit physiologischer Kochsalzlosung standig benetzt, um Verbrennungen zu verhindern

Relative Indikationen
Narben (Akne, Unfall, Chirurgie), Rhinophym, Syringome, Lentigo simplex, kleine/mittelgroße kongenitale pigmentierte Navi,

Morbus Pringle (Rezidive haufig) Unbefriedigend sind die Ergebnisse bei Tatowierungen mit Pigmentablagerung im oberen Korium

Kontraindikationen
Keloide, hypertrophe Narben (Wachstumsstimulation!)

Nebenwirkungen
Milienbildung (Entfernung durch Schlitzen und Exprimieren), Depigmentierungen (besonders bei dunkelpigmentierten Menschen), Hypertrichose, Erythem (Ruckbildung innerhalb von 6 Monaten), Narben- und Keloidbildungen, Verletzungen der Augenlider, Lippen oder Nasenflugel Verzogerte Wundheilung nach Behandlung von Tatowierungen und kongenitalen Pigmentnavi

Kürettage (mit dem scharfen Löffel)

Einfache und effiziente Methode zur Entfernung von aktinischen Keratosen, seborrhoischen Warzen, Mollusca contagiosa und planer juveniler Warzen

Die Behandlung kann in den meisten Fallen ohne Lokalanasthesie durchgefuhrt werden
Aktinische Keratosen werden nach erfolgter Kurettage mit Trichloressig (50%ig) betupft

Kaltkaustik

Gewebszerstorung durch Anwendung von hochfrequentem Wechselstrom (elektromagnetische Schwingung im Frequenzbereich 10^6–10^{10} Hz)

Wahrend der Kauterisation bleibt die kleinflachige aktive Elektrode (Kugel-, Nadel-, Schlinge-, Messer) kalt, eine inaktive Elektrode (Metallplatte) wird am Arm oder Bein des Patienten befestigt

Eine kombinierte Anwendung mit Kurettage ist moglich

Indikationen
Viruswarzen, seborrhoische Warzen, Fibrome, Hamangiome, Teleangiektasien, kleine Navi, kleine Atherome, aktinische Keratosen, kleine Basaliome

Nachteil Haufig Narben- und Keloidbildungen, Lokalanasthesie erforderlich, Histologie schwer beurteilbar.

Cave Herzschrittmacher, Anwendung entflammbarer Stoffe (Chlorathyl)

Kryochirurgie mit flüssigem Stickstoff

Kryochirurgie mit flussigem Stickstoff gehort zu den wichtigsten Waffen des Dermatologen

Die im Grunde einfache, vielseitige und praktische Methode ist leicht erlernbar und sowohl fur die Praxis als auch fur größere Eingriffe im Spital geeignet

Altere Applikationsformen (in flussigen Stickstoff eingetauchte Wattetrager) wurden langst durch moderne Methoden abgelost, wobei uns 2 Therapiearten zur Verfugung stehen

1 Geschlossenes Kontaktverfahren
2 Offenes Sprayverfahren

Beim *geschlossenen Kontaktverfahren* wird der Stickstoff uber einen Applikationskopf geleitet, wobei ein betrachtlicher Auflagedruck ausgeubt werden muß, um eine genugende Tiefenwirkung zu erzielen Gerate dieser Art bewirken, besonders bei Behandlung zerklufteter Oberflachen, eine manchmal nur insuffiziente Kaltepenetration Weitere Nachteile liegen in einer langen Auftauzeit bis zur Betriebsfahigkeit und im relativ hohen Anschaffungspreis

Beim *offenen Sprayverfahren* wird aus einem thermosflaschenahnlichen Behalter, uber auswechselbare Dusen verschiedenen Kalibers, direkt auf das Gewebe gesprayt

Der feingebundelte, gut dosierbare Strahl erreicht bei nur geringem Warmeubergangswiderstand eine hohe und gleichmaßige Kaltepenetration

Der Siedepunkt von flussigem Stickstoff liegt bei $-195,8°C$ (die Temperatur von Kohlensaureschnee betragt hingegen nur $-79°C$)

Allgemeine Grundlagen

Eine Kryolasion lauft in Phasen ab

Eiskristallisation (extrazellulare Kristallbildung = heterogene Nukleation bei Vereisungsgeschwindigkeit von unter $10°C/min$ und intra- als auch extrazellare = homogene Vereisung bei Gefriergeschwindigkeit von $100°C/min$ und Gewebstemperatur von unter $-20°C$)

Umkristallisation wahrend des Auftauvorganges mit nachfolgender *Zellzerreißung*, die durch vaskulare und immunologische Phanomene noch verstarkt wird

Klinische Manifestationen sind Hyperamie, Odem, Exsudation (6 Stunden nach Therapiebeginn) mit Mumifikation (bis Ende der

2 Woche) und Heilung uber 4 bis 6 Wochen – narbenlos oder mit weichen, elastischen Narben.

Zur Erreichung des optimalen therapeutischen Effekts benotigt man eine hohe Kuhlgeschwindigkeit (100°C/min) und homogene tiefe Gewebstemperatur von unter –20°C mit nachfolgendem protrahiertem Auftauvorgang von 10°C/min (Verlangerung durch Vasokonstriktorzugabe zum Lokalanasthetikum)

Indikationen

Benigne Läsionen
Warzen, spitze Kondylome, Mollusca contagiosa, seborrhoische Keratosen, Fibrome, Hamangiome, Angiokeratome, Lentigo senilis, Keloide, Rosazea und Aknezysten, Granuloma anulare, CDLE, Larva migrans.

Semimaligne und maligne Läsionen
Aktinische Keratosen, Leukoplakien, Keratoakanthome, Morbus Bowen, Erythroplasie, Lentigo maligna, Basaliome und Basaliomrezidive, Spinaliome (unter 1 cm Durchmesser), Morbus Kaposi

Behandlung benigner Läsionen
In der Hand des erfahrenen Therapeuten kann eine zufriedenstellende Relation zwischen klinisch-kosmetischem Therapieerfolg und akzeptabler Schmerzhaftigkeit erreicht werden Mehrfache Vereisungszyklen

und thermoelektrische Messungen sind hier nicht erforderlich

Vorteile der N2-Therapie
Kurzer Zeitaufwand; ambulante Durchfuhrbarkeit; Wiederholbarkeit; problemlose Behandlung von Marcoumar-Patienten und solchen mit strahlengeschadigter Haut, akzeptable Schmerzhaftigkeit (Lokalanasthesie kaum erforderlich); Abheilung narbenlos oder mit weichen, elastischen Narben.

Nachteile
Massive (harmlose) Odeme – besonders in der Orbitalregion – treten gelegentlich auf; relativ langsame Wundheilung, selten (bleibende) Depigmentierungen, vor allem bei Behandlung von Fibromen und Warzen an Hals, Stamm und Handen; fehlende Histologie.

Behandlung maligner Läsionen
Mehrmaliger Gefrier/Auftauzyklus (2, eventuell 3 Zyklen) bei Behandlung maligner Lasionen (siehe Basaliom)

Kontrolle der Tiefenwirkung bei Behandlung maligner Lasionen: Messung der Tumortiefenausdehnung durch Ultraschallhistometrie und thermoelektrische Messungen der vertikalen und horizontalen Temperatur uber einstechbare Meßfuhler (3 mm Sicherheitsabstand bei Behandlung von Basaliomen)

Probeexzision nach dem 1. Vereisungszyklus aus gefrorenem Gewebe moglich

Interne Therapie

Glukokortikoide in der dermatologischen Praxis

Glukokortikoide nehmen in der Dermatotherapie eine zentrale Stelle ein
Da es in vielen Fallen bei der Behandlung nichtinfektioser entzundlicher Dermatosen keine Alternativen zum Einsatz von Glukokortikoiden gibt, ist im Zeitalter zunehmender Skepsis und Ablehnung von Kortison seitens vieler Patienten die Kenntnis uber Einsatzmoglichkeiten, Wirkungen und Nebenwirkungen dieser unentbehrlichen Substanz von großer Bedeutung

Wirkungsmechanismen

Antiinflammatorisch
Vor allem durch Hemmung der Freisetzung von Arachidonsaure (Vorstufe der Prostaglandine) uber Hemmung der Phospholipase-A2, Stabilisierung und Abdichtung von lysosomalen Membranen, Hemmung des Kollagenabbaues, vasokonstriktorische Wirkung

Antiproliferativ
Durch Hemmung der DNA-Synthese in der Haut, Hemmung von Fibroblasten und Osteoblasten

Immunsuppressiv
Vorwiegend durch direkte Wirkung auf Lymphozyten (Lyse von T-Lymphozyten), Hemmung der Makrophagenaktivierung, Hemmung der Wirksamkeit von Lymphokinen und der Monozytenchemotaxis, Verminderung von Monozyten, Makrophagen und Mastzellen in der Haut

Tabelle 5. Wirkungen lokaler Glukokortikoide

	Antiproliferativ	Antiinflammatorisch
Hydrokortison	(+)	+
Halogenierte Steroide	+++	+++
Veresterte Steroide	+	++(+)
Doppelt veresterte Steroide	+	+++

Nebenwirkungen

Lokal

Haut- und Fettgewebsatrophie, Teleangiektasien, Striae distensae, Purpura, periorale Dermatitis, Pigmentverschiebungen, Superinfektionen, Wundheilungsstorungen, Hypertrichose, Granuloma gluteale infantum

Systemisch

Cushing-Syndrom, Osteoporose, Wachstumsstorung, Diabetes, Hypokaliamie, Hyperlipidamie, Schwachung der Infektabwehr, Hypertension, Akne und Follikulitis, Thrombembolien, Glaukom und Katarakt, peptische Ulzera, Myopathie, Neuropathie, Psychosen

Resorption bei topischer Anwendung

Abhangig von Lokalisation (besonders stark an Hoden, Labien, Kieferwinkeln), Alter (große Hautoberflache im Verhaltnis zum Korpergewicht bei Kindern), Hautverhaltnissen (Durchblutung, Temperatur, Vollstandigkeit der Barrierefunktion), Potenz der Steroide, Beschaffenheit der Salbengrundlage, Therapiezusatze (Salizylsaure erhoht Resorption) und Therapietechnik (Okklusionsverband)

Therapieprinzipien

Sparsamer Einsatz von Glukokortikoiden und Vermeidung von nicht unbedingt notwendigen Dauertherapien So kann auch

Tabelle 6. Rangordnung lokaler Glukokortikoide (Auswahl registrierter Spezialitaten)

Sehr stark	Dermovate®	(Clobetasolpropionat 0,05%)
	Neriforte®	(Diflucortolonvalerat 0,3%)
	Diprotop®	(Betamethasondipropionat 0,05% mit Propylenglykol)
Stark	Topsym®	(Flucinonid 0,05%)
	Topisolon®	(Desoximethason 0,25%)
	Betnovate®	(Betamethasonvalerianat 0,1%)
	Diproderm®	(Betamethasondipropionat 0,05%)
	Nerisona®	(Diflucortolonvalerianat 0,1%)
	Ultralan®	(Fluocortoloncaproat 0,25%)
	Elocon	(Mometason Furoat 0,1%)
	Advantan®	(Methylprednisolonaceponat 0,1%)
Mittelstark	Emovate®	(Clobetason 0,05%)
	Locacorten®	(Flumethasonpivalat 0,02%)
	Omnilan®	(Fluocortolonpivalat 0,25%)
Mild	Hydroderm®	(Hydrocortison 1%)
	Kuhlprednon®	(Prednisolon 1%)
	Schericur®	(Hydrocortison 0,25%)

	Dosisaquivalent	Cushing Schwelle	Handelsname oraler Praparate
Hydrocortison	20 mg	40 mg	Hydrocortone®
Prednisolon	5 mg	10 mg	Aprednisolon®, Prednisolon®
Flucortolon 6-Methylprednisolon	4 mg	8 mg	Urbason®
Triamcinolon	4 mg	8 mg	Delphicort®, Volon®
Dexamethason	1 mg	2 mg	Dexamethason®
Betamethason	0,75 mg	1,5 mg	Celestan®, Betnesol®

Handelsnamen in Deutschland siehe Anhang

ein Nachlassen der Wirksamkeit von topischen Steroiden mit Fortdauer der Therapie (= Tachyphylaxiephanomen) verhindert werden
Potente (fluorierte) Steroide nach Moglichkeit durch mild wirkende (besonders im Gesicht) ersetzen
Vorsicht in Gebieten mit erhohter Resorption (Windelregion)
Kombinationspraparate mit Antibiotika nur selten notwendig (Allergene Potenz der Antibiotika)
Richtige Indikationsstellung (keine systemischen Steroide fur Psoriasis und Neurodermitis, keine lokalen Glukokortikoide bei Akne und Rosazea)

Maßnahmen zum Einsparen topischer Steroide
Intervalltherapie Topische Glukokortikoide im rhythmischen Wechsel mit steroidfreien Salbengrundlagen (sinnvoll bei chronischen hartnackigen Dermatosen)
Verdunnungen Mischung der Glukokortikoide mit geeigneten Salbengrundlagen Das Absenken der Nebenwirkungsrate geht aber nicht parallel zum Mischverhaltnis

Bei ungeeigneten Salbengrundlagen ist ein Wirkverlust zu befurchten

Verhinderung eines Rebound-Phanomens
Kein plotzliches Absetzen von systemischen Steroiden, sondern langsame Dosisreduktion (z B bei generalisiertem Lichen ruber mit therapeutischer Anfangsdosis von 40 mg Prednisolon/die Abbau von 5 mg jeden 3 Tag)

Glukokortikoide in der Schwangerschaft

Da ein, wenn auch geringes, Mißbildungsrisiko im 1 Trimenon besteht, sollten potente lokale und systemische Steroide nur bei zwingender Indikation verordnet werden Gaben zu einem spateren Zeitpunkt konnen zu Suppression der NNR-Funktion und zu Fruhgeburten fuhren Das geringste Risiko besteht bei Prednison und Prednisolon, da sie im Unterschied zu Hydrokortison und starkeren Steroiden nicht plazentagangig sind
Die Verschreibung von Steroiden in der Stillzeit ist hingegen unbedenklich

Histaminantagonisten

Histaminantagonisten konkurrieren auf Rezeptorebene mit Histamin und besitzen einen stabilisierenden Einfluß auf die Zellmembran von Mastzellen
H_1-Rezeptoren-Blocker unterscheiden sich in ihrer Wirkung von *H_2-Rezeptoren-Blockern,* indem sie ein anderes Spektrum von histaminvermittelten Prozessen reversibel blockieren
Durch Blockierung der H_1-Rezeptoren wird die periphere Vasodilatation und Transsudation von Serum (im geringeren Maße auch die Konstriktion im Tracheobronchialbaum und der Koronarien) gehemmt
H_1-Blocker normalisieren daher die Gefäßwandpermeabilitat, sie wirken antiodematos und juckreizstillend
H_2-Blocker reduzieren vor allem die Magensauresekretion, ihre periphere vasokonstriktorische Wirksamkeit ist gering.
Orale Histaminantagonisten werden erst mit Verzogerung von 20 bis 30 Minuten wirksam, ihre Halbwertszeit ist sehr unterschiedlich und betragt bei Astemizol bis zu 3 Wochen
Wahrend bei alteren Histaminantagonisten (Avil®, Fenistil®, Hypostamin®, Polaramin®, Pro-Actidil®, Tavegyl®) noch betrachtliche Nebenwirkungen (Mudigkeit, Reaktionsverminderung) in Kauf genommen werden

mussen, zeichnen sich die „nicht sedierenden" modernen H_1-Rezeptoren-Blocker der 2 Generation (Astemizol = Hismanal®, Cetirizin = Zyrtec®, Terfenadin = Triludan®, Loratadin = Clarityn®) durch gute Vertraglichkeit bei zufriedenstellender Wirksamkeit aus, da sie die Bluthirnschranke kaum durchdringen

Eine Gewichtszunahme bei Frauen unter Astemizol wird gelegentlich beobachtet.

Vorsicht bei Kombination von Ketoconazol mit Terfenadin (ev Astemirol) – Gefahr von Herzrhythmusstorungen

Altere Antihistaminika konnen aber durchaus mit gutem Erfolg besonders abends, in Kombination mit nichtsedierenden Praparaten am Morgen, verwendet werden

Im Gegensatz zu den H_1-Rezeptoren-Blokkern haben sich H_2-Blocker (Cimetidin) mit wenigen Ausnahmen (Kombinationstherapie mit H_1- und H_2-Antagonisten zur Behandlung therapieresistenter chronischer Urtikaria und zur praoperativen Prophylaxe von Anasthesiezwischenfallen bei Patienten mit hyperergischer Anamnese) in der Dermatotherapie nicht bewahrt

Therapieindikationen

Alle juckenden Ekzeme (vor allem Neurodermitis und Kontaktekzem, besonders bei Streutendenz); Urtikaria und Quinckeodem; Conjunctivitis-, Rhinitis-, Asthma allergicum, Insektenstiche, allergische Arzneimittelexantheme, Alterspruritus, Pruritus bei verschiedenen entzundlichen Dermatosen und Prurigoerkrankung

In der Schwangerschaft, bei Sauglingen und Kleinkindern sollte man mit Antihistamingaben zuruckhaltend sein, auch wenn das Risiko fur das Kind ab dem 4 Schwangerschaftsmonat nur gering ist

Retinoide

Retinoide sind naturlich vorkommende Substanzen und synthetische Derivate des Vitamin A

Seit der Einfuhrung oraler synthetischer Retinoide in den siebziger Jahren stehen dem Dermatologen außerst wirksame therapeutische Instrumente mit einem annehmbaren Nutzen/Risiko-Verhaltnis zur Verfugung

Unter den vielen erprobten synthetischen Retinoiden haben sich Isotretinoin (Roaccutan® – ein Retinoid der 1. Generation) und Etretinat (Tigason® – ein Retinoid der 2 Generation) im klinischen Gebrauch besonders bewahrt

Weitere Retinoide der 2. Generation (Etretin = Neotigason® – Dosierung siehe Psoriasis-Therapie) und der 3. Generation (Arotinoid, Arotinoidsulfon) sind teilweise noch in klinischer Erprobung, sie unterscheiden sich von den zur Zeit im Handel befindlichen Retinoiden vor allem durch ihre wesentlich verkurzte Eliminationshalbwertszeit und hohe Wirksamkeit schon bei niedriger Dosierung

Orale Retinoide sind Mittel zur Behandlung schwerer ausgedehnter oder therapieresistenter Dermatosen; sie werden nach Erstellung einer definitiven Diagnose und Beachtung der Kontraindikationen und der moglichen Nebenwirkungen eingesetzt (siehe Psoriasis)

Tabelle 7. Indikationen, Dosierung und Nebenwirkungen oraler Retinoide

	Etretinat (Tigason®)	Isotretinoin (Roaccutan®)
Hauptindikationen und Dosierung	*– ausgedehnte Plaque Psoriasis* Anfangsdosierung 0,5 bis 1,0 mg/kg KG/die, nach 2 bis 4 Wochen Dosisreduktion Kombination mit PUVA, Dithranol, Steroide, Teer moglich *– Psoriasis Erythrodermie* 0,25 bis 0,35 mg/kg KG/die, allmahliche Dosisreduktion *– Nagel- und Gelenkspsoriasis* *– generalisierter Lichen ruber* (oder *erosiver Lichen ruber mucosae*) 0,4 bis 0,75 mg/kg KG/die *– schwere kongenitale Ichthyosis* 0,4 bis 0,75 mg/kg KG/die *– schwere Formen von Keratodermien* *– generalisierter M Darier* *– ausgedehnte Pityriasis rubra* *– spezielle Formen des LE* *– Epidermodysplasia verruciformis*	*– schwere Akneformen* (Akne conglobata, nodularzystische Akne, Akne fulminans) Anfangsdosierung 0,5 bis 1,0 mg/kg KG/die, Erhaltungsdosis 0,1 bis 0,5 mg/kg KG/die (Therapiedauer rund 4 Monate) *– schwere Rosacea* *– gramnegative Follikulitis*
Nebenwirkungen (meist dosisabhangig, reversibel)	Teratogenitat und Embryotoxizitat, Cheilitis, erhohte Hautverletzlichkeit, palmoplantare Desquamation, Effluvium, trockene Schleimhaute, Pruritus, Dermatitis facialis, Konjunktivitis, Myalgien, Arthralgien, Hyperostosen, fruhzeitiger Epiphysenschluß, Erhohung der Serumlipide und Transaminasen	
Kontraindikationen	Schwangerschaft, Stillzeit, schwere Leber- und Nierendysfunktion	
Relative Kontraindikationen	Frauen im gebarfahigen Alter (Kontrazeption, beginnend 4 Wochen vor und fortgefuhrt bis 3 Monate – Roaccutan, bzw 24 Monate – Tigason nach Beendigung der Therapie), erhohte Blutfette, gastrointestinale Storungen, Jugendliche im Wachstum	
Interaktionen	keine gleichzeitige Gabe von Vitamin A, Azetylsalizylsaure hochdosiert, Tetracycline	
Kontrollen	Blutbild, Leberfunktionen, Kreatinin, alkalische Phosphatase, Blutfette – vor, wahrend sowie 4 und 12 Wochen nach Abschluß der Behandlung Skelettrontgen bei Jugendlichen	

Immunsuppressiva und Zytostatika in der Dermatologie

Siehe Tabelle 8 (Seite 30 f)

Tabelle 8. Immunsuppressiva und Zytostatika in der Dermatologie

	Indikationen	Dosis	Hauptnebenwirkungen
Amethoprin (Methotrexat®) Folsaureantagonist	schwere therapieresistente Psoriasis (P arthropathica, P Erythodermie, P pustulosa), SLE, Pemphigus, bulloses Pemphigoid, Mycosis fungoides, Sézary-Syndrom, M Reiter, Vaskulitiden, Pityriasis rubra pilaris	oral 7,5–25 mg/Woche (3 ED), i v , i m 7,5–50 mg/Woche (3 ED), Antidot Leukoverin	Knochenmarkdepression, Lebertoxizitat, Nephrotoxizitat, Stomatitis, Enteritis, Alopezie, Alveolitis, Erbrechen, Fieber, Hautulzerationen
Cyclosporin A (Sandimmun®), zyklisches Undekapetid, Immunsuppressivum	schwere Psoriasisformen (siehe Psoriasis), Pyoderma gangrae-nosum, generalisierter Lichen ruber, M Behçet, bullose Derma-tosen, Persistent Light Reactor, Epidermolysis bullosa acquisita	oral 2,5–5 mg/kg KG/die (siehe Psoriasis) bzw 12,5–15 mg/kg KG	Nephro- und Hepatotoxizitat, Hypertonie, Tremor, Gingiva-Hyperplasie, Infektionsrisiko, Entwicklung von Malignomen, Hypertrichose
Cyclophosphamid (Endoxan®, Cytoxan®), Alkylans	Mycosis fungoides, Sézary-Syndrom, Vaskulitiden, SLE, Pemphigus, bulloses Pemphigoid, Histiozytosis-X, Pyoderma gangraenosum	oral 1–2 (3) mg/kg KG (2–3 ED), Gesamtdosis 8–10 g	Knochenmarkdepression, Alopezie, hamorrhagische Zystitis, Sterilitat, Ubelkeit, Erbrechen
Chlorambucil (Leukeran®), Alkylans	Mycosis fungoides, SLE, Sézary-Syndrom, Sarkoidose, Vaskulitiden, Dermatomyositis	oral 0,1–0,2 mg/kg KG (1–2 ED) – verzogerter Wirkungseintritt Dauertherapie 0,03–0,1 mg/kg KG/die	Ubelkeit, Knochenmarkdepression Lebertoxizitat, periphere Neuropathie, Fieber, Sterilitat
Azathioprin (Imurek®), Purinantagonist Immunsuppressivum	Pemphigus, bulloses Pemphigoid, Dermatomyositis, systemische Sklerodermie, Vaskulitiden, Pyoderma gangraenosum	2–3 mg/kg KG (3 ED) (bei gleichzeitiger Allopurinolgabe 25%ige Dosisreduktion), verzogerter Wirkungseintritt	Granulozytopenie, Erbrechen, Cholestase, Alopezie, Nephrotoxizitat
Dacarbazin (DTIC®), Alkylans?	metastasierendes Melanom	i v 250 mg/m² uber 5 Tage alle 3 Wochen oder 1mal 400 mg/m² alle 3 Wochen)	Ubelkeit, Erbrechen, Hepato-toxizitat, Fieber, Alopezie, Diarrhoen, Muskelschmerz, Knochenmarkdepression

Tabelle 8 (Fortsetzung)

	Indikationen	Dosis	Hauptnebenwirkungen
Cisplatin (Cisplatin®), Alkylans?	metastasierendes Melanom	i v 50–120 mg/m² alle 30 Tage (keine Kombination mit Chelatbildnern)	Erbrechen, Nephro- und Hepatotoxizität, Ototoxizität, periphere Neuropathie, Gingivitis, Knochenmarkdepression
Colchizin (Colchizin salicylat®), Pflanzenalkaloid	Vaskulitiden, sekundare Amyloidose (eventuell Pustulosis palmoplantaris, M Duhring, Sweet-Syndrom)	oral 1,5–3 mg/die, Dosisabbau nach 7–14 Tagen	Magen-Darmbeschwerden, toxische Alopezie, Agranulozytose, Thrombozytopenie, periphere Neuritis, Azoospermie
Vinblastin (Velbe®), Pflanzenalkaloid	Kaposi-Sarkom, Histiozytosis-X, Mycosis fungoides	i v 0,1 (0,2) mg/kg KG wochentlich	Leukopenie, Thrombopenie, gastrointestinale Beschwerden, periphere Neuropathie, Alopezie
Vincristin (Oncovin®), Pflanzenalkaloid	Kaposi-Sarkom, Histiozytosis-X	i v 1,4 mg/m² wochentlich, maximal 2 mg Gesamtdosis	Neuropathie, Erbrechen, Ileus
Bleomycin (Bleomycin®), Hemmung der DNA-Synthese	Plattenepithelkarzinome (Haut und Schleimhaute), Mycosis fungoides	i v , i m 5–10 mg/m² wochentlich (maximal 300 mg Gesamtdosis), oder 15 mg durch 5 Tage, dann 2mal wochentlich 30 mg	Fieber, Leukozytose, Lungenfibrose, Alopezie, Stomatitis

Handelsnamen in Deutschland siehe Anhang

Interferone (IFN)

Korpereigene (Glyco-)Proteine mit einer Vielzahl von biologischen Aktivitaten, ihre Produktion wird durch Antigen- oder Virus-kontakt induziert.
Unterschieden werden drei IFN-Arten IFNα, IFNβ und IFNγ.
Wahrend IFNα und β uberwiegend antiviral und antiproliferativ wirken, zeigt IFNγ vorwiegend immunmodulierende Wirksamkeit IFNα und IFNβ werden vorwiegend aus aktivierten Leukozyten- und Fibroblastkulturen gewonnen, wahrend IFNγ aus T-Lymphozyten isoliert wird (= naturliches IFN) Durch Einfuhrung der rekombinaten DNS-Technologie gelang es, das Gen von humanem IFN in E Coli-Bakterien zu ubertragen Dies ermoglichte die Herstellung großer Mengen von humanem (reinem) IFN

Indikationen

Haufig rezidivierende Herpesvirus-Infektionen, massive und rezidivierende Kondylome, ev ausgedehnte therapieresistente vulgare Warzen (nach Abtragung, als adjuvante Therapie), aktinische Keratosen-Basaliome-Plattenepithelkarzinome (ev intralasional), Melanom (IFN in Kombination mit Chemotherapie), T-Zell-Lymphome

(IFN in Kombination mit Retinoiden und PUVA), AIDS-assoziiertes Kaposi-Sarkom (IFN hochdosiert)
Ev zur Behandlung von therapieresistenter Neurodermitis, Erythematodes, Lichen ruber, Lepra, Sarkoidose, Mastozytose u a

Dosierung

IFNα/γ 3–10 Mio IE (s c , i m , i v , ev lokal), IFNβ 2,4 Mio. IE/m² Korperoberflache (i v)

Kontraindikationen

Gleichzeitige immunsuppressive Therapie, Uberempfindlichkeit auf Humanalbumin, ZNS-Anfallsleiden, schwere Funktionsstorungen von Leber, Niere, Knochenmark

Nebenwirkungen

Grippeahnliche Symptomatik (Therapie Analgetika), gastrointestinale Beschwerden, Herzrhythmusstorungen, renale und hepatische Nebenwirkungen, Neutropenie und Thrombozytopenie (in Abhangigkeit von der Dosierung).

Spezialitäten

Siehe Anhang.

Spezifische Hyposensibilisierung

Klassische Behandlungsmethode von IgE-vermittelten Reaktionen wie allergische Rhinokonjunktivitis, allergisches Asthma, Insektengiftallergien

– *Wirkungsprinzip* (nur teilweise abgeklart)
Induktion blockierender IgG-Antikorper, Abfall des IgE-Spiegels, Zunahme spezifischer T-Suppressorlymphozyten

– *Therapieprinzip*
Langsam gesteigerte Zufuhr von krankheitsrelevanten Allergenen zur allmahlichen Gewöhnung.

– *Erfolgsquoten*
Pollen 80% bis 85%, Hausstaubmilbe 70% bis 80%, Schimmelpilz 40%, Insektengiftallergien (Anwendung reiner Giftextrakte) >90%

– Indikationsstellung
Aufgrund des Schweregrades der Erkrankung (genaue Anamnese), Hauttest (Prick), RAST und Gesamt-IgE – zur Behandlung IgE-vermittelter Reaktionen, besonders bei Nichtausschaltbarkeit ubiquitarer oder beruflicher Allergene

– Kontraindikationen
Akute oder chronische entzundliche Prozesse, Autoimmunerkrankungen, Epilepsie, Herzinsuffizienz, Impfungen (2 Wochen abwarten), Graviditat als relative Kontraindikation

– Beachte
Nahrungsmittelhyposensibilisierung im allgemeinen nicht indiziert, Hausstaubmilbenhyposensibilisierung bei Neurodermitis kaum von Bedeutung, Schimmelpilztherapie nur nach strenger Indikation
Milieusanierung bei Hausstaubmilben- und Schimmelpilzallergien von großer Bedeutung (Patientenmerkblatt, Acarosan®, Acardust®)
Vor allem im 1 Behandlungsjahr (besonders bei vermehrter Pollenbelastung) Prophylaktische Gaben von modernen Histaminantagonisten, Dinatriumcromoglicinsaure-(DNCG-)Losung oder -Pulver, lokal abschwellende Therapie
Verordnung eines *Notfallsets* (Anaphylaxie-Besteck® oder Epipen®) fur Insektengiftallergiker.
Beachte haufige Kreuzreaktionen Baumpollen/Steinobst, Beifuß/Sellerie, Gewurze

– Allergenextrakte
1 Orale Hyposensibilisierung fur Kinder bis zum 10 Lebensjahr
2 Waßrige Extrakte. haufige Injektionen erforderlich (kleine Intervalle), Schockgefahr, daher nur selten in Verwendung
3 Allergoide Tyrosin oder Aluminium adsorbierte Extrakte
Vorteil Grundbehandlung erfordert wenige Injektionen

Nachteil· Steuerbarkeit geringer als bei Semidepotextrakten
4 Semidepotextrakte Extraktion der Antigene mit Pyridin und Adsorption an Aluminiumsalze
Vorteil Sehr gute Vertraglichkeit, Injektionenanzahl geringer als bei waßrigen Extrakten

– Therapiemethoden
1 Schnelldesensibilisierung vorwiegend bei Insektengiftallergien
Therapie unter stationaren Bedingungen mit waßrigen Extrakten (bis zu 4 Injektionen taglich – 14 Tage), ambulante Fortsetzung mit Semidepotextrakten
2 Prasaisonale Desensibilisierung (Pollinosis, Insektengiftallergien) Beginn im Herbst, Therapieende vor Beginn der Pollen-(Insekten-)zeit, Neubeginn im Herbst
3 Perenniale Hyposensibilisierung (Hausstaubmilbe, Pollen, Insektengifte) Ganzjahrige Therapie, bei Pollinosis Reduktion der Erhaltungsdosis wahrend der Blutezeit auf 25% der Hochstdosis (Injektion alle 4 Wochen), Steigerung der Dosis nach Ende der Pollenzeit

– Therapiedauer
Mindestdauer 3 Jahre, bei Insektengiftallergien eventuell auch lebenslanglich

– Rezeptur/praktische Durchfuhrung
• Einarbeitung von maximal 4 verschiedenen Antigenen zur Gewahrleistung der therapeutischen Aktivitat
• Lagerung bei 4 bis 8°C
• Bei Doppelsensibilisierung Verwendung von 2 Einzelbehandlungsextrakten Diese konnen besonders am Beginn der Hyposensibilisierung auch parallel verabreicht werden
• Keine Kombination von perennialen und saisonalen Allergenen in einer Flasche
• Vom Hersteller werden 3 bis 4 Flaschen verschiedener Konzentration angeboten (durchnumeriert und farblich gekennzeichnet)

• Beginn mit 0,1- bzw. 0,2-ml-Flasche 1 je nach Angaben des Herstellers (bei hochsensibilisierten Patienten auch Flasche 0), Dosissteigerung in wochentlichen Abständen bis zur Maximaldosis = Erhaltungsdosis. Diese wird dann 1mal monatlich verabreicht.

• Vor jeder Injektion· Befragung bezüglich Verträglichkeit der letzten Injektion (lokale oder systemische Reaktionen?) In diesen Fallen individuelle Dosisreduktion.

• Es empfiehlt sich die regelmaßige „Pramedikation" mit einem nichtsedierenden Histaminantagonisten 30 Minuten vor jeder Injektion.

• Injektion streng subkutan (Oberarmstreckseite, handbreit uber Ellenbeugengelenk), danach den Patienten 30 Minuten in Beobachtung behalten. Am Tag der Injektion korperliche Anstrengung meiden

• Versehentliche intrakutane Injektion fuhrt zu Granulombildung, bei intravasaler Injektion besteht Schockgefahr

Nebenwirkungen
Zumeist handelt es sich um lokale Schwellungen, gelegentlich Urtikaria, selten Schock- bzw. Schockfragmente

Therapie von Lokalreaktionen oder leichten Allgemeinerscheinungen
Antihistamingel, Glukokortikoidcreme, orale Histaminantagonisten, eventuell orale Glukokortikoide, eventuell Um- und Unterspritzung mit 0,3 bis 0,5 ml Adrenalin, 1 . 1000 verdunnt, und Abbinden oberhalb der Injektionsstelle.

Therapie bei anaphylaktischem Schock
siehe Urtikaria

Häufige Fehler
Unvollständige Diagnostik, verfehlte Indikationsstellung, falsche Extraktzusammenstellung, fehlerhafte Dosissteigerung, ungenugend lange Therapiedauer.

Antibiotika in der dermatologischen Praxis

Siehe Tabelle 9 (Seite 35 f)

In der Schwangerschaft und Stillzeit erlaubte und verbotene Substanzen

Siehe Tabelle 10 (Seite 37).

Tabelle 9. Antibiotika in der dermatologischen Praxis

	Generischer Name	Handelsname	Dosierung
Penicilline			
Orale Penicilline	Phenoxymethyl-Penicillin	Clinazil®, Mack Pen®, Megacillin oral® Ospen®, Star-Pen®	1,2 bis 5,2 Mio IE/die
Depot-Penicilline	Procain-Penicillin G Clemizol-Penicillin G Benzathin-Penicillin G	Retarpen comp® Antipen 1,2 Mega®/4,5 Mega® Retarpen 2,4 Mega®	0,3 bis 1,2 Mio IE/die siehe Gonorrhoe siehe Lues
Penicillin G	Penicillin G	Penicillin G-Natrium®	2,4 bis 24 Mio IE/die
Penicillinasefeste Penicilline	Oxacillin Flucloxacillin Amoxicillin/Clavulansaure Sultamicillin	Stapenor® Floxapen® Augmentin® Unasyn®	3mal 1 g/die 3mal 0,5 g/die 3mal 0,625 g/die 0,75 bis 1,5 g/die
Breitspektrumpenicilline	Amoxicillin Ampicillin	Clamoxyl®, Ospamox® Penglobe®, Binotal®	3mal 0,5 g/die 3mal 0,5 bis 1 g/die
Gyrasehemmer	Ciprofloxacin Enoxacin Ofloxacin	Ciproxin® Gyramid® Tarivid®	0,5 bis 1 g/die 0,8 g/die 0,2 bis 0,4 g/die
Tetracycline	Tetracycline und Oxytetracycline Lymecyclin Doxycyclin Minocyclin	Achromycin®, Hostacyclin®, Tetra-Tablinen® Tetralysal® Doxyderm®, Doxydyn®, Dotur®, Vibramycin® Minocin®	1 bis 2 g/die (Erhaltungsdosis siehe Akne) 0,3 bis 0,6 g/die (0,05) 0,1 bis 0,2 g/die (0,05) 0,1 bis 0,2 g
Makrolidantibiotika	Erythromycin Roxithromycin Josamycin	Erycinum®, Ery-Maxin®, Erythrocin®, Emuvin® Rulide® Josalid®	1 bis 2 g/die 0,3 g/die 1 bis 2 g/die

Tabelle 9 (Fortsetzung)

	Generischer Name	Handelsname	Dosierung
Aminoglykoside	Spectinomycin	Trobicin®	siehe Gonorrhoe
	Gentamicin	Gentamicin®	3 bis 5 mg/kg KG in 3 bis 4 Dosen
Cephalosporine			
1 Generation	Cefalexin	Cepexin®, Keflex®, Ospexin®, Sanoxin®	1 bis 4 g/die
	Cefalotin	Keflin®	1 bis 2 (4) g/die
	Cefazolin	Gramaxin®, Kefzol®, Zolicef®	2 bis 4 g/die
	Cefadroxil	Duracef®	2 (4) g /die
2 Generation	Cefamandol	Mandokef®	2 bis 3 g/die
	Cefuroxim	Curocef®	3 bis 4,5 g/die
	Cefoxitin	Mefoxitin®	2 bis 4 (6) g/die
	Cefaclor	Ceclor®	1 bis 2 g/die
3 Generation	Cefotaxim	Claforan®	4 bis 8 g/die
	Ceftazidin	Fortum®	4 g/die
	Cefsulodin	Monaspor®	4 bis 6 g/die
	Ceftriaxon	Rocephin®	siehe Gonorrhoe

Handelsnamen in Deutschland siehe Anhang

Tabelle 10. In der Schwangerschaft und Stillzeit erlaubte und verbotene Substanzen

	Erlaubt / (bedingt erlaubt)		Verboten / (bedenklich)	
	lokal	systemisch	lokal	systemisch
Ekzem/Psoriasis	nicht fluorierte Glukokortikoide Dithranol Urea	(Glukokortikoide im 1. Trimenon) Clemastin	Phenol (Schwefel) (Salizylsaure) (Teer) (Pyoktanin)	Retinoide Zytostatika Oxsoralen (Terfenadin) (Cetrizin)
Akne	Erythromycin Azelainsaure Benzylperoxid	Erythromycin	Clindamycin (Tetracycline) (Vitamin-A-Saure) (Schwefel)	Tetracycline Doxycycline Minocyclin Isotretinoin
Mykosen	Imidazole Tolnaftat			alle System-Antimykotika
Herpes	(Aciclovir) Gerbstoffe Zink	(Aciclovir)	Joddesoxyuridin	

Sexuell übertragene Krankheiten

AIDS

Erstmals 1981 beschriebene, seither weltweit alarmierend sich ausbreitende, bei Ausbruch infolge Ausschaltung des Immunsystems todlich verlaufende Erkrankung Krankheitsauslöser ist ein 1983 entdecktes menschliches Retrovirus (HIV_1, selten das in Westafrika endemische HIV_2) In Osterreich sind derzeit (Stand Dezember 1992) 4316 Personen mit HIV infiziert, davon 893 manifest erkrankt (von denen 589 verstorben sind)

Weltweit durften nach Schatzungen der WHO 13 Millionen (im Jahre 2000 wahrscheinlich 40 Millionen) Menschen an AIDS erkrankt sein

Die HIV-Infektion wird vor allem durch Geschlechtsverkehr (Sperma- und Vaginalsekret) sowie durch Inokulation von Blut ubertragen.

Bedroht sind heute nicht nur Homosexuelle, sondern in vermehrtem Maße auch heterosexuelle Personen und – durch gemeinsame Benutzung von Spritzen – Heroinsuchtige.

Die Ansteckung durch Bluttransfusionen und Plasmaderivate spielt heute in Mitteleuropa eine nur untergeordnete Rolle.

AIDS ist weit weniger ansteckend als Hepatitis-B, das Erkrankungsrisiko nach Bluttransfusionen liegt bei 1 500 000 (Osterreich)

Seit 1986 besteht in Osterreich eine Meldepflicht fur manifeste Erkrankungen an AIDS

Pathogenese

Virusbindung an CD_4-rezeptoren-tragende Zellen (T-Lymphozyten, Langerhans-Zellen, Makrophagen, Gliazellen) Nach erfolgter Penetration wird mit Hilfe der reversen Transkriptase Virus-RNS in DNS umgeschrieben und im Wirtsgenom integriert

Aus dem im Genom eingebauten Provirus wird nach Aktivierung der infizierten Zelle ein neues HIV-Virus synthetisiert und aus der Zelle ausgeschleust

Durch Befall und Zerstorung weiterer immunkompetenter Zellen kommt es schließlich zum Zusammenbruch des Immunsystems

Diagnostische Hinweise

Klassifikation
(CDC = Center for Disease Control)

• **Initialstadium** (CDC I) 4 bis 8 Wochen nach erfolgter Infektion tritt bei einem Teil der Patienten ein morbilliformes oder mo-

nonukleoseartiges Exanthem (manchmal mit grippaler Symptomatik) auf
Oft bestehen persistierende vergroßerte Lymphknoten, Tonsillitis und Splenomegalie
Die Serokonversion erfolgt nach 6 Wochen bis 6 Monaten
Ein positiver Befund muß dem Patienten nach dem osterreichischen AIDS-Gesetz mitgeteilt werden

- **Asymptomatische Phase** (CDC II)
Uber mehrere Monate (bis Jahre)

- **Lymphadenopathie-Syndrom und AIDS related complex** (CDC III A-B)
Persistierende Lymphknotenvergroßerung uber > 3 Monate, Leistungsabfall, Appetitlosigkeit, Durchfalle, Gewichtsverlust, Nachtschweiß, mindestens 2 pathologische Laborbefunde

- **Manifeste AIDS-Erkrankung** (CDC IV A-E) Opportunistische Infektionen (vor allem mit Pneumocystis carinii, Zytomegalievirus, Herpes-simplex- und Herpes-zoster-, Epstein-Barr-Virus, Mykobakterien, Streptokokken, Hamophilus, Salmonellen und Pilze – besonders Hefe), neurologisch-psychische Veranderungen (bis zur Demenz), maligne Tumoren, Lymphome und Kaposisarkom

Weitere Klassifikation
Walter Reed-Klassifikation (nach klinisch-immunologischem Verlauf) WR 0 bis WR 6

Zusammenfassung der Haut- und Schleimhautmanifestationen
Akutes HIV-Exanthem Morbilliformes oder mononukleoseartiges Exanthem
Banale Infektionen mit atypischem und schwerem Verlauf Herpes, Erosionen im Mund, Pyodermien, Kondylome, Mollusca, Candidiasis.
Seborrhoisches Ekzematid im Gesicht (Pityrosporum ovale)

Akneiforme Follikulitis Hautinfektionen mit seltenen Erregern (Mykobakterien)
Granuloma-pyogenetikumartige Läsionen (Ausloser Erreger der Katzenkratzkrankheit)
Hairy leukoplakie Weiße papillomatose Effloreszenzen am seitlichen Zungenrand (Erreger Epstein-Barr-Virus) als prognostisch schlechtes Zeichen (DD-Hefebefall)
HIV-assoziiertes *Kaposi-Sarkom* Haufigster HIV-assoziierter Tumor mit besonders aggressivem Verlauf Erstmanifestation vorwiegend an Fußsohle oder Stamm, entweder fleckformig, plaqueartig oder knotig und an hautnahen Schleimhauten
Fur samtliche Haut- und Schleimhautmanifestationen gilt· Je ausgedehnter und schwerer das Krankheitsbild, desto schlechter die Prognose
Praktisch alle HIV-Infizierten entwickeln fruher oder spater dermatologische Krankheitsmanifestationen

Labor

Unspezifische Befunde
Leukopenie, Anamie, Verminderung der T_4-Helferlymphozyten (CD_4-positive Zellen, < 400/mm³), Umkehr des Verhaltnisses T_4-Helfer zu T_8-Suppressorzellen, Hypergammaglobulinamie, hohe Senkung, vermindertes Ansprechen von Lymphozyten auf Mitogene, Anergie gegen mikrobielle Hautantigene

Direkter Virusnachweis
Viruskultur, Antigen- oder RNS-Nachweis

Progressionsmarker (bei asymptomatischen HIV-Infektionen)
CD_4-positive T-Lymphozyten (N = 500 bis 2 000/mm³), β_2 Microglobulin, Neopterin in Serum und Harn, p24 Antigenamie

Serologische Untersuchungen
Screening-Untersuchung im ELISA-Test (Antikorper gegen HIV-1 und HIV-2 nachweisbar), bei reaktivem Ergebnis Wieder-

holung Ist das Testergebnis erneut positiv, muß ein Bestatigungstest (Western-Blot, Immunfluoreszenztest) durchgefuhrt werden.
Beim AIDS-Vollbild werden bei 70% bis 100% der Patienten Antikorper nachgewiesen.
Die Zeitdauer zwischen Infektion und Einsetzen der Reaktivitat betragt 3 bis 12 Wochen
Falsch positive Ergebnisse treten im Rahmen von Autoimmunerkrankungen auf, falsch negative bei schwersten Immundefekten

Therapie

Da eine kurative Therapie bisher nicht moglich ist, muß das Ziel jeder Behandlung die Beseitigung von Krankheitserscheinungen und Verbesserung der Lebensqualitat bzw Verlangerung der Lebenserwartung der Patienten sein.
Aufklarung, psychosoziale Betreuung (auch außerhalb der Klinik), gesunde Lebensweise (vitaminreiche Ernahrung, Vermeidung von Alkohol, Nikotin und anderen Drogen, Meidung von starker UV-Bestrahlung) sind wichtige Aspekte der Betreuung

Prophylaxe und Therapie opportunistischer Infekte

Da das Leben des Patienten vom fruhzeitigen Erkennen und der gezielten Therapie opportunistischer Infektionen abhangt, ist eine regelmäßige Kontrolle erkrankter Personen erforderlich

• **Pneumozystis carinii Pneumonie** (haufigste Lungeninfektion bei AIDS-Patienten)

– *Trimethoprim* (Motrim®, Monotrim®, Solotrim®) 15 bis 20 mg/kg KG/die und *Sulfamethoxazol* (Gantanol®) 75 bis 100 mg/kg KG/die oral in 4 Dosen uber 3 Wochen, eventuell auch i.v

Hohe Nebenwirkungsrate Exantheme, Knochenmarkssuppression, Erbrechen, Leberschaden

– *Pentamidin* (Lomidin®, Pentacarinat®) 4 mg/kg KG/die uber 3 Wochen i v (Injektion schmerzhaft)
Nebenwirkungen. Ubelkeit, Blutdruckabfall, erhohte Leberwerte, Pankreatitis
Als Inhalationstherapie 600 mg uber 30 min taglich
Prophylaktische Pentamidintherapie bei Abfall der CD_4-positiven Zellen unter 200 mm^3 oder nach schweren Erkrankungen Inhalationen mit 300 mg alle 2 bis 4 Wochen (Alternative: Trimethoprim 160 mg und 800 mg Sulfamethoxazol 2mal taglich 3mal/Woche)

– *Trimetrexat* (Trimet®) 30 bis 60 mg/m^2 KO/die – i.v , in Kombination mit Leukoverin (zur Verhinderung von toxischen Nebenwirkungen) als Alternativmedikation

• **Systemische Candidiasis** (besonders Osophagusbefall)
Ketoconazol 200 bis 400 mg/die uber 2 Wochen

• **Chronische Durchfälle**
Zytomegalie Ganciclovir (Cymevene®) i v 10 bis 15 mg/kg KG/die
Protozoen: Spiramycin 3mal 500 mg/die uber 4 Wochen oder Metronidazol 3mal 750 mg/die uber 10 Tage
Salmonellen Chloramphenicol, Ampicillin oder Sulfamethoxazol.
Mykobakterien Rifampicin, Clofazimine.

• **Zytomegalievirus**
Ganciclovir 5 bis 15 mg/kg KG i v 2mal taglich uber 2 Wochen, als Rezidivprophylaxe 30 mg/Woche als Dauertherapie

• **Herpes simplex/Varizellenzostervirus**
Aciclovirinfusionen 10 bis 30 mg/kg KG alle 8 Stunden uber 7 bis 10 Tage, eventuell in Kombination mit Immunglobulin i v

Therapie maligner Tumoren

- **Non-Hodgkin Lymphome** (Primärmanifestation oft im ZNS)
Kombinierte Chemotherapie (MTX/Cyclophosphamid/Bleomycin), Irradiatio

- **Kaposi-Sarkom**
Einzelläsionen Exzision, Kryotherapie mit Stickstoff, Laser, Röntgen (etwa 20 bis 30 Gy in fraktionierten Dosen à 2 Gy), schnelle Elektronen, intraläsionale Vinblastininjektionen (eventuell gleichzeitige AZT-Therapie)

- **Disseminierter Kaposi**
– Rekombinantes Alpha-Interferon (18 Mio IE/die, über 3 Monate; dann 3mal 18 Mio IE pro Woche als Einzeldosis), auch in Kombination mit niederdosiertem AZT Tumorrückbildung in 20% bis 50%

– Chemotherapie (erst bei ausgeprägter Symptomatik) Wöchentliche alternierende Gaben von Vincristin 2 mg und Vinblastin 0,1 mg/kg KG (zusätzliche Pentamidin-Prophylaxe) Bei Organbefall Kombinationstherapie Adriamycin/Bleomycin/Vincristin (ausgeprägte Nebenwirkungen)

Antiretrovirale Therapie

– *Azidothymidin* (AZT), Handelsname Retrovir® AZT-Triphosphat wird mit Hilfe der reversen Transkriptase in DNS-Ketten eingebaut, wodurch es zum DNS-Kettenbruch und Unterbrechung der HIV-Replikation kommt
Dieser Vorgang bewirkt eine Verbesserung des immunologischen Status (Zunahme der CD_4-positiven Zellen, Absinken des p24-Antigens, Besserung der Reaktionslage im Hauttest auf Recallantigene) und des klinischen Bildes (Gewichtszunahme, Verringerung opportunistischer Infekte, Lebensverlängerung)
Dosierung· 200 bis 300 mg alle 4 Stunden (auch nachts) Niedrigere Dosierungen (2mal 250 mg/die) können das Fortschreiten

der Erkrankung bei asymptomatisch HIV-infizierten Patienten hinauszögern, das Mittel sollte spätestens ab einer T_4-Zellzahl von < 500/mm^3 angewendet werden
Nebenwirkungen Anämie, Neutropenie, Übelkeit, Erbrechen, Kopfschmerz, Myalgien, Schlaflosigkeit, Verwirrungszustände Die Nebenwirkungen sind dosisabhängig!

In klinischer Erprobung befindliche Kombinationstherapien

Alternierende Therapie
– AZT (150–600 mg/die) / DDC = Dideoxycytidin, Handelsname Hivid® (0,01–0,03 mg/kg KG/die) Indikation Nachlassende Wirksamkeit oder zu starke Nebenwirkungen von AZT
Hauptnebenwirkungen von DDC Dosisabhängige periphere Polyneuropathie, Stomatitis
– AZT/Interferon und Immunmodulatoren (Interleukin II), eventuell in Kombination mit Erythropoetin

Prävention
Wegen der ausgeprägten antigenen Variabilität des HIV ist mit der Entwicklung eines wirksamen Impfstoffes in naher Zukunft nicht zu rechnen, so daß gegenwärtig nur durch vorbeugende Maßnahmen einer explosionsartigen Verbreitung von AIDS entgegengewirkt werden kann
Solche Maßnahmen sind Breite Aufklärung von gesunden und erkrankten Personen (und deren Angehörigen) bezüglich Schutzmaßnahmen und Verhaltensmaßregeln, strenge Kontrollen von Blut und Blutprodukten bzw verbesserte Hygiene im Labor und Krankenhausbereich

BALANITIS

Vorwiegend bakteriell und mykotisch (Hefepilze) ausgelöste entzündliche Veränderungen der Glans werden als *Balanitis* oder bei Mitbefall des inneren Präputialblattes als *Balanoposthitis* bezeichnet

Pradisponierende Faktoren wie Phimose, mangelhafte oder ubertriebene Hygiene, Diabetes, Resistenzverminderung, Irritation durch rezidivierende Kondylome und Herpes sind haufig pathogenetisch mitbeteiligt

Sonderformen

• Balanitis plasmacellularis Zoon
Atiologisch ungeklärte, chronisch rezidivierende, therapeutisch schwer zu beeinflussende, klinisch an Erythroplasie erinnernde Balanitis

• Balanitis erosiva circinata
Seltene Balanitis unbekannter Atiologie, eventuell als Teilsymptom eines Morbus Reiter

• Balanitis gangraenosa
Seltene, schwere Verlaufsform mit Systemerscheinungen

Therapie
– Erkennen und Ausschaltung begunstigender Faktoren
– Ausschluß venerologischer Erkrankungen (Lues, Ulcus molle, Condylomata acuminata) und der Erythroplasie (jede Balanitis, die auf gezielte Lokaltherapie nicht anspricht, ist verdachtig; eine Probeexzision hat dann zu erfolgen)
– Rezidivprophylaxe durch Partnerkontrolle und Behandlung im Erkrankungsfall

Lokaltherapie
Da bei der haufigen *Balanitis simplex* (ahnlich wie beim Analekzem) Hefepilze so gut wie immer eine wesentliche Rolle spielen, hat sich die Lokaltherapie mit *Antimykotika* (Nystatin, Amphotericin-B) in wenig fettender Salbengrundlage, anfangs auch in Kombination mit nichtfluorierten Glukokortikoiden (z B. Hydroderm Creme 10,0/Mycostatin Salbe oder Paste ad 30,0), bewahrt.
Farbstoffe sind besonders bei rezidivierenden Infekten wertvoll, zur Anwendung kommen Bepinselungen mit Pyoktanin oder Brillantgrun (0,5%ige Losung).

Antibiotische Externa sind, außer bei nachgewiesenen bakteriellen Infekten, nicht erforderlich.
Begleitende Maßnahmen gegen Sekretstau sind nutzlich, so vor allem Umschlage (bei reponierter Vorhaut) und Gliedbader mit Kaliumpermanganat oder Chinosol® 1 1000 verdunnt
Standig wiederkehrende Infekte sind unter Umstanden eine Indikation zur *Zirkumzision.*

Systemische Therapie
Breitbandantibiotika oder orale Antimykotika (Nizoral®, Sporanox®) sind nur im Einzelfall bei schweren Infekten (Diabetiker) erforderlich

Nachbehandlung
Neben Beseitigung ursachlicher Faktoren sind Maßnahmen gegen Sekretstau (Mullstreifen, Puder, Eichenrindentee oder Kaliumpermanganatbader) zur Verhinderung eines Rezidivs erforderlich

GONORRHÖE

Durch Neisseria gonorrhoeae verursachte, weltweit verbreitete Geschlechtskrankheit mit epidemiologischem Charakter
Jahrlich erkranken uber 60 000 000 Menschen an Tripper, wobei ein rasantes Ansteigen der Erkrankungsfalle in den Entwicklungslandern zu beobachten ist
Von besonderer Bedeutung ist die große Haufigkeit von penicillinresistenten penicillinaseproduzierenden Gonokokken in manchen Weltgegenden (Sudost- und Ostasien, Afrika, zunehmend haufig auch in Europa).
Die Ansteckung erfolgt praktisch nur durch Geschlechtsverkehr (Ausnahme Schmierinfektionen bei prapubertalen Madchen), wobei das Ansteckungsrisiko beim Erstkontakt mit einer infizierten Person bei 30% fur den Mann und rund 70% für die Frau liegt

Eine Ubertragung findet haufig uber asymptomatische Trager statt, das sind 5% bis 10% der erkrankten Manner und 50% bis 70% der infizierten Frauen. Die Erkrankung hinterlaßt keine Immunitat Mehrfachinfektionen sind daher moglich

Diagnostische Hinweise

Klinik

Männliche Gonorrhöe
Die haufigsten Krankheitserscheinungen sind gelber Fluor und Dysurie, oft mit einer Begleitbalanitis Abszesse der Littrédrusen, Cowperitis, Vesikulitis, Deferentitis, Prostatitis, Epididymitis und Funnikulitis zahlen zu den wichtigsten moglichen Komplikationen der Gonorrhoe
Sterilitat und Harnrohrenstrikturen als bleibende Folgen sind zum Gluck selten

Weibliche Gonorrhöe
Haufig asymptomatisch oder mit Fluor und Dysurie Komplikationen sind haufiger als beim Mann, von Bedeutung sind Bartholinitis, Zystitis und vor allem Adnexitis und Pelveoperitonitis (10% der Falle), bei Tubenverschluß kommt es zur Sterilitat.

Extragenitale Gonorrhoe
Pharyngitis, Tonsillitis, Proktitis (vorwiegend bei Frauen und Homosexuellen), Arthritis gonorrhoica, Perihepatitis, Blepharitis, Uveitis und Sepsis mit oder ohne Fieber (oft mit Gelenksbeschwerden und vesikulo-papulosen Effloreszenzen)

Erregernachweis

Fur die Praxis ist die Methylenblaufarbung am besten geeignet, sie ist einfach durchfuhrbar und leicht zu beurteilen
Neben Leukozyten und Schleim findet man vorwiegend intraleukozytar gelagerte nierenformige Diplokokken
Die Differenzierung von anderen Neisserien ist allein mit Hilfe der Gramfarbung nicht moglich

Die Sensitivitat der visuellen Methoden liegt bei 60% bis 95% (Zervix und Rektum nur bei 40% bis 60%)
Beweisend fur das Vorliegen einer Gonorrhoe ist der Erregernachweis in der Kultur (Sensitivitat bei 95% bis 100%)
Die selektiven Nahrboden enthalten Antibiotikazusatze, sie hemmen das Wachstum der physiologischen Flora Tests zur Feststellung von Penicillin- oder Tetracyclinresistenz konnen durchgefuhrt werden
Immunfluoreszenzuntersuchungen sind fur die Routineabklarung in der Praxis derzeit noch nicht geeignet

Therapie

• Allgemeines
Verbot sexueller Kontakte bis zur sicheren Abheilung, Kontrolle und Behandlung von Kontaktpersonen (auch bei negativem Befund!), Erstkontrolle 7 Tage nach der Behandlung, weitere Kontrolle bei Frauen nach der nachsten Menstruation, Kontrolle der Luesserologie 6 bis 12 Wochen post infectionem (Luesverschleierung durch Penicillin moglich), Meldung der Zahl der Erkrankungsfalle beim Gesundheitsamt (Eine namentliche Meldung erfolgt nur bei Personen, die sich der Behandlung oder Kontrolle entziehen)

• Akute unkomplizierte Gonorrhöe
Wegen der weltweit stark zunehmenden Penicillinresistenz der Erreger kann Penicillin nicht mehr als Mittel der ersten Wahl empfohlen werden

Medikation
Ceftriaxon (Rocephin®) 0,25 g (mit Lokalanasthetikum) i m – als Mittel der Wahl (ev gefolgt von Tetracyclin oral = CDC-Empfehlung fur USA)
Cave Penicillinallergie (mogliche Kreuzreaktion)
Spectinomycin (Trobicin®) 2 g beim Mann, 4 g bei der Frau i m

Penicillin

Therapieprinzip Hochdosierte i m Einmal-behandlung – erforderliche Serumkonzen-tration 20 bis 50 IE/ml Serum uber 6 bis 8 Stunden

i m Injektion von

Natrium-Benzylpenicillin 3,5 Mio IE/Clemi-zol-Penicillin 1,0 Mio IE (Antipen 4,5 Mega®) oder Penicillin-G-Natrium 3,5 Mio IE (Hydracillin forte®, Megacillin forte® = Clemizol-Penicillin – in Osterreich nicht mehr im Handel) Probenezid (Benemid®) als Zusatztherapeutikum zur Blockierung der tubularen Penicillinexkretion ist eben-falls nicht mehr im Handel

Alternativtherapeutika

Cefotaxim (Claforan®) 1,0 g i m , Cefoxitin (Mefoxitin®) 2,0 g i m , Netilmicin (Certo-mycin®) 0,3 g i m.
Orale Therapiemoglichkeiten Ciproflox-acin (Ciproxin®) 500 mg oral, Ampicillin 3,5 g, Amoxicillin 3,0 g, Ofloxacin 200 mg, Enoxacin 400 mg (alle als Einmaldosis) oder Doxycyclin 2mal 100 mg – 7 Tage, Erythro-mycin 4mal 500 mg – 7 Tage.
Orale Therapeutika sollten, wenn uber-haupt, nur in Gegenwart des behandelnden Arztes eingenommen werden, ihre thera-peutische Wirksamkeit ist im allgemeinen unsicherer als die injizierter Praparate

- **Chronische unkomplizierte Gonorrhöe**

Therapie uber 3 bis 5 Tage (Praparate wie oben).

- **Komplizierte Gonorrhöe**

Therapie uber 7 bis 10 Tage (Praparate wie oben oder Penicillininfusionen)

- **Gonokokkensepsis**

2mal 10,0 Mio IE wasserlosliches Penicillin i v uber 3 bis 5 Tage, danach 4mal taglich 500 mg Amoxicillin oder Doxycyclin 2mal 100 mg uber 7 Tage

- **Konjunktivitis bei Neugeborenen**

Cefotaxim 4mal 6 bis 7 mg/kg KG i m uber 3 Tage

- **Gonorrhöe im Kindesalter**

Wasserlosliches Penicillin G-Natrium 100 000 IE/kg KG i m 1- bis 3mal im Ab-stand von 24 Stunden oder Spectinomycin 20 bis 40 mg/kg KG i m

ULCUS MOLLE

Durch gramnegative kurze Stabchen (Ha-mophilus ducrey) verursachte, in Mittel-europa seltene, in tropischen und subtropi-schen Großstadten haufiger vorkommende, vorwiegend Manner befallende Ge-schlechtserkrankung

Diagnostische Hinweise

Klinik

Nach einer IKZ von 3 bis 5 Tagen bildet sich genital (selten extragenital) ein solitares (selten multiple Lasionen), weiches, meist linsengroßes, schmierig-eitrig belegtes, be-ruhrungsschmerzhaftes Ulkus mit untermi-niertem Rand
In der Halfte der Falle kommt es 1 bis 4 Wochen post infectionem, oft unter leichten Allgemeinerscheinungen, zur Ausbildung entzundlicher regionaler Lymphknoten, die unbehandelt perforieren und Eiter entlee-ren
Die Prognose ist bei fruhzeitiger Therapie stets gut, Spatfolgen sind nicht zu befurch-ten
Gleichzeitig mit einem Ulcus molle kann auch eine Lues erworben werden (Ulcus mixtum) Es ist daher erforderlich, 6 bis 8 Wochen nach Beendigung der Therapie die Luesserologie zu kontrollieren

Erregernachweis

Die Materialentnahme erfolgt aus dem un-terminierten Ulkusrand Charakteristisch ist die fischzugartige Anordnung der Erreger in der Unna-Pappenheim-Farbung (oder Methylenblau- und Gramfarbung) Das Anlegen einer Kultur ist schwierig, eine Autoinokulation kaum durchfuhrbar

Therapie

Allgemein werden *Sulfonamide* (Bactrim forte® 2 Tabletten taglich uber 7–10 Tage) empfohlen
Da aber *Erythromycin* und *Tetracycline* genau so gut wirken und weniger Nebenwirkungen verursachen, sollten diese als Mittel der 1 Wahl angewendet werden.

Dosierung

Erythromycin 1 bis 2 g/die. Tetracyclinhydrochlorid 1 bis 2 g/die, Doxycyclin 200 mg/die – uber 7 Tage

Alternativmittel

Streptomycin 1 g/die – 7 Tage, Ceftriaxon 250 mg i.m oder Spectinomycin 2 g i m (Einmalbehandlung)

Externe Therapie

Chinosol®-Umschlage

LYMPHOGRANULOMA VENEREUM

Vor allem in tropischen und subtropischen Landern, hauptsachlich bei Mannern vorkommende, durch Chlamydia trachomatis Serotyp L1–L3 verursachte Geschlechtskrankheit

Diagnostische Hinweise

Klinik

Nach einer IKZ von 7 bis 21 Tagen kommt es hauptsachlich genital zur Ausbildung eines 1–3 mm großen, schmerzlosen, rasch abheilenden Ulkus Nach weiteren 2 bis 3 Wochen treten, mit und ohne Allgemeinsymptome, charakteristische, meist einseitige inguinale (auch femorale und pararektale) bis faustgroße, schmerzhafte rote bis rotbraune Lymphknoten auf

Sie verbacken mit der Haut und perforieren nach außen unter Entleerung von Eiter Oft sind mehrere Fisteln nebeneinander vorhanden

Erregernachweis

Der Nachweis gelingt mit Hilfe von Spezialkulturen und der Immunfluoreszenz
Die Komplementbindungsreaktion ist wenig zuverlässig, ein Titer von > 1 32 – 2 bis 4 Wochen post infectionem – gilt als signifikant positiv Histologisch konnen Riesenzellgranulome und in der Giemsafarbung intrazellulare Elementarkorperchen nachgewiesen werden

Komplikationen

In unbehandelten Fallen kann es zur Ausbildung einer Elephantiasis der außeren Genitalien und Strikturen von Urethra und Rektum kommen

Prognose

Bei rechtzeitiger Behandlung gut, nach Auftreten von Komplikationen zweifelhaft

Therapie

Tetracyclinhydrochlorid 4mal 500 mg/die, uber 14 Tage als Mittel der Wahl

Alternativpräparate

Doxycyclin 2mal 100 mg, Erythrocin 4mal 500 mg, Sulfamethoxazol 2mal 800 mg – jeweils uber 14 Tage

Chirurgische Maßnahmen dienen zur Milderung der Folgen von Strikturen und Elephantiasis

GRANULOMA INGUINALE

(Donovanosis)

Seltene, nur in tropischen Landern vorkommende, wenig kontagiose, bakterielle (Erreger. Calymmatobakterium granulomatosis) Geschlechtserkrankung

Diagnostische Hinweise

Klinik

Nach einer IKZ von bis zu 3 Monaten bildet sich genital eine Erosion (oder Papel), durch geschwurigen Zerfall und zentrifugale Ausbreitung entstehen – sowohl genital als auch durch Autoinokulation extragenital – große nassende, leicht blutende und sekundär infizierte Ulzera.

Erregernachweis

Eine Kultur ist moglich, in der Giemsafarbung finden sich sicherheitsnadel-ähnliche intrazellulare Einschlußkorper

Therapie

Tetracyclinhydrochlorid 2 g/die, Doxycyclin 200 mg/die, Erythromycin 2 g/die, Sulfamethoxazol 1600 mg/die – jeweils uber 2 bis 3 Wochen.

Lokale Therapie
Chinosol®-Umschlage.

Nichtgonorrhoische Urethritis und Kolpitis

Ausloser der nichtgonorrhoischen Urethritis sind meistens Infektionserreger, zum Teil aber auch nichtinfektiose Faktoren (Fremdkorper, mechanische Irritation, anatomische Abnormitaten).
Betroffen sind vor allem Manner, ein Großteil der weiblichen Kontaktpersonen ist an einer Zervizitis oder Kolpitis erkrankt.
Erreger der sexuell ubertragbaren Urethritis sind· Chlamydien, Mykoplasmen, Trichomonaden, Bakterien und Viren
Nach Sicherung der Diagnose erfolgt eine gezielte antibiotische Behandlung.
Kontaktpersonen mussen stets gleichzeitig mitbehandelt werden

CHLAMYDIEN

Wichtigster Erreger der nichtgonorrhoischen Urethritis. Das Infektionsrisiko fur den Mann beträgt 15%, die IKZ 7 bis 14 Tage Erreger Chlamydia trachomatis.

Nachweis
Aus Abstrich mittels Immunfluoreszenz, Kultur und Serologie.

Klinik
Dysurie, Pollakisurie, Fluor (glasig, schleimig-purulent), nicht selten chronisch-rezidivierend
Komplikationen Epididymitis, Prostatitis, Proktitis, Adnexitis, Konjunktivitis (Kinder und Erwachsene), Pneumonie, Morbus Reiter
Die postgonorrhoische Urethritis ist haufig von Chlamydien ausgelöst.

Therapie

Mittel der Wahl sind *Tetracycline* wie Tetracyclinhydrochlorid 2–4mal 400 mg/die, Doxycyclin 2mal 100 mg/die, Lymecyclin 2mal 300 mg/die – jeweils uber 7 bis 10 Tage

Alternativmedikation
(Bei Gravidität oder Tetracyclinunvertraglichkeit)· Erythromycin oder Josamycin 2–4mal 500 mg/die über 7 bis 10 Tage, bei Kindern 30 bis 50 mg/kg KG/die bis 10 Tage.

MYKOPLASMEN

Klinik
Sowohl Mycoplasma hominis als auch Ureaplasma urealytikum fuhren zu Krankheitsmanifestationen wie· Urethritis (mit weißlich-serosem Fluor), Prostatitis, Epididymitis, Vaginitis, Zervizitis, Bartholinischer Abszeß, Morbus Reiter.

Erregernachweis
Kultur.

Therapie
Entspricht Chlamydientherapie.

TRICHOMONADEN

Haufige Erkrankung besonders bei Personen mit oft wechselnden sexuellen Beziehungen

Erreger
Trichomonas vaginalis

Klinik
Vaginitis mit weißlich-schaumigem, ubel riechendem Fluor, Juckreiz und Brennen Bei Mannern verlauft die Infektion oft symptomlos, gelegentlich mit serosem Ausfluß. Komplikationen wie Balanitis, Prostatitis oder Nebenhodenentzundung (bei Homosexuellen auch intestinaler Befall) sind selten

Nachweis
Farbepraparat (May-Grunwald-Giemsa) oder nativ (Hell- oder Dunkelfeld, Phasenkontrastmikroskop), Kultur moglich

Therapie
Metronidazol (Flagyl®, Trichex®, Metronidazol®) als Mittel der Wahl
Resistenzen kommen zunehmend haufig vor, eine verminderte Wirksamkeit des Mittels ist manchmal durch herabgesetzten Sauerstoff- und Zinkgehalt im Vaginalsekret, oder infolge von Inaktivierung durch Begleitflora erklarbar

Dosierung
Metronidazol 2 g per os als Einzeldosis oder 2mal 1,5 g im Abstand von 12 h, eventuell 2- bis 3mal 250 mg/die uber 7 bis 10 Tage Vulvovaginitis der Neugeborenen 20 mg/kg KG/die uber 5 Tage

Nebenwirkungen
Gastrointestinale und neurologische Symptome, besonders nach Alkoholgenuß, Blutbildveranderungen

Kontraindikationen
Schwangerschaft (im 1 Trimenon nur Lokaltherapie mit Imidazolderivaten), ZNS-Erkrankungen

Alternativmedikation
Tinidazol (Fasigyn®) 2 g oder Ornidazol (Tibleral®) 1,5 g als Einzelgabe

HERPES-SIMPLEX-VIRUS

Verursacht gelegentlich genitale Ulzerationen, ganz selten Urethritis

Nachweis
Immunfluoreszenz

Therapie
Siehe Erkrankungen durch Viren

BAKTERIEN

Haupterreger Gardnerella vaginalis (Pathogenitat wird angezweifelt), Staphylokokken, Streptokokken, Coli u a.
Apathogene Neisseriatypen oder Mimeae sind nicht selten Anlaß zur Fehldiagnose „Gonorrhoe"

Klinik der Aminkolpitis
Weißlicher, nicht viskoser, ubelriechender vaginaler Fluor infolge von Vermehrung anaerober Bakterien (Gardnerella vaginalis, Mykoplasma hominis, Bacteroides u a) im Zusammenhang mit hormonellen Veranderungen
Der charakteristische Fischgeruch des Sekrets entsteht durch Bildung von Aminen nach Auftropfen von 10%iger Kalilauge

Therapie
Metronidazol 2mal 500 mg/die 7 Tage (oder Ornidazol, Tinidazol)

CANDIDA ALBICANS

In seltenen Fallen (z.B Diabetes) Ausloser einer Urethritis
Candida Kolpitis (haufigste Ursache des Fluor genitalis der Frau). weißlicher, cremig bis ka-

sıg-krumlıger Ausfluß, Rotung und abwisch-
bare weiße Belage der Vagınalschleımhaut
Haufig gleichzeitige Entzundung der Labien
und Candıdaıntertrıgo

Therapie

Lokaltherapie
Amphotericin B, Nystatin oder Imidazol
enthaltende Ovula. Bei Intertrıgobefall Nystatın oder Imıdazol enthaltende Emulsıo-
nen, Bepinselungen mıt Pyoctanın (0,5%)

Systemtherapie
Bei ıntestinalem Candıdabefall perorale Behandlung mıt Nystatın, Fluconazol, Itraconazol, Ketoconazol oder Amphoterıcın B.

Beeinflussung begünstigender Faktoren
Grunderkrankung (z B Dıabetes), Ovulationshemmer (eventuell Wechsel oder Absetzen), Partner-(Mıtbehandlung).

SYPHILIS (LUES)

Die Syphılıs ıst eıne durch Treponema palli-
dum ausgeloste, weltweıt verbreitete, chro-
nisch-systemısche Infektıonskrankheıt, die
vorwıegend durch Geschlechtsverkehr
ubertragen wırd und unbehandelt uber Jahrzehnte (auch lebensbedrohlıch) verlauft

Diagnostische Hinweise

Die klınısche Dıagnose ıst nıcht ımmer eın-
fach, da die Krankheıtsmanifestatıonen oft
nicht lehrbuchmaßıg auftreten und dıversen
anderen Dermatosen gleichen konnen Dıe
Dıagnose ergıbt sıch aus klınıscher Sympto-
matık und Laboruntersuchungen (Dunkelfeld, Lues-Serologıe)

Stadien und zeitliches Auftreten der Luesmanifestationen
(nach erfolgter Infektion)

Lues I
Prımaraffekt (derbes, schmerzloses Ulkus,
selten weıch und schmerzhaft)

am Ort der Infektion· 3 1/2 Wochen;
Regıonare Lymphknoten 4–6 Wochen;
Prodromi: 8 Wochen,
Polyadenitıs: 9 1/2 Wochen.

Lues II
Syphilitısche Exantheme (Roseola, papulose
und papulo-squamose oder papulo-pustu-
lose, selten ulzerose Syphılıde). 10 Wochen
Plaque muqueuses 3 Monate,
Condylomata lata und Angina specifica
(Schleimhautmanifestationen sehr anstek-
kend): 3 1/2 Monate,
Abklıngende Exantheme (Krankheitsaus-
bruche und freıe Intervalle): 4 Monate;
Alopezia specifica und Leukodermıe 5 1/2
Monate.
Befall ınnerer Organe (z B Nephrıtis) sel-
ten.

Lues III
Oberflachlıche (papulo-squamose oder ul-
zero-krustose) oder tıefe (ulzerose) Syphilo-
me und Gummata
Befall eınzelner Organe (vor allem Gefaße
und Knochen) 3 bıs 5 Jahre

Lues IV
Tabes dorsalıs und progressıve Paralyse
gewöhnlich nach 10 bıs 20 Jahren, selten
wesentlıch fruher

Kongenitale Lues
Lues connata praecox (Neugeborene und
Sauglinge): Rhınıtıs, Hepatosplenomegalie,
Lymphadenitıs, Parrotsche Pseudoparalyse,
Osteochondritis, Syphılıde (wıe Lues II).
Lues connata tarda (meıst im Schulalter).
Hutchinson Trıas, Parrotsche Furchen,
Sattelnase

Differentialdiagnose
Lues I· Herpes sımplex, Pyodermıe, Ulcus
molle, Analfıssur, Schleimhaut-TBC
Lues II: Pıtyrıasıs rosea, Röteln, Psorıasis,
Arzneıexantheme, Mykosen, Pıtyrıasıs lı-
chenoıdes chronica, spitze Kondylome,

Alopecia areata, Hautveränderungen bei AIDS

Lues III Mykose, Lupus vulgaris, M Boeck, Pyoderma gangraenosum, Spinaliom, Mycosis fungoides

Von Bedeutung ist die (etwas willkürliche) Unterscheidung zwischen einer *Früh- (infektiösen-) Lues* (ersten 2 Erkrankungsjahre) und einer *Spätlues*.

10% bis 30% der Fruhstadien verlaufen oligo- bis asymptomatisch Spontanheilung ohne Residuen kommen in rund 60% der Falle vor

Labor

Dunkelfeld-Verfahren

Erregernachweis im Reizserum aus Primaraffekt und nassenden Lasionen der fruhen Lues II

Bei Betrachtung im indirekten Licht zeigen sich die Treponemen als feine, silbrig aufleuchtende, fadenformige Spiralen mit typischen Knick- und Rotationsbewegungen

Luesserologie

Die moderne Luesserologie beruht auf dem Nachweis spezifischer Treponema-pallidum-Antikorper im Serum

Falsch reaktive Befunde sind selten, kommen aber vereinzelt vor, besonders bei Kollagenosen, in der Schwangerschaft und im Rahmen infektioser Erkrankungen

TPHA-Test = Treponema-pallidum-Hämagglutination

AMHA-TP = automatisierter Mikrohämagglutinationstest Sehr empfindlicher und zuverlassiger Suchtest, Reaktivitat schon 2 bis 3 Wochen nach Infektion

FTA-ABS = Fluoreszenz-Treponema-pallidum-Antikörperabsorptionstest Empfindliche Bestatigungsreaktion, Reaktivitat nach 2 bis 3 Wochen nach Infektion

TPI (Nelson-Mayer-Test) Aufwendig und heute bedeutungslos, eventuell im Zweifelsfall als Bestatigungsreaktion.

SPHA- und IgM-SPHA-Test = Solid-Phase-Häm-Adsorptionstest Einfach durchfuhrbar und zuverlassig, Reaktion zur Beurteilung der Behandlungsbedurftigkeit und zur Verlaufskontrolle

19s-IgM-FTA-ABS Als „letzte Instanz" zur Abklarung der Behandlungsbedurftigkeit und Uberprufung des SPHA-Ergebnisses, Verschwinden der Reaktivitat nach erfolgreicher Therapie (innerhalb eines Jahres)

VDRL = Venereal Disease Research Laboratory Test Unspezifischer Kardiolipintest, reaktiv ab der 5 Woche, als Suchtest und vor allem zur Verlaufskontrolle (Titerbeobachtung) geeignet Ein VDRL-Titer von mehr als 8 spricht fur eine Aktivitat der Erkrankung Bei ausreichender Behandlung einer Fruhsyphilis sinkt der Titer ab und wird innerhalb von 6 bis 12 Monaten meist negativ Niedrige Titerstufen (< 1 8) uber Jahre, nach Behandlung einer Spatsyphilis, sind zu erwarten Ein neuerlicher Anstieg (> 2 bis 4 Stufen) spricht fur eine Reinfektion

RPR = Rapid-Plasma-Reagin-Test Schnelltest fur die Praxis, reaktiv ab der 6 Woche nach Infektion

TPHA, FTA-ABS, TPI Bleiben lebenslanglich reaktiv (außer bei fruhzeitiger Luestherapie).

Liquoruntersuchung

Indikationen zur Lumbalpunktion Empfohlen werden Liquoruntersuchungen im 2 Jahr nach der Therapie, sowohl fur die Fruh- als auch Spatlues.

Sicher notwendig ist die Untersuchung bei Patienten mit reaktiver Serologie und neurologischen Symptomen und bei unbehandelter oder nicht genugend behandelter Spatlues mit reaktivem IgM und Serum TPHA von uber 1 · 320.

Untersuchungen Zellanzahl (> 5/mm³, Gesamtprotein (> 45 mg%), TPHA-Index (> 500), Albuminquotient (> 8), VDRL-Test, TPHA-Test, IgM-SPHA-Test

Kontrollen nach erfolgter Therapie einer
Neurolues· Innerhalb von 6 Monaten ver-
schwindet die IgM-Reaktivitat, der TPHA-
Index sinkt unter 100.

Herxheimer Reaktion (Prophylaxe)
Die Reaktion kommt durch therapiebeding-
ten Zerfall von Erregern (Freiwerden von
Endotoxinen) besonders bei spater Lues I,
Lues II und Lues connata praecox, zustande Die grippeahnliche Symptomatik (selten Kreislaufkollaps oder Aortenruptur)
kann durch prophylaktische Steroidgaben
unterdruckt werden.
Verordnet wird Prednisolon 30 mg/die p o.
uber 3 Tage, mit Beginn 1 Tag vor der 1
Penicillininjektion
Bei einer syphilitischen Mesaortitis wird
eine einwöchige Vorbehandlung mit Steroiden oder mit Jod-Kalilosung empfohlen

Nachkontrolle
Vierteljahrliche Kontrolle der Luesserologie
bei allen Patienten im 1 Jahr nach erfolgter
Therapie, anschließend einjährliche Serolo-
giekontrollen uber weitere 3 Jahre
Manche Autoren empfehlen im 2. Jahr eine

Liquorkontrolle bei allen behandelten Patienten

Partnerkontrolle
Nichtinfizierte Partner mussen in regelmäßi-
gen Abstanden kontrolliert werden, im Einzelfall ist eine prophylaktische Behandlung
(wenn eine Kontrolle nicht gewahrleistet
ist) mit Benzathin-Penicillin 2,4 Mio E i m
1mal indiziert

Neuerliche Behandlung
Beweisend fur eine Reinfektion ist ein Wie-
derauftreten von IgM-Antikorpern, meist in
Verbindung mit einem Titeranstieg von
uber mehr als 2 Stufen im VDRL-Test
Therapieversager sind sehr selten, meist
handelt es sich um eine neuerliche Infektion

Syphilistherapie (siehe Tabelle 11)
Das Mittel der Wahl ist Penicillin, angestrebt
wird ein kontinuierlicher Penicillinspiegel
im Serum von 0,03 E/ml uber mindestens
10 Tage (Fruhlues) und 15 Tage (Spatlues).
Penicillinresistenzen sind bisher nicht auf-
getreten

Tabelle 11. Syphilistherapie

	Mittel der Wahl (i m /i v)	Alternative Medikation (oral)
Fruhsyphilis	Benzathin-Penicillin (Retarpen® 2,4 Mio E) 1mal, auf 2 Portionen verteilt, oder Clemizol-Penicillin (Antipen® 1,2 Mio E) uber 10 Tage 1mal taglich, oder Procain Penicillin (in Osterreich nicht erhaltlich) 1,0 Mio E taglich uber 10 Tage	Doxycyclin uber 15 Tage 2mal 100 mg, oder Tetracyclin uber 15 Tage 4mal 500 mg, oder Erythromycin uber 15 Tage 4mal 500 mg
Spatsyphilis (ausgenommen Neurolues und cardiovascularer Lues)	Benzathin-Penicillin (wie oben) uber 3 Wochen (wochentlich eine Injektion), oder Clemizol-Penicillin oder Procain-Penicillin (wie oben) uber 15 Tage	Antibiotika (wie oben) uber 30 Tage
Neurolues und *cardiovasculare Syphilis*	Clemizol-Penicillin oder Procain-Penicillin 1mal taglich uber 21 Tage, ev Benzyl-Penicillin 2–4 Mio E alle 4 Stunden i v , oder als Infusion (2mal 10 Mio E) uber 14 Tage	Antibiotika (wie oben) uber 30 Tage
Syphilis in der Schwangerschaft	Clemizol-Penicillin oder Procain-Penicillin (wie oben) uber 21 Tage	Erythromycin (wie oben) uber 30 Tage
Kongenitale Syphilis		
im 1 Lebensjahr	Benzathin-Penicillin 1mal 50 000 E /kg KG i m , oder Clemizol-Penicillin 50 000 E /kg KG taglich uber 2 Wochen	Erythromycin 8–12 mg/kg KG – 4mal taglich uber 14 Tage
im 2 Lebensjahr	Benzathin-Penicillin (Dosis wie oben) uber 3 Wochen, Injektion 1mal wochentlich, oder Clemizol-Penicillin (Dosis wie oben) Injektion taglich uber 21 Tage	Erythromycin (Dosis wie oben) uber 30 Tage

Erkrankungen durch Bakterien

Pyodermien

Pyodermien sind bakteriell ausgelöste eitrige Hautinfektionen, hervorgerufen hauptsächlich durch Staphylokokken und etwas weniger haufig durch Streptokokken, seltener von anderen Erregern. Je nach Lokalisation der Erreger lassen sich oberflächliche (epidermale), epidermal-kutane und kutansubkutane Pyodermien unterscheiden.

Von Impetiginisation spricht man, wenn die Infektion sekundär im Rahmen einer Grunddermatose (z B superinfiziertes Ekzem) auftritt.

Die Empfänglichkeit für bakterielle Infektionen ist vom Allgemeinzustand (Abwehrkraft), Hygieneverhältnissen und vom Vorhandensein von Eintrittspforten (Rhagaden bei Mykosen) abhängig (siehe Tabelle 12).

Staphylokokkeninfektionen

IMPETIGO CONTAGIOSA

(bullöse Impetigo)

Durch virulente koagulasepositive Staphylokokken ausgelöste, hochansteckende, fast nur bei Kindern vorkommende Pyodermie.

Klinik

Große schlaffe Blasen (Hypopyonblasen) auf gerotetem Grund und honiggelb verkrustete erodierte Flachen mit Blasenresten am Rand.

Komplikationen· Generalisierte Form; ev Ubergang in SSS-Sy.

Differentialdiagnose

Impetiginisierter Herpes, Mykose, Lues II.

BULLA REPENS

(Umlauf)

Oft solitär auftretende Impetigoblase (Pustel) an Korperstellen mit dickem Stratum corneum (z.B. Finger), welches das Platzen der Pustel, die sich vergrößert und den Finger ringförmig umfaßt, verhindert.

SSS-SY DER KLEINKINDER

(Staphylococcal scalded skin syndrome)

Schweres und infolge von Toxinàmie lebensbedrohliches Krankheitsbild bei kutaner oder extrakutaner Infektion mit Penicillinase bildenden Staphylokokken, charakterisiert durch großflächige akantholytische Hautablosung, ausgedehnte Erosionen,

Tabelle 12. Pyodermien

	Nicht an Anhangsgebilde gebundene Pyodermien			An Anhangsgebilde gebundene Pyodermien	
	Staphylo-kokken	Strepto-kokken	Stabchen (grampos)	Staphylo-kokken	Stabchen (gramneg)
Epidermal lokalisiert	Impetigo (großblasig) Bulla repens SSS-Syndrom	Impetigo (kleinblasig)		Periporitis Ostio-follikulitis	
Epidermal-kutan lokalisiert		Ekthymata Erysipel		Folliculitis	Folliculitis
Kutan-subkutan lokalisiert	Paronychie	Phlegmone Lymphangitis Streptokokken-gangran	Erysipeloid Milzbrand	Furunkel Karbunkel Hidrosadenitis suppurativa	

vereinzelt schlaffe Blasen, Verlust an Wasser und Elektrolyten, Superinfektionen und Sepsisgefahr
Unter Therapie mit penicillinasefestem Penicillin, rasche Abheilung mit nachfolgender großflachiger Abschuppung

Differentialdiagnose
Toxische epidermale Nekrolyse, Sonnenbrand.

AKUTE PARONYCHIE

Schmerzende, eitrige Infektion des Nagelwalls, oft nach Manipulation und Verletzung beim Manikuren oder durch Nagelbeißen

CHRONISCHE PARONYCHIE

Bevorzugt auftretend bei Hausfrauen, Neurodermitis-Patienten und Diabetikern

Klinik
Schmerzlose, dunkellivide Schwellung des Nagelwalls, geringe Schmerzhaftigkeit

PERIPORITIS

Oberflachliche, eitrige Entzundung ekkriner Schweißdrusenausfuhrungsgange mit

Pusteln an Aufliegestellen von Kleinkindern und bei abwehrgeschwachten Patienten, vorwiegend axillar

FOLLIKULITIS

Eitrige Entzundung der oberen Anteile des Haarfollikels durch Infektion mit Staphylokokken (selten gramnegative Stabchen), gekennzeichnet durch superfizielle Pusteln, die haufig von einem Haar durchbohrt werden Lokalisation. Rumpf (behaarte Partien), Oberschenkel, Kinn

Differentialdiagnose
Skabies, Teer/Ol-Follikulitis, follikulare Mykose

Sonderform Folliculitis decalvans
Seltene, chronische Follikulitis am Kopf mit Zerstorung der Haarfollikel und narbiger Alopezie.

FURUNKEL

Schwere Entzundung mit Nekrose des gesamten Haarfollikels

Klinik
Schmerzhafter, entzundeter, geroteter Knoten mit umgebendem Odem und nachfol-

gender Einschmelzung und Abstoßung des Pfropfens Schmerzhafte vergroßerte regionale Lymphknoten, Fieber und Leukozytose
Prädilektion Nacken, Gesicht, Glutealregion
Sind mehrere Follikel nebeneinander befallen, so spricht man von *Karbunkel*, gekennzeichnet durch brettharte Infiltrate, Schmerzen, Nekrose und Sepsisgefahr
Furunkel und Karbunkel sind typische Erkrankungen im Zusammenhang mit Diabetes und Resistenzverminderung

HIDROSADENITIS SUPPURATIVA

Chronisch rezidivierende, konfluierende, eitrige Entzundung der apokrinen Schweißdrusen

Klinik
Schmerzhafte rote Knoten mit infiltrierter Umgebung, vorwiegend axillar

Streptokokkeninfektionen

IMPETIGO CONTAGIOSA
(kleinblasiger Typ)

Vor allem durch Streptokokken ausgeloste Pyodermie bei Kindern Mangelhafte Hygiene und atopische Disposition sind fur die Entwicklung dieser Pyodermie von Bedeutung

Klinik
Aus rotgeranderten Blaschen, die sich rasch in Pusteln umwandeln, entstehen nach Platzen der Blasendecke honiggelbe Krusten, vorwiegend im Gesicht.
Komplikation: Glomerulonephritis (Urinkultur nach erfolgter Impetigo-Therapie durchfuhren)

EKTHYMATA
Ausgestanzte Ulzera vorwiegend an den Unterschenkeln, infolge eitriger Infektion bei schlechten Hygieneverhaltnissen und Resistenzverminderung. Geringe Heilungstendenz.

ERYSIPEL

Haufige, akute Infektion der Haut und Unterhaut nach Eindringen und Ausbreitung von β-hamolysierenden Streptokokken in die Lymphspalten.

Klinik
Scharf begrenzte, glanzende Rotung und Schwellung mit lokaler Uberwarmung Die Lasion verbreitet sich zungenartig zentrifugal, begleitet von Fieber, Schuttelfrost und lokalen Lymphknotenvergroßerungen Im allgemeinen kann eine Eintrittspforte (kleine Verletzung, Erosion bei Pilzbefall, Ulcus cruris) festgestellt werden

Differentialdiagnose
Thrombose, akutes Ekzem, entzundeter Insektenstich, Akrodermatitis atrophicans und
Erysipeloid Der Erreger (Erysipelothrix rhusiopathiae) bewirkt (oft nach Verletzung beim Hantieren mit Schweinefleisch und Wild) eine violett-rote entzundliche Schwellung der Haut, die sich peripher ausbreitet und zentrale Abheilungstendenz zeigt, Begleitsymptome fehlen im allgemeinen.

Therapie der Pyodermien
In den meisten Fallen konnen unkomplizierte Pyodermien alleine mit lokalen Maßnahmen zur Abheilung gebracht werden.
Besonders oberflächlichere Infektionen lassen sich durch Austrocknung und Desinfektion mit nichtantibiotischen antibakteriellen Substanzen gut beeinflussen
Indikationen zur systemischen und gezielten (Antibiogramm, Resistenzbestimmung) Antibiotikatherapie uber 7 bis 10 Tage sind ausgedehnte Pyodermien, mit und ohne Systemerscheinungen

Tabelle 13. Lokaltherapie (siehe auch Rezepturen)

	Wirkungsweise	Indikation
Schuttelmixtur – Vioform-(Chlorjod-hydroxychinolin)-Lotio – Zinnober-Lotio	Austrocknung, mild keratolytisch, desinfizierend, deckend	Folliculitis (barbae), impetiginisierte(r) Dermatosen (Herpes)
Spiritus – Benzalkonium-Salizyl-Spiritus – Aethanol	Austrocknung, milde Desinfektion, Schalung	Folliculitis (barbae) – Therapie und Prophylaxe
Umschlage (kuhl) – Chinosol – Chloramin – Rivanol – Aqua-Alibour	Aufweichung von Krusten und Schuppen, antimikrobiell, entzundungshemmend	nicht follikulare Pyodermien (besonders Impetigo, Erysipel)
Farbstoffe – Gentianaviolett (0,1–0,5%) – Sol Castellani (1%) – Brillantgrun (1%)	antipruriginos, austrocknend, antimikrobiell	zum Bepinseln flachiger Erosionen (großblasige Impetigo) und infizierter Wunden (Ulcus cruris)
Antibiotische Externa – Erythromycin – Neomycin – Gentamycin – Tetracycline – Clindamycin – Mupirocin	antimikrobiell	oberflachliche, vorwiegend nicht-follikulare Pyodermien (Impetigo, infizierte Ulcera cruris) Nasen-Rachenraum Sanierung bei rezidivierenden Staphylokokken-Infekten
Antimikrobielle nicht antibiotische Substanzen – Iod-Polyvidon – Sulfadiazinsilber – Chlorhexidin	antibakteriell, z T antimykotisch	oberflachliche nichtfollikulare Pyodermien, infizierte Wundflachen
Zugsalben – Ichtholan 20%/50% – Ichthyol pur – Rivanol-diachylon – Salizyl-diachylon	Resorptionsbeschleunigung („Reifung")	tiefe Pyodermien (unreife Furunkel, Karbunkel, Abszeß, Phlegmone)

Allgemeine Maßnahmen
Eroffnung von Blasen/Pusteln (Impetigo)
– Kurzwellen (Unreife tiefe Pyodermien)
– Chirurgische Inzision (tiefe Pyodermien)
– Bettruhe, Hochlagern (Erysipel)
– Schutz vor Feuchtigkeit (Paronychie)
– Umstellung auf Elektrorasur (Bartfollikulitis)

Tabelle 14. Systemtherapie (siehe auch interne Therapie/Antibiotika und Anhang)

	Erwachsenendosis/die	Indikation
Penicilline Trotz zunehmender Penicillinresistenz der Erreger immer noch das Mittel der 1. Wahl bei Infektionen mit grampositiven Bakterien		
Penicilline (oral) Phenoxymethylpenicillin Cliazil®, Mack-Pen®, Megacillin®, Ospen®, Star-Pen® u a	3,0–5,2 Mio IE	Erysipel, Streptokokken-Impetigo
Depot Penicilline Clemizol P Antipen® Benzathin P Retarpen®	1,2 Mio IE 1,2–2,4 Mio IE alle 3 Wochen	Erysipel, Erysipeloid, chronisch rezidivierendes Erysipel
Wasserlosliche Penicilline Penicillin G-Natrium®	4,0–10,0 (40,0) Mio IE	Erysipel, Erysipeloid
Penicillinasefeste Penicilline Isoxazolylpenicillin Stapenor® Flucoloxacillin Floxapen® Amoxicillin + Clavulansaure Augmentin® Sultamicillin Unasyn®	1,5–3,0 g 1,5–2,0 g 1,5–2,0 g 0,75–1,5 g	Staphylokokken-Impetigo, SSS-Sy , Folliculitis decalvans, tiefe Staphylokokkenpyodermien
Breitspektrum Penicilline Amoxicillin Clamoxyl®, Ospamox® Ampicillin Penglobe®	3mal 0,5 g/die 3mal 0,5–1,0 g/die	Wirkung auch im gramnegativen Bereich (Antibiogramm)
Alternative Antibiotika		
Makrolide Erythromycin Erythrocin®, Erycinum® Josamycin Josalid® Clarithromycin Klacid® Roxithromycin Rulide®	1,0–2,0 g 1,0–2,0 g 2mal 250–500 mg 1–2mal 300 mg	Impetigo, Erysipel, Erysipeloid, Furunkel, Hidrosadenitis
Cephalosporine (1 Generation) Cefalexin Keflex®, Ospexin® u a Cefalotin Keflin® Cefazolin Gramaxin®	1,0–4,0 g 2,0–4,0 g 2,0–4,0 g	Penicillinase produzierende Staphylokokken
Cephalosporine (2 und 3 Generation)		nicht fur Routinetherapie geeignet
Fusidinsaure Fucidin®	3–4mal 500 mg	hartnackige Staphylokokken-Pyodermien (rezidivierende Schweißdrusen-Abszesse)
Clindamycin		Einsatz nur im Einzelfall (Erysipel, Phlegmone)

Besonders bei rezidivierenden Pyodermien ist eine Abklarung in Richtung Diabetes und Immundefekten durchzufuhren
Nicht selten spielen auch Faktoren wie Alkohol und Nikotinabusus eine nicht zu unterschatzende Rolle

Folgeerkrankungen nach bakteriellen Infektionen

PURPURA FULMINANS

Seltene, hochakute, disseminierte Verbrauchskoagulopathie, meist im Rahmen von banalen Infekten (Streptokokken, Meningokokken)
Im Anfangsstadium durften Immunkomplexmechanismen (Sanarelli-Shwartzman-Phanomen) eine entscheidende Rolle spielen

Klinik

Fieber, Schuttelfrost, großflachige unregelmaßig konfigurierte Erytheme mit zentralen hamorrhagischen Blasen und Nekrosen, Schocksymptomatik, Organversagen (Niere, Leber, Darm), Mutilationen

Labor

Deutliche Verminderung von Thrombozyten und Fibrinogen

Therapie

Intensivabteilung Heparin i v , Schockbehandlung, Plasmapherese, Hamodialyse Spater Substitution von Gerinnungsfaktoren, Antibiotika, eventuell chirurgische Intervention (Fasziotomie, Amputation)

Erkrankungen durch Mykobakterien

LUPUS VULGARIS

Hauttuberkulosen sind heute selten geworden Gelegentlich entdeckt aber der Dermatologe, oft zufallig, uber Jahre bestehende, vernachlassigte Lupus-vulgaris-Herde – als haufigste Variante der Hauttuberkulose Die Infektion erfolgt meist lymphogen, selten hamatogen, durch exogene Inokulation oder per continuitatem
Bei einem Teil der Falle kann eine Organtuberkulose festgestellt werden
Auf die extrem seltenen Formen der Hauttuberkulose wie Tuberculosis cutis miliaris disseminata, Tuberculosis cutis colliquativa und Schleimhauttuberkulose kann hier nicht naher eingegangen werden

Diagnostische Hinweise

Die Diagnose erfolgt klinisch, histologisch und durch Erregernachweis (Mycobacterium tuberculosis) kulturell; wegen der guten Immunitätslage ist der Tuberkulintest positiv

Klinik

Sitz der Erkrankung vorwiegend an maßig durchbluteten (kuhlen) Arealen wie Nase, Wange, Ohrrand, Gesaß und selten an Schleimhauten Primareffloreszenz rotlichbraunes, flaches, unscharf begrenztes Knotchen; durch Konfluenz entstehen nach Jahren runde bis polyzyklische Lasionen
Unter Glasspateldruck zeigt sich ein apfelgelee-farbenes lupoides Infiltrat, eine angepreßte Knopfsonde bricht durch das weiche Gewebe leicht ein
Im Verlauf von Jahren und Jahrzehnten kommt es (wenn unbehandelt) zur Ausbildung von Narben, Atrophien und Mutilationen
Im Narbenbereich konnen Rezidive auftreten, solche Areale gelten als fakultative Prakanzerosen
Klinische Varianten: Hypertrophe, tumorose, verrukose und ulzerose Lasionen

Differentialdiagnose
Sarkoidose, Lues III, CDLE, Pyoderma gangraenosum.

Therapie

Die bis vor kurzem empfohlene Monotherapie des Lupus vulgaris mit INH (Isonikotinsaurehydrazid) wurde, wegen zunehmender Resistenzen, zugunsten einer Kombinationsbehandlung (Polychemotherapie) mit 2 bis 3 antituberkulosen Substanzen verlassen

INH-Therapie (INH®)
5-8 mg/kg KG/die, 6 Monate uber die klinische Abheilung, in Kombination mit Pyridoxin 25 bis 50 mg/die (Prophylaxe neurogener Nebenwirkungen)

Nebenwirkungen (selten)
Gastrointestinale Beschwerden, Leberschaden, Parasthesien, Optikusneuritis
Heilungsquote bei zuverlassiger Einnahme nahe 100%

Polychemotherapie
INH (5 mg/kg KG) – Rifampicin (Rifoldin®, Rimactan®: 10 mg/kg KG) – Ethambutol (Etibi®, Myambutol® 20 mg/kg KG) uber rund 9 Monate

Unterstützende Maßnahmen
UV-B-Bestrahlung, Klimakur, Exzision kleinerer Herde

SCHWIMMBADGRANULOM

Seltene Infektion mit atypischem Mykobakterium (Mycobacterium marinum), einem saprophytaren Keim, der bei rund 32°C in Warmwasseraquarien und Schwimmbadern gedeiht.

Klinik
Etwa 3 bis 4 Wochen nach Inokulation des Erregers (meist nach Bagatellverletzungen beim Hantieren im Aquarium) entsteht, bevorzugt an kuhlen Akren (Hand, Fußrukken, Ellbogen, Knie), eine entzundliche blaulich-rote hyperkeratotische Papel, die nur selten exulzeriert und unbehandelt oft erst nach Jahren spontan abheilt
Der Erregernachweis ist durch Zuchtung moglich

Differentialdiagnose
Lues III, Tuberculosis cutis verrucosa

Therapie
Wenn moglich chirurgische Exzision, ansonsten Kryotherapie oder elektrokaustische Zerstorung des Knotchens
Die Wirksamkeit einer Systemtherapie ist unbefriedigend, empfohlen werden Tetracycline, Streptomycin und – nach vorangehender Empfindlichkeitsprufung – auch antituberkulose Pharmaka

LEPRA

Die chronisch verlaufende, wenig kontagiose Infektionskrankheit kommt noch in Afrika, Asien, Sudamerika und vereinzelt in Sudeuropa vor Der Erreger (Mycobacterium leprae) – ein humanpathogenes, saurefestes Stabchen – befallt vorwiegend Haut, Schleimhaute, Luftwege und periphere Nerven und verursacht je nach Immunitatslage des Befallenen sehr unterschiedliche Krankheitsbilder mit unberechenbarem Verlauf und (unbehandelt) Neigung zu ausgedehnten Mutilationen Die Inkubationszeit betragt 2 bis 5 (bis 20?) Jahre, die Ansteckung erfolgt bei engem, langdauerndem Korperkontakt uber exulzerierte Leprome und Nasensekret, eine Tropfcheninfektion ist wenig wahrscheinlich

Diagnostische Hinweise

Klinik
Die *tuberkuloide Lepra* mit verhaltnismaßig hoher Immunitat ist die haufigste Lepraform Sehr viel seltener kommt die *lepromatöse Lepra* bei bestehender Anergie vor Zwischen diesen polaren Formen steht die *dimorphe* („borderline") *Lepra*.
Die ersten sichtbaren Lepralasionen sind kleine, unscharf begrenzte, uncharakteri-

stische Erytheme, meist noch ohne Sensibilitatsstorung, keimarm und ruckbildungsfahig (*Lepra indeterminata*)

• Tuberkuloide Lepra

Gut begrenzte Einzelherde oder asymmetrisch verteilte makulose, makulosquamose oder lupoide, oft hypopigmentierte und am Rand elevierte, anasthetische Lasionen
Fast obligat ist ein Nervenbefall, charakterisiert durch strangartige Verdickungen peripherer Nerven und motorischer Lahmungen Infolge Schadigungen autonomer Fasern kommt es zur Schweißdrusendysfunktion und Xerodermie

• Lepromatöse Lepra

Symmetrische, flachenhafte oder knotige bakterienreiche Effloreszenzen (Leprome), vorwiegend an Extremitaten, Stamm, Gesicht, Nase und Ohren
Im Verlauf der Erkrankung kommt es zu schubartigen Exazerbationen, Augenbefall, Zerstorung von Knochen (Sattelnase), Paresen, neuropathischen Ulzerationen und Gelenksveranderungen

• Dimorphe Lepra

Das Bild der bakterienarmen *dimorphen Lepra* reicht von tuberkuloiden bis zu lepromatosen Erscheinungsformen
Hier sind durch Steigerung der zellularen Abwehr „reversal reactions" mit Fieber, Krankheitsgefuhl, odematosen Infiltrationen oder (infolge von allergischen Typ-III-Reaktionen) Ausbildung von erythema-nodosum-artigen schmerzhaften Plaques, Iridozyklitis, Ulzerationen und Verkruppelungen moglich

Bei *Lepraverdacht* (klinisches Bild, chronisch blutende Rhinitis, Sensibilitatsstorungen) Erregernachweis (Ziehl-Neelsen-Farbung) im Nasensekret oder aus der Haut (Skarifikation, Probeexzision) Die Leprominreaktion (ein Intrakutantest aus standardisiertem Extrakt aus lepromatosem Gewebe) ist bei der lepromatosen Lepra

negativ, bei der tuberkuloiden Lepra positiv, bei Zwischenformen meist schwach positiv

Therapie

– *Diaminodiphenylsulfon* (Dapsone®, Avlosulfon®)
Hauptmittel zur Behandlung der Lepra Zur Vermeidung unerwünschter Reaktionen muß das Mittel, vor allem bei der lepromatosen Lepra, anfangs niedrig dosiert werden
Dosierung Anfangsdosis 25 mg – 1mal wochentlich, dann langsame Steigerung bis auf 100 mg – 6mal wochentlich
Als Injektionsbehandlung kommt auch eine olige DDS-Zubereitung in Frage Zu Beginn 125 mg alle 14 Tage bis maximal 1,25 g (eventuell 2,5 g) 1mal monatlich

– *Clofazimine* (Lampren®)
Mittel der Wahl bei DDS-Unvertraglichkeit
Das Mittel ist gut vertraglich, eine reversible graue Verfarbung im Leprombereich ist aber obligat
Unerwunschte Reaktionen kommen seltener als bei DDS vor
Dosis: 100 mg – 2mal taglich uber 2 Monate, dann 1mal taglich

– *Rifampicin* (Rifoldin®)
Das Medikament kann auch bei langjahrigem Gebrauch nicht alle Lepraerreger abtoten
Dosis 1500 mg 1mal wochentlich.

Kombinationstherapie

Zur Vermeidung von Resistenzbildungen ist, ahnlich wie bei der TBC-Therapie, zur Einleitung der Behandlung eine Kombination synergistisch wirkender Mittel wie DDS und Rifampicin oder Rifampicin und Clofazimine sinnvoll

Therapiedauer

Sie betragt 2 bis 3 Jahre fur die tuberkulose Lepra und 3 bis 8 Jahre bei der lepromatosen Lepra, die dann noch eine Nachbehandlung uber 1 bis 2 Jahre mit halber Dosis erfordert Bei der lepromatosen Lepra konnen auch noch nach jahrelanger Therapie vereinzelt virulente Erreger nachgewiesen werden

Therapie der Leprareaktionen
(reversal reactions)
Zur Anwendung kommen Azetylsalizylsaure, Butazolidin, Antimon, Glukokortikoide (bei Neuritis), Thalidomid und Clofazimine.

Die Iridozyklitis wird lokal mit Steroiden und Atropin behandelt

Kontaktpersonen
In Endemiegebieten mit negativem Lepromintest sollten Kontaktpersonen prophylaktisch mitbehandelt werden.
Zur Ergänzung der Chemotherapie gehoren plastisch-rekonstruktive Therapie, Physiotherapie und Verbesserung der Hygiene

Erkrankungen durch Corynebakterien

ERYTHRASMA
Corynebakterienbedingte, intertriginose Erkrankung vorwiegend alterer, adiposer, leicht schwitzender Manner

Diagnostische Hinweise

Klinik
Großflachige, polyzyklische, scharf begrenzte, homogene, hell-dunkelbraune (oder rotliche) Flecken mit feiner pityriasiformen Schuppung, vorwiegend an der Innenseite der Oberschenkel (Skrotumauflage), seltener axillár, an Bauchfalten und bei Frauen submammar und genital.
Die Erkrankung verursacht kaum Juckreiz und zeigt keine spontane Ruckbildungstendenz
Im Wood-Licht zeigt sich eine ziegelrote Fluoreszenz
Eine Bakterienkultur ist unter aeroben Bedingungen moglich, aber kaum erforderlich

Differentialdiagnose
Tinea inguinalis (Randbetonung, zentrale Abheilungstendenzen), Pityriasis versicolor (vorwiegend am Rumpf und kleinfleckig)

Therapie
Milieusanierung (Trockenlegung der Intertrigoraume, Baumwollbekleidung, Gewichtsreduktion) und Reinigung mit sauren Syndets
Antibiotika in fettarmen Grundlagen (Ecomytrin®-Creme, Refobacin®-Creme)
Abreibungen mit Benzalkoniumsalizylspiritus oder Fabryspiritus (siehe Rezepturen)
Schüttelmixtur Sulfur praecipitat 3% bis 5% in Lotio zinci.
Systemische Therapie mit Erythrocin 1 g/die ist zwar wirksam, aber kaum wirklich indiziert

TRICHOMYCOSIS PALMELLINA
Festhaftende („wie mit Zucker eingekrustete"), weißlich-gelbliche oder gelblichbräunliche Auflagerungen (Corynebakterienkolonien) an Achselbehaarung bei stark schwitzenden, ungewaschenen Personen.
Wood-Licht· Orangefluoreszenz.

Therapie
Verbesserung der Korperhygiene, Schweißeindammung, eventuell Abrasieren der Achselhaare, Desinfektion mit Benzalkoniumsalizylspiritus (siehe Rezepturen).

Lyme Borreliose

Die Infektion wird von Zecken (Ixodes ricinus) und anderen blutsaugenden Insekten übertragen

In Mitteleuropa liegt die Durchseuchung der Bevölkerung bei 15%

Daß Borrelien (Borrelia burgdorferi – ein Bakterium aus der Gattung der Spirochaetaceen) die Infektionserreger sind, ist erst seit 1982 bewiesen

Lebende Borrelien können im Organismus über Jahre persistieren Der Stich einer infizierten Zecke führt in der Hälfte der Fälle zur Infektion

Die Erkrankung verläuft in 3 Stadien, die sich teilweise überlappen, auch kann ein Stadium übersprungen werden

Bei Erkrankung in der Schwangerschaft drohen Abort oder Totgeburt

Stadium I

ERYTHEMA CHRONICUM MIGRANS

(als Hauptsymptom)

Tage bis Wochen nach dem Zeckenstich entsteht ein ovaler, scheibenförmiger, blaßlivider Herd, oft mit zentraler Zeckenbißreaktion und betontem zartroten, wenig eleviertem Rand Der Herd breitet sich zentrifugal aus und blaßt zentral ab Manchmal sind auch nur weit auseinanderliegende Kreissegmente zu sehen

Entzündungszeichen und Juckreiz treten gelegentlich auf Begleitende oder nachfolgende grippeähnliche Symptome und Arthralgien kommen vereinzelt vor, die Abheilung erfolgt spontan innerhalb von Wochen bis Monaten

Differentialdiagnose

Erythema anulare zentrifugum, am Handrücken Erysipeloid

LYMPHOZYTOM

(als Spätmanifestation des Stadiums I)

Livide, weiche, meist solitär auftretende reizlose Knoten (seltener flachig-infiltrative Form), die bei Diaskopie ein gelbgraues Infiltrat zeigen

Prädilektion Ohrläppchen, seltener Mamillen, Skrotum, Nacken

Differentialdiagnose

Sarkoidose, Lupus vulgaris, Leukämie

Stadium II

Nach Wochen bis Monaten entwickeln sich bei 20% der infizierten Personen Organmanifestationen

Im Vordergrund stehen Lymphozytäre Meningitis, Hirnnervenlähmungen, Polyneuritis und selten Myokarditis

Stadium III

Monate, aber auch Jahre oder Jahrzehnte nach dem Zeckenstich, kommt es zur Ausbildung von Arthritiden, Hirnnervenentzündungen, Paresen und Psychosen

Hautmanifestation

Akrodermatitis chronica atrophicans (Herxheimer) Sie ist meist halbseitig an der Streckseite der unteren Extremität lokalisiert und durch livide, asymptomatische leichte Schwellung der Haut charakterisiert Im weiteren Verlauf kommt es zu Hautatrophie (zigarettenpapierartige Haut mit sichtbar werdendem Gefäßrelief) und an Ellenbogen und Knien zum Auftreten fibrinoider Knoten und flachiger Sklerosierung.

Ein Drittel der Fälle ist von erhöhten Temperaturen, Abgeschlagenheit, Oligoarthritis und Neuropathien begleitet

Differentialdiagnose

Chronisch venose Insuffizienz, medikamentos verursachte Hautatrophie

Labor

Direkter Erregernachweis durch Kultur moglich, aber schwierig, serologischer Nachweis von IgG und IgM-Antikorpern

Therapie

Durch fruhzeitige Therapie werden die Symptomdauer verkurzt und Spatmanifestationen vermieden

Stadium I

Tetracycline als Mittel der Wahl
Doxycyclin oder Minocyclin 2mal 100 mg/die, ev Lymecyclin 2mal 300 mg/die

Alternative
Penicillin-V 3mal 1 Mio. IE/die, Amoxicillin 3mal 375 mg/die, ev. Erythromycin 3mal 500 mg/die oral.

Therapiedauer
2 Wochen (nach neuen Empfehlungen 3 Wochen).

Stadium II und III

Empfehlungen zur oralen Therapie entsprechen Stadium I, bei extrakutanen Manifestationen Ceftriaxon 2mal 1 g/die i.v (ev in Kombination mit Glukokortikoiden)

Therapiedauer
3 Wochen (in schweren Fallen 4 Wochen)

Erkrankungen durch seltene Erreger

AKTINOMYKOSE

Chronisch verlaufende, durch grampositive Bakterien (Actinomyces israeli) ausgelöste Infektionskrankheit

Klinik
Zervikofaziale Form weitaus am haufigsten, charakterisiert durch knotige, brettharte entzundliche Infiltrate, Fistelbildungen und Knochenbefall
Abdominelle oder thorakale Verlaufsformen sind extrem selten.

Nachweis
Direktpraparat (Gramfarbung), Kultur

Differentialdiagnose
Tuberkulose, Lues, Metastasen, Sporotrichose.

Therapie
Chirurgische Sanierung chronisch-fibrotischer Herde, hochdosiertes Penicillin (10 bis 20 Mio IE/die uber 3 bis 4 Wochen, danach 5 bis 10 Mio IE/die orales Penicillin über 3 Monate
Alternativmittel Tetracycline, Erythromycin, Cefotaxim

KATZENKRATZKRANKHEIT

Durch Katzen ubertragene, nach 1 bis 2 Monaten selbstheilende, bakterielle Infektionskrankheit (grampositives Rothiabakterium)

Klinik
IKZ 3 bis 21 Tage → atypische Primarlasion (gerötete, zerfallende Knotchen) → Anschwellen (auch Einschmelzen) regionarer Lymphknoten, danach gelegentlich Allgemeinsymptome wie Fieber, Krankheitsgefuhl, generalisierte Lymphknotenschwellungen, Muskelschmerzen und selten mul-

tiformoide oder Erythema-nodosum-artige Hautexantheme

Differentialdiagnose
Tuberkuloser Primäraffekt, Lymphogranuloma inguinale, Sporotrichose.

Therapie

Keine sicher wirksame Therapie bekannt, am ehesten wirken Breitbandantibiotika (Tetracycline)
Lokal. Symptomatische Therapie, Eiteraspiration

Erkrankungen durch Viren

Viruswarzen

Virussakanthome sind in der Mehrzahl benigne, infektiose, selbstlimitierende Epithelhyperplasien

Erreger sind vor allem (46 bis 55 nm große) humane DNS-Viren der Papovagruppe, von denen eine standig zunehmende Anzahl an HPV-Typen (zur Zeit 57) identifiziert sind, und auch Pockenviren

Diagnostische Hinweise

Klinisch unterscheidet man folgende Erscheinungstypen an Haut und Schleimhauten des Menschen

VULGÄRE WARZEN

(Plantarwarzen, Hand- und Fingerwarzen, Mosaikwarzen, Metzgerwarzen)

Mehrere Virustypen sind in der Lage, gleiche klinische Erscheinungsbilder hervorzurufen (HPV 1, 2, 4, 7)

Die voll ausgebildete Warze ist eine scharf umschriebene, rauhe, zerkluftete, graugelbliche oder schwarzliche Hyperkeratose

Plantarwarzen imponieren oft als plattenartige Verdickung mit zentralen Einziehungen („Dornwarze"). Bei Mosaikwarzen finden sich multiple solcher Einziehungen nebeneinander

Dunne, zapfenartige Warzen der Bartgegend, am Naseneingang und perioral werden als filiforme Warzen bezeichnet

PLANE JUVENILE WARZEN

(HPV 3)

Diskrete, leicht abkratzbare, rundlich-ovale, braunlich-gelbliche Papeln in großer Zahl, besonders bei Kindern, an Handrukken, Unterarm und Gesicht

VERRUCOSIS GENERALISATA

(HPV 3, 5, 8)

Eine generalisierte benigne Verrucose findet sich nicht selten bei Jugendlichen, im allgemeinen ohne erkennbare Ursache und bei immunsupprimierten Patienten (unter zytostatischer Therapie, AIDS).

Die seltene *Epidermodysplasia veruciformis* mit familiarer Haufung (HPV 5) ist gekennzeichnet durch teilweise angeborene warzige Effloreszenzen in großer Zahl, an lichtexponierten Stellen besteht die Gefahr der malignen Entartung

CONDYLOMATA ACUMINATA ET PLANA

(HPV-Typ 6, 11)
(HPV-Typ 6, 11 und HPV 16, 18, 31)

An feucht-warmer Lokalisation (anogenital) einzelne hautfarbene bis rotliche, weiche, papillomatose Knoten oder blumenkohlartige Wucherungen
Manchmal finden sich auch flachenformige Gebilde am außeren Genitale oder intravaginal und zervikal *(Condylomata plana)*
Ein relativ hohes Risiko der malignen Transformation besteht im Zusammenhang mit HPV 16 und 18
Die Ubertragung erfolgt haufig durch Geschlechtsverkehr Entzundungssekrete (Gonorrhoe, Proktitis) begunstigen die Entwicklung der Condylome
Differentialdiagnose Condylomata lata (breitbasig, Luesserologie)

Sonderformen

BOWENOIDE PAPULOSE

(HPV-16, 18 als Sonderform der Condylomata plana)

Trotz histologisch maligner Kriterien kommt es meistens zur spontanen Ruckbildung, neoplastische Transformationen sind aber moglich.

RIESENKONDYLOM BUSCHKE-LÖWENSTEIN

(als Sonderform der Condylomata acuminata)

Seltene Erkrankung mit destruierendem Wachstum und Tendenz zur malignen Entartung

LARYNXPAPILLOME

(HPV 6, 11)
Vorwiegend bei Kindern, selten im Alter – Gefahr der malignen Entartung

FOKALE EPITHELIALE HYPERPLASIE

(Morbus Heck)

Multiple weißliche oder hautfarbene verrukose Papeln im Mundbereich
Differentialdiagnose Leukoplakie, White sponge Nevus

Erkrankung durch Pockenvirus

MOLLUSCA CONTAGIOSA

(„Dellwarze")

Ausgelost durch epidermotropes quaderformiges DNS-Virus der Pockengruppe
Hauptsachlich bei Kindern vorkommende benigne Infektion mit einzelnen oder disseminierten rundlichen, hautfarbenen, zentral eingedellten Papeln, in denen sich ein weißer Brei befindet

Therapie

Passive („konservative") Therapie

– *Milieusanierung*
Da bei der Entstehung von Warzen Milieufaktoren von Bedeutung sind, muß auf verminderte Durchblutung der Extremitaten, Hyperhidrosis und Druckstellen geachtet werden Durchblutungsfordernde Maßnahmen (z B Nikotinverbot), Schweißreduktion (Baumwollsocken, leichtes Schuhwerk) und verminderter Auflagedruck (Einlagen) erscheinen sinnvoll
Bei der Behandlung von Kondylomen ist auf Begleitinfektionen (Candidiasis, Gonorrhoe) zu achten

– *Schälmittel*
Warzentinkturen Sie enthalten keratolytische und atzende Wirkstoffe (siehe Rezepturen)
Der Patient wird angewiesen, die Tinktur fruh und abends anzuwenden und regelmaßig, nach heißen aufweichenden Badern,

moglichst viel Hornhaut mit einem Hauthobel abzutragen.

Beliebt sind auch salizylsäurehaltige *Pflaster*, sie werden fur 2 bis 3 Tage uber der
Warze fixiert, das aufgeweichte Gewebe
wird dann abgetragen.

Die Nachbehandlung erfolgt mit einer
Dithranolsalizylsalbe (siehe Rezepturen)
über 7 Tage, dann Wiederfixierung des Sa-
lizylpflasters (usw)

Vitamin-A-Säure (Airol Lsg.®)
Zur Behandlung ausgedehnter Mollusca
contagiosa und planer Warzen
Nebenwirkungen: Hautirritationen haufig.
Die therapeutische Wirksamkeit der oben
genannten Maßnahmen ist gering und erfordert die Mitarbeit des Patienten, viel Geduld und noch mehr Optimismus.

– *Suggestion*
Die Erfahrung lehrt, daß Warzen einer Sug-
gestionstherapie durchaus zugänglich sind.
Altuberlieferte Methoden sind: Verbalsug-
gestion, Bepinselung mit Farbstoffen (Eosin, Methylenblau) und Pflanzenextrakten
(Schöllkraut, Knoblauch, Thuja), Bestrei-
chen mit Kreide oder Coca-Cola.
Die Erfolgsquote solcher Maßnahmen liegt
bei 40% bis 50%.

– *Topische Zytostatika*
Eine weitere Behandlungsmöglichkeit besteht in der Anwendung von Verrumal® (in
Osterreich nicht erhältlich), einem 5-Fluor-
ouracil und Salizylsäure enthaltenden War-
zenlack.
Die Behandlungserfolge liegen hier bei
rund 50%.
Ein wichtiges Mittel ist *Podophyllin* (10% bis
20% in Alkohol). Es ist das Mittel der Wahl
zur Behandlung von Kondylomen. Wegen
moglicher massiver Reizungen durch das
toxische Mittel (bei großflachiger Anwendung besteht auch die Gefahr der Resorption) ist die Behandlung 1mal wochentlich
(nur vom Arzt) durchzuführen. Die gesunde
Warzenumgebung muß zunächst mit Zink-

paste abgedeckt werden; nach erfolgter
Therapie die Tinktur lufttrocknen lassen
(Vorhaut hinten belassen) und Abspulen
des Mittels nach 1 bis 2 Stunden (Sitzbad).
Neu: Fertigpraparat Condylox® (0,5%-Lo-
sung) zur Selbstbehandlung.
Bei Therapieresistenz kann ein Versuch mit
5-Fluorouracil (Efudixsalbe®) unternommen werden
Zur Routine der Kondylombehandlung ge-
hört eine Untersuchung auf tiefsitzende
anale oder genitale Papillome und Partnerkontrolle.

Immuntherapie
Im Ausnahmefall wurden therapieresistente
ausgedehnte Warzen, nach vorangehender
Sensibilisierung mit *DNCB* (Dinitrochloro-
benzol) behandelt. Die so erzeugte künstli-
che Kontaktdermatitis fuhrt (unregelmaßig)
zur Abstoßung auch unbehandelter Warzen.
Der Patient bleibt lebenslang gegen DNCB
sensibilisiert, mutagene Nebenwirkungen
sind aber nicht auszuschließen (DNCB daher nicht mehr in Verwendung).
Ausgedehnte vulgare Warzen und Kondylome werden neuerdings zuweilen mit *Interferon* behandelt. Während die lokale Inter-
ferontherapie (Gel oder intralasional) eine
niedrige Erfolgsquote zeigt, reagieren im-
munkompetente Patienten – bei nur geringen Nebenwirkungen – recht gunstig auf
eine systemische zyklische Behandlung (β-
Interferon intravenos 1–3 Mio. IE taglich uber
7 Tage, dann 4 Wochen Therapiepause).
Rezidivierende großflächige Kondylome
sollten vor einer systemischen Interferonthe-
rapie mit dem CO_2-Laser abgetragen werden.

Aktiv destruierende Therapie

– *Scharfer Löffel*
Die Abtragung vulgärer Warzen unter Chlo-
räthylvereisung oder in Lokalanasthesie
(plantar sehr schmerzhaft) ist mühsam, sie
führt oft zu Rezidiven und Narben
Plane juvenile Warzen konnen leicht mit
einem scharfen Loffel abgeschabt werden,

die Wundflache wird anschließend mit Isozid-H® oder Mercurochrom desinfiziert.
Mollusca contagiosa werden mit dem scharfen Loffel oder durch Anritzen mit einer Injektionsnadel und Exprimieren des Inhaltes entfernt Sehr ausgedehnte Mollusca bei Kleinkindern werden am besten in Kurznarkose abgetragen

– *Elektrokaustik und Laser*
Elektrokaustikabtragungen sind schmerzhaft und daher nur in Lokalanasthesie durchfuhrbar Warzen aller Art konnen so abgetragen werden Rezidive sind selbst bei radikaler Durchfuhrung moglich, da das Warzenvirus auch in den optisch gesunden Randpartien vorliegt Narbenbildung kommt haufig vor
Virusakanthome konnen ebenfalls mit *Laser* behandelt werden, geeignet sind vor allem der CO_2-Laser (Gewebsverdampfung), aber auch der Argon- und Neodym-Yag-Laser (Koagulation)

– *Kryotherapie*
Die Therapie mit flussigem Stickstoff im offenen Sprayverfahren ist die von uns bevorzugte Methode zur Behandlung von Virusakanthomen, vor allem vulgarer, aber auch planer Warzen (im Einzelfall auch Kondylome und Mollusca contagiosa)

Die Schmerzhaftigkeit der Stickstofftherapie ist individuell sehr unterschiedlich, eine Lokalanasthesie ist im allgemeinen nicht erforderlich
Die Vereisung erfolgt ein- bis zweimal wochentlich, wobei ein 1 bis 2 mm breiter Randsaum miteinbezogen wird Bei richtiger Dosierung entsteht nach einigen Stunden eine kleine, manchmal hamorrhagische Blase, die Abtragung der Blasendecke ist wegen Infektionsgefahr nicht sinnvoll; die Warze wird spontan nach 2 bis 3 Wochen abgestoßen
In seltenen Fallen kommt es zur Ausbildung großer hamorrhagischer Blasen, die zwar harmlos sind, den Patienten aber erschrekken (Behandlung Blasenpunktion und Sofra-Tullverband)
Im allgemeinen sind nur 1 bis 3 Behandlungszyklen erforderlich, manche Warzen (flache harte Plantarwarzen und Periungualwarzen) reagieren sehr viel langsamer, vollig stickstoffresistente Plantarwarzen sind aber selten

– *Rontgentherapie*
Die fruher außerst beliebte Bestrahlungstherapie ist wegen moglicher Spatfolgen obsolet, wer sie immer noch anwendet, begeht einen Kunstfehler

Erkrankungen durch Herpesviren

HERPES SIMPLEX
Akutes, selbstlimitierendes, haufig rezidivierendes Krankheitsbild mit blasigen Eruptionen an Haut und Schleimhauten.

Erreger
Herpesvirus hominis, ein 90 bis 130 nm großes doppelstrangiges DNS-Virus mit 2 serologischen Untergruppen.
Typ I verursacht Infektionen vorwiegend oberhalb, Typ II vor allem unterhalb der

Gurtellinie, auch Mischinfektionen sind moglich

Übertragung
Durch direkten Kontakt (Kuß, Geschlechtsverkehr, bei Kindern auch vor oder wahrend der Geburt)

Inkubationszeit 2 bis 7 Tage
Die Erstinfektion verlauft zu 99% subklinisch, bei klinischer Manifestation entstehen

Bläschen auf gerötetem Grund, Erosionen, Lymphknotenschwellungen und manchmal influenzaartige Symptome (Dauer 2 bis 4 Wochen)

Schwere Verlaufsformen (Gingivostomatitis, Vulvovaginitis, Sepsis) sind glücklicherweise selten.

Das Virus wandert über sensorische Nervenfasern in dorsale sensorische Ganglien, wo es über längere Zeiträume latent vorliegen kann. Nach Aktivierung (Fieber, Menses, UV-Bestrahlung, Erkrankungen, Trauma, immunologische Faktoren) wandert das Virus entlang der peripheren Nerven in das betreffende Hautareal und verursacht dort herdförmige Rezidive.

Nach der Erstinfektion bleiben 60% Virusträger, 70% bis 90% der Erwachsenen haben Antikörper gegen HSV-1, 30% bis 50% gegen HSV-2, rund 1% der Bevölkerung leidet an rezidivierendem Herpes

Diagnostische Hinweise

Klinik (der Sekundärinfektion)
Kribbeln, Juckreiz, Brennen, eventuell Schmerzen, sind charakteristische Prodromi eines bevorstehenden Schubes.

Klinisch imponieren isolierte oder gruppierte, auch konfluierende Bläschen (in verschiedenen Stadien!) auf gerötetem Grund Sie sind zuerst wasserklar, später eitrig und heilen über ein Krustenstadium narbenlos nach 8 bis 10 Tagen ab.

Komplikationen
Herpeskeratitis, Ekzema herpeticatum, Erythema exsudativum multiforme (Typ Stevens-Johnson)

Differentialdiagnose
Herpes zoster (Bläschen im gleichen Stadium, häufig mit hämorrhagischer Note), M. Behçet, M. Duhring, venerologische Erkrankungen (Lues, Ulcus molle, Lymphogranuloma inguinale)

Labor
(Fast nie erforderlich, da es sich meistens um eine Blickdiagnose handelt.)· Negativstaining (Schnelldiagnose im Elektronenmikroskop); zytologisch (Tzanck-Test), Gewebskultur, immunologische Diagnostik im Abstrichpräparat mit monoklonalen Antikörpern (Elisa, Immunfluoreszenz), *Serologischer Antikörpernachweis·* IgG, IgM (-Antikörperanstieg)

Therapie

Trotz aller therapeutischen Fortschritte der letzten Jahre bleibt die Herpestherapie eine vorwiegend symptomatische Behandlungsform.

Lokaltherapie
(für leichte und mittelschwere Formen)

– *Austrocknende Maßnahmen*
Rote (Zinnober) Schüttelmixtur, zinkhaltige Lotio-alba mit Vioform 1%, Betupfen mit Äther, Umschläge mit Aqua-Alibour (Virusinaktivierung durch Zink- und Kupfersulfat?).

– *Antibiotikacreme*
Z.B Refobacin-Creme® bei Superinfektionen.

– *Antivirale Substanzen*
5-Jod-2-Desoxyuridin (IDU-Salbe®) Blockierung von Thymin in der DNS-Synthese. Wirksamkeit unsicher (Placebo?)
Adenosin-Arabinosid und Tromantadin. Wirkungslos, letzteres ist ein potentes Allergen
Aciclovir (Zovirax-Creme 5%®): Wird in der infizierten Zelle durch virale Thymidinkinase und zellulare Enzyme zu Acicloguanosintriphosphat phosphoryliert Dieses hemmt virusinduzierte DNS-Polymerasen und wird auch als falsches Substrat in Virus-DNS eingebaut. Wirksamkeit nur im Anfangsstadium einer Herpesinfektion, nach Ausbruch kaum noch.

– Photoinaktivierung
Photodynamische Virusinaktivierung mit Neutralrot und fluoresziertem Licht (Leuchtstoffrohre). Wirksamkeit umstritten, kanzerogener Effekt?

– Transkutane elektrische Nervenstimulation
Stromimpulse mit niederfrequenten Stromen bei segmentaler Elektrodenlage – 1- bis 2mal taglich uber 20 Minuten – als Monotherapie (bei schweren Herpesformen in Kombination mit Zovirax® Tabl) Die Therapie hat eine gunstige Wirkung auf Schmerzhaftigkeit und Abheilungsgeschwindigkeit

– Helium-Neon-Laser (5 bis 8 mW)
Nach eigenen Erfahrungen bewirkt die Softlasertherapie eine deutliche Verkurzung der Erkrankungsdauer und Schmerzverringerung, der Wirkungsmechanismus ist allerdings unklar

– Prophylaxe
Bei UV-provoziertem Herpes Lichtschutzsalben mit hohem Lichtschutzfaktor oder Zinkpaste

Systemische Therapie
Indikationen zur Systemtherapie Schwere Herpes Verlaufsformen (immungeschwachte Patienten, Ekzema herpeticatum bei Neurodermitis, Herpes neonatorum), ev haufig rezidivierender und schmerzhafter Herpes – besonders genital

– Aciclovir (Zovirax) als Mittel der Wahl
Dosierung. 800 mg Tabl 5mal taglich (alle 4 Stunden) im Einzelfall auch 5mal 2 Tabl taglich, oder Infusionen 5–10 mg/kg KG alle 8 Stunden Kinder unter 2 Jahren erhalten die halbe Dosis. Prophylaktische Behandlung (haufig rezidivierender Herpes) 3mal taglich 200 mg (eventuell 400 mg) Tabl. – nach Absetzen der Medikation kommt es in der Regel zu einem Rezidiv

– Gammaglobulin
Im Einzelfall als Zusatztherapeutikum bei immunsupprimierten Patienten

– Levamisol („Phagozytoseaktivierung")
Geringe Wirksamkeit, Gefahr einer Agranulozytose

HERPES ZOSTER

Segmentale Form der Varizellen nach Aktivierung einer latenten Infektion des Spinalganglions

Erreger
Varizellenzostervirus (130 bis 170 nm großes DNS-Virus)
Die Erstinfektion fuhrt zu Varizellen und in der Folge zur latenten Virusansiedelung im Spinalganglion (Durchseuchung der Bevolkerung bei 99%)
Durch Trauma, Intoxikation, Immunsuppression, Rontgen- oder UV-Bestrahlung kommt es zur Virusreaktivierung
Betroffen sind vorwiegend altere Menschen (Gipfel bei 60 bis 70 Jahren)

Diagnostische Hinweise

Klinik
Neuralgische Beschwerden, seltener auch Allgemeinsymptome, konnen als Prodrome auftreten Nach wenigen Tagen entwickeln sich halbseitig segmental erythematose, leicht infiltrierte Herde, in denen sich gruppiert stehende Blaschen bilden
Die zunachst wasserklaren Blaschen truben rasch ein und zeigen haufig eine hamorrhagische Note

Varianten
Auftreten aberrierender Blaschen, fernab vom befallenen Segment, symmetrischer Segmentbefall, Erkrankung mehrerer (auch voneinander unabhangiger) Segmente, Zoster generalisatus bei immungeschwachten Patienten

Differentialdiagnose
Herpes simplex (Blaschen in verschiedenen Stadien, es fehlt die hamorrhagische Note)

Verlauf und Komplikationen

Abheilung nach 10 bis 14 Tagen, meist narbenlos. Milder Verlauf bei jungeren Patienten, langwierige Neuralgien in Abhangigkeit vom Alter (ab 50 zunehmende Frequenz). Selten Hornhautbefall, Nekrosen, ZNS-Komplikationen, generalisierter Zoster.

Bei schweren Verlaufsformen muß an ein paraneoplastisches Syndrom (= Hauterscheinungen unterschiedlichen Charakters als Ausdruck eines Malignoms) gedacht werden.

Labor

Untersuchungsmoglichkeiten wie beim Herpes simplex, auch hier erfolgt die Diagnose primar klinisch.

Therapie

Lokaltherapie

Entweder als Monotherapie in leichten Fallen (besonders bei jungeren Patienten) oder zur Erganzung einer systemischen Behandlung.

– Austrocknende Maßnahmen
Rote (Zinnober) Schuttelmixtur, Puderwatteverband, Vioform 1% in Lotio alba.

– Elektrotherapie
Transkutane Nervenstimulation (siehe Herpes simplex). Gunstige Wirkung auf Krankheitsdauer, Schmerz und moglicherweise als Prophylaxe einer Zosterneuralgie.

– Antivirale Substanzen (IDU®, Zovirax®)
Ahnlich wie bei Herpes simplex nur geringe lokale Wirksamkeit. Anzuwenden bei leichten Formen im Anfangsstadium.

– Indifferente Salben
im Krustenstadium, bei Superinfektion auch

– topische Antibiotika (Refobacin-Creme®)

Systemische Therapie

Indiziert bei allen schweren Formen, sowohl bei immunkompetenten als auch immundefizienten Patienten und generell fur Personen ab dem 50. Lebensjahr.

– Aciclovir (Zovirax®)
Mittel der Wahl – 5 bis 10 mg/kg KG alle 8 Stunden als Infusion oder 5mal 800 (1600) mg oral –, es verkurzt und erleichtert den Krankheitsverlauf, kann aber als Monotherapie eine Zosterneuralgie nicht verhindern, es erscheint daher sinnvoll, gefahrdete Patienten fruhzeitig mit *Steroiden* zu behandeln.
Therapieschema: Aciclovirinfusionen (oder Tabletten) in Kombination mit 60 bis 80 mg Prednisolonaquivalent/die 5 Tage, dann Steroidabbau uber 3 Wochen.

– Gammaglobulin
Zur Behandlung immungeschwachter Patienten, besonders bei generalisiertem Zoster (5-g-Infusion)

– Antibiotika (Penicillin oder Erythromycin)
Einsatz nur bei Superinfektionen erforderlich

– Analgetika
Sie konnen im Bedarfsfall verordnet werden, sind aber oft wenig wirksam und fuhren allzu oft zu Analgetikaabusus

– Vitamine
Vitamin-B-Komplexe werden gerne routinemäßig verschrieben, ihre Nutzlichkeit ist umstritten

Postzosterneuralgie

Zosterneuralgien sind außerst therapieresistent und konnen Patienten uber Monate und Jahre qualen.
Zur Anwendung kommen: Vitamin-B-Praparate in Kombination mit Schmerzmitteln, Antiepileptika (Tegretol® Medikament ein- und ausschleichen!), Glukokortikoide, Psychopharmaka, Amantadinsulfat (PK-Merz®), Akupunktur und „Transkutane elektrische Nervenstimulation"
Keine der genannten Therapieformen liefert befriedigende Resultate.

Erkrankungen durch Hepatitis-B-Virus und Coxsackie-Viren

INFANTILE PAPULÖSE AKRODERMATITIS

(Gianotti-Crosti-Syndrom)

Entzündliche Erkrankung durch Hepatitis-B-Virus (Erstinfektion) bei Kindern, klinisch gekennzeichnet durch nichtjuckendes, lichenoid-papulöses Exanthem an distalen Extremitaten, Wangen und Gesäß, Polyadenitis und meist anikterische Hepatitis (Lebervergrößerung, oft nicht nachweisbar)

Labor
Lymphozytose, Australia-Antigen positiv, Transaminasenerhöhung, reaktive Dysproteinamie

Verlauf
Meist gutartig, Abklingen der Lasionen nach 3 bis 8 Wochen

Differentialdiagnose
Papulovesikulöses Akrosyndrom (Krankheitsbild ähnlich dem Gianotti-Crosti-Syndrom, doch polymorphes, juckendes Exanthem, ohne Leber- und Lymphknotenbeteiligung, Ursache Virusinfekt, eventuell Epstein-Barr-Virus)

Therapie
Nur symptomatisch, lokal Lotio zinci

HAND-FUSS-MUND-KRANKHEIT

Durch Coxsackie-Viren A ausgeloste (IKZ 3 bis 7 Tage), harmlose, nur Kinder befallende Infektionskrankheit, gekennzeichnet durch diskrete kleine Papeln (Papulovesikeln) an Handflachen, Fingern, Fußsohlen und (manchmal schmerzhafte) rasch erodierende Blaschen an Lippen, Wangenschleimhaut, Zunge und Gaumen
Kaum Allgemeinerscheinungen, Abheilung nach 1 Woche

Therapie
Im allgemeinen nicht erforderlich, bei schmerzhaften Erosionen im Mund Spulungen mit Kamillosan® oder Kavosan®, Solcoseryl-Adhasivpaste®

Mykosen

MYKOSEN

Entzundliche Infektionskrankheiten der Haut, Schleimhaut oder Hautanhangsgebilde, die durch Pilzbefall ausgelost werden, bezeichnet man als Mykosen.

Systemmykosen wie Aspergillose, Kryptokokkose, Histoplasmose u.a. wurden bis vor wenigen Jahren in Mitteleuropa nur sehr selten angetroffen, sie erlangen aber nun mit Zunahme der AIDS-assoziierten Infektionen eine immer größere Bedeutung.

Hautmykosen hingegen sind extrem haufig, sie lassen sich in *Dermatomykosen, Candidamykosen, Schimmelpilzmykosen* und *Pityriasis versicolor* einteilen

Dermatophyten sind die Erreger der Dermatomykosen Es sind keratinophile Fadenpilze, die in 3 Gattungen eingeteilt werden Trichophyton (rubrum, mentagrophytes, tonsurans), Epidermophyton (floccosum) und Mikrosporum (audouinii, canis)

Für den klinischen Gebrauch werden die Dermatophyten unter der Bezeichnung *„Tinea"* (+ Lokalisationsangabe) zusammengefaßt (z.B Tinea inguinalis)

Weiters unterscheidet man zwischen **oberflächlichen Mykosen** (mit geringerer bis starkerer Entzundung) und **tiefen Mykosen** (mit meist starker Entzundung)

Pilzfördernde Faktoren sind· Endokrine Storungen (Diabetes), konsumierende Erkrankungen, Immundefekte, diverse Medikamente (Antibiotika, Steroide, Zytostatika, Kontrazeptiva), Milieufaktoren (Hitze, Schweiß) und berufsbedingte Tierkontakte

Diagnostische Hinweise

Der Pilznachweis gelingt leicht im *Nativpräparat* (Aufhellung der Schuppen mit - Tetramethylammoniumhydroxid oder – weniger gut – mit Kalilauge).

Die *Pilzkultur* (feste oder flussige Nahrboden) ist im Hinblick auf eine Systemtherapie von großer Bedeutung: Hefe- und Schimmelpilze sind nicht Griseofulvin-empfindlich.

Klinik

• **Pityriasis versicolor** (Erreger Malassezia furfur) Braunliche oder weiße, selten rötliche, leicht schuppende Flecken, vorwiegend am Rumpf

• **Mikrosporie** (Erreger Mikrosporum audouinii- und Mikrosporum canis): Bevorzugt bei Kindern auftretende, runde oder polyzyklische, kleieformig schuppende Lasionen Innerhalb der Herde brechen die Haare ab, es entstehen kahle Stellen („schlecht gemähte Wiese"). Grünfluoreszenz im Wood-Licht

• **Tinea pedum** (Erreger meistens Trichophyton rubrum oder Trichophyton mentagrophytes) Schuppen, Mazerationen, oft nur geringes Erythem und Bläschen an der Fußsohle und interdigital

• **Tinea manuum** (Erreger meistens Trichophyton rubrum oder Trichophyton mentagrophytes) Hautmanifestationen oft nur einseitig, häufig mit nur geringen Entzündungszeichen (aphlegmasische Mykose), an Handrücken auch polyzyklische Herde

• **Tinea corporis** (Erreger meistens Trichophyton rubrum, Trichophyton mentagrophytes) Annuläre oder polyzyklische Herde mit zentraler Abheilungstendenz und infiltriertem schuppendem Rand

• **Tinea profunda** (Kerion celsi, Erreger Mikrosporum canis, Trichophyton mentagrophytes und Trichophyton verrucosum) Im Extremfall große entzündete Knoten, aus denen sich auf Druck Eiter entleert

• **Nagelmykose** (Erreger Trichophyton rubrum und Trichophyton mentagrophytes, Sproßpilze) Nagel gelblich-braun verfärbt und krümelig

• **Candidamykosen** (Erreger Candida albicans) An Intertrigoarealen nassende Erytheme mit Satellitenlasionen, weiße, abstreifbare Plaques auf gerötetem Grund über Schleimhauten
Häufig bei Diabetes und Immundefekten

ANTIMYKOTIKA

(im Überblick)

Lokaltherapie

• **Breitbandantimykotika:** Die modernen Breitbandantimykotika sind gut verträglich und besitzen eine hohe antimykotische Wirksamkeit
– *Imidazole* (Wirkungsspektrum)· Dermatophyten, Hefepilze, Schimmelpilze) Clotrimazol (Canesten®), Miconazol (Daktarin®), Econazol (Pevaryl®), Ketoconazol (Nizoral®), Isoconazol (Travogen®), Tioconazol (Trosyd®)

– *Naftifin* (Exoderil®). Wirkungsspektrum wie Imidazole
– *Amorolfin* (Loceryl® Nagellack) Nagelmykosen bei intakter Matrix.

• **Hefespezifische Antimykotika**
– *Nystatin* Candio-Hermal® Paste, Mycostatin® Salbe, Paste, orale Suspension, Nystatin® Salbe, Paste
– *Amphotericin B* Ampho-Moronal® Creme, Lutschtabletten

• **Alt, aber immer noch brauchbar**
– *Tolnaftat* (Focusan®) und
– *Whitfield-Salbe* (siehe Rezepturen) mit Wirkung auf Dermatophyten (aphlegmasische Fußmykose)

Systemische Antimykotika

Indikation zur systemischen Therapie Vor allem ausgedehnte und tiefe Mykosen, Mykosen bei immunsupprimierten Patienten, Nagelmykose mit Befall mehrerer Nagel

Kontraindikationen
Gravidität, Stillperiode, massive Leber- oder Nierenschaden
Therapie nur nach vorangehender Pilzkultur und Empfindlichkeitsprüfung Regelmäßige Blutbild- und Leberfunktionsproben erforderlich
Zur Anwendung kommen.

– *Griseofulvin* (Fulcin®, Griseomed®, Grisovin®)
Indikation ausgedehnte Dermatomykosen (unwirksam gegen Hefe- und Schimmelpilze)
Nebenwirkungen Magen-Darm-Beschwerden, Kopfschmerz, Erhöhung der Transaminasen, sehr selten Neuritis, Leukopenie
Dosierung 500 mg/die

– *Ketoconazol* (Nizoral®) Im allgemeinen gut verträgliches Breitbandantimykotikum
Indikation Chronisch mukokutane Candidiasis, ausgedehnte Dermatomykosen (Alternativpräparat), eventuell Systemmykosen.
Dosierung 200 (600) mg/die

Cave: Kombination mit Terfenadin (mögliche Herzrhythmusstorungen).

– *Itraconazol* (Sporanox®): Neues, fettlosliches Breitbandantimykotikum
Indikation Ausgedehnte Dermatomykosen, Systemmykosen, Nagelmykose
Dosierung. 200–400 mg/die oder „Intervall-Therapie" fur Nagelmykose 2mal 200 mg – 7 Tage, dann 3 Wochen Pause (3–4 Therapiezyklen).

– *Fluconazol* (Diflucan®) Neues, wasserlosliches Antimykotikum, besonders geeignet fur systemische Candidosen und Kryptokokkosen bei immungeschwachten Patienten
Dosierung· 50 bis 100 mg/die fur oberflachliche Mykosen, 400 mg 1mal, dann 200 mg/die bei Systemmykosen

– *Terbinafin* (Lamisil®). Fungizide Wirkung auf Dermatophyten, Schimmelpilze, (Hefepilze), unwirksam bei vaginaler Candidiasis, Pityriasis versicolor
Dosierung· 250 mg/die (Onychomykose: Therapiedauer 3 Monate), Halbierung der Dosis bei Leber- und Nierendysfunktion

Mögliche Nebenwirkungen von Breitband-Antimykotika
Magen-Darm-Beschwerden, Erbrechen, Geschmacksstorungen (Terbinafin), Kopfschmerz und Leberfunktionsstorungen (Griseofulvin), selten Arzneiexantheme, Leukopenie.

– *Amphotericin B* (Infusionen)
Indikation· Schwere disseminierte mykotische Infektionen, nur nach strenger Indikation (Candidasepsis, Aspergillose-, Kryptokokken-, Histoplasmose-Infektionen)
Nebenwirkungen Magen-Darm-Beschwerden, Fieber, Kopfschmerz, Blutbildveranderungen, Hypokaliamie.
Dosierung· 0,25 bis 1,0 mg/kg KG/die (nur nach vorangehender Testdosis).

Neu: Liposomales Amphotericin B (auf Grund der geringeren Toxizitat hohere Dosierung moglich).

Krankheitsbezogene Therapie

• Pityriasis versicolor
Die einfachste und billigste Behandlung besteht in taglichen Abreibungen mit Benzalkonium-Salizyl-Spiritus (siehe Rezepturen)
Gut wirksam sind Breitbandantimykotika (Creme oder Shampoo taglich – uber 7 bis 10 Tage – 5 Minuten einwirken lassen) oder selenhaltige Shampoos (Schaum jeden 2 Tage uber 15 Minuten – insgesamt 4 bis 6mal – einwirken lassen)
Systemische Fluconazol- oder Ketoconazol-Therapie nur bei ausgedehntem rezidivierendem Pilzbefall
Zusatzlich: eventuell Schweiß- und gewichtsreduzierende Maßnahmen.

• Mikrosporie
Systemtherapie mit Griseofulvin (125 bis 500 mg/die), lokal Breitbandantimykotika oder Tolnaftat, Ausschaltung von Infektionsquellen (tierarztliche Kontrolle von Haustieren).

• Tinea (pedum-manuum-corporis)
Lokale Breitbandantimykotika oder Tolnaftat uber 4 bis 6 Wochen, systemische Therapie nur bei sehr ausgedehntem Hautbefall
Zusätzlich bei Fußpilz Enges Schuhwerk und schweißfordernde Materialien meiden, bei Bedarf antihydrotische Maßnahmen.
Wegen Sensibilisierungsgefahr keine Desinfektionsmittel wie Formalin verwenden

• Tinea profunda
Heiße Umschlage mit Chinosol® (0,5 g Tabletten auf 1 l Wasser); Breitbandantimykotika lokal und systemisch, eventuell in Kombination mit Erythromycin 2mal 500 mg/die

• Nagelmykose
Systemische Antimykotika (nach Kultur und

Empfindlichkeit) in Kombination mit lokalen Breitbandantimykotika (Losung, Gel) und Fußbad mit Mycopol® (Undecyclensaure).

Die Therapie ist langwierig (Griseofulvin/Ketoconazol 6–12 Monate, Itraconazol/Fluconazol 3–6 Monate), wobei die Heilungschancen mit zunehmendem Alter des Patienten sinken

Verkurzung der Therapiedauer und Verbesserung der Prognose durch chirurgische Nagelextraktion oder – „eleganter" – durch Nagelaufweichung mit Urea-Okklusivverband (siehe Rezepturen) uber 10 Tage, anschließend schmerzlose, unblutige Abtragung des kranken Nagelanteils mit einer Nagelzange (lokale und systemische Nachbehandlung erforderlich)

Nikotinverbot sinnvoll Verbesserung der peripheren Durchblutung

• **Hefepilzmykosen**
Behandlung vorhandener Grunderkrankungen und Milieusanierung (z B. Plastikwindeln weglassen), bei haufigen Rezidiven Gleichzeitige Mitbehandlung des moglichen Erregerreservoirs (Darm, Vagina)
Lokale Antimykotika: Nystatinhaltige Externa als Mittel der 1 Wahl oder Breitbandantimykotika
Bei nassenden Lasionen Umschlage mit Chinosol® oder Kaliumpermanganat, eventuell Pyoctanin (0,1% bis 0,5%) Bepinselungen
Systemtherapie nur im Einzelfall erforderlich (Ketoconazol, Itraconazol, Fluconazol)

Erkrankungen durch Parasiten

KUTANE LARVA MIGRANS
(Creeping disease)

Durch Hakenwurm (Ankylostomalarven) ausgeloste, nach Aufenthalt an (sub)tropischen Sandstranden zunehmend haufig zu beobachtende Hauterkrankung.
Die Larven durchbohren die Epidermis und verursachen zickzackformige Tunnelgange, vorwiegend an den Fußen Die stark jukkenden Gange wachsen taglich bis zu einigen Zentimetern Systemmanifestationen bestehen nicht, die Prognose ist gut

Therapie
Eine systemische Behandlung mit Mebendazol (Pantelmin®), 2 Tabletten taglich uber 3 Tage, ist kaum erforderlich, da eine 1- bis 2malige Vereisung der Gangenden mit *flussigem Stickstoff* zum Absterben der Larven führt
Alternative Lokalbehandlung mit Thiabendazol (10%) unter Okklusion

Erkrankungen durch Protozoen

KUTANE LEISHMANIOSE

Leishmaniosen werden in Mitteleuropa relativ selten gesehen, durch Zunahme des Ferntourismus sind sie aber doch in den letzten Jahren haufiger geworden
Leishmanien (Protozoen) sind Zellparasiten, sie werden durch niedrig fliegende blutsaugende Mucken (Sandfliegen) ubertragen, ihr Ausbreitungsgebiet umfaßt die Mittelmeerlander, den Nahen und Mittleren Osten, Nordafrika, Teile Sudamerikas und Ostasien Leishmanien verursachen 3 klinisch verschiedene Krankheitsformen

• **Tropische Leishmaniose** (kutane Leishmaniose, Aleppobeule) als haufigste Leishmaniose (Erreger· L tropica)

• **Systemische Leishmaniose** (viszerale Leishmaniose, Kala-Azar), die unbehandelt todlich verlauft (Erreger L donovani)

• **Mukokutane Leishmaniose** (amerikanische Leishmaniose), sie kann durch Verlegung der Atemwege todlich verlaufen (Erreger L brasiliensis)

Diagnostische Hinweise

(zur kutanen Leishmaniose)
Langsam wachsende oder ulzerierende Tumoren bei Personen, die aus Endemiegebieten zurückkehren, sind immer auf *kutane Leishmaniose* verdachtig

Klinik

In Abhangigkeit von der Immunlage des Patienten werden 3 Verlaufsformen unterschieden

• **Leishmaniosis rezidivans** (lupoide L) Knotige, Lupus vulgaris-artige, nur langsam – unter Ausbildung von Narben – ausheilende Leishmaniose bei hoher Immunitatslage

• **Diffuse kutane Leishmaniose:** Bei Immundefekten vorkommendes Krankheitsbild mit ausgedehnten plaqueformigen, an Lepra lepromatosa erinnernden Lasionen

• **Orientbeule**, als weitaus haufigste Variante der kutanen Leishmaniose Nach einer IKZ von wenigen Tagen bis 4 (selten 12) Monaten entwickeln sich vorwiegend im Gesicht und an unbedeckten Korperpartien, solitare oder auch multiple, schmerzlose, rotliche, oft ulzerierte und krustenbedeckte Papeln mit Randwall Die Abheilung erfolgt meist spontan nach wenigen Monaten unter Ausbildung von Narben.

Differentialdiagnose

Keratoakanthom, Basaliom, Impetigo

Erregernachweis

Nach Materialentnahme aus ulzeriertem Ulkusrand (Giemsafarbung)
Moglich sind auch Histologie (Erregernachweis in Histiozyten), kulturelle Zuchtung und Hauttest (Leishmanintest)

Therapie (der kutanen Leishmaniose)

Lokaltherapie

Da es sich bei der gewohnlichen kutanen Leishmaniose um einen selbstlimitierenden, relativ harmlosen Prozeß handelt, kann im allgemeinen auf die wenig spezifisch wirksamen und toxischen Systemtherapeutika verzichtet werden.

Einzelne Knoten werden am besten chirurgisch exzidiert oder mit flüssigem Stickstoff eingefroren

Auch intralasionale Infiltrationen mit Mepacrine (Atebrin® 1–2 ml in 10%iger waßriger Losung) oder Sodium Stibogluconate (Pentostam® 1–2 ml) sind wirksam.

Systemtherapie

(für besonders hartnackige Falle)

Zur *systemischen Medikation* werden vor allem *Antimonverbindungen* angewendet.

– Stibophen (Fuadin® oder Neo-Antimosan® = 3wertiges Antimon)· Anfangsdosis 1,5 ml, dann 3,5 ml, in der Folge 5 ml jeden 2 Tag i m. bis 100 ml Gesamtdosis.

Nebenwirkungen. Polyneuritis, Agranulozytose, Nierenschaden, Gliederschmerzen, Übelkeit

– Sodium Stibogluconate (Glukantime®, Pentostam® = 5wertiges Antimon, weniger toxisch als 3wertiges): 0,06 bis 0,19 kg KG/die i.m. über 7 bis 12 Tage, eventuell Kurwiederholung nach 2 Wochen.

– Ketokonazol (Nizoral®) 400–1200 mg/die oder Itraconazol (Sporanox®) 100 mg/die über 2 Monate. Nach verschiedenen Mit-

teilungen gut zur Behandlung der Haut-Leishmaniose geeignet

Alternativpräparate

– Cycloguanilpamoat (Camolar®) in 60%-Rhizinusol und 40%-Benzylbenzoat (1 ml = 140 mg Base) 2,5 ml tief i.m (Einmaldosis; Erfolgsquote bei 60%).

– Chloroquin (Resochin®): 2mal 250 mg – 2 Tage, dann 1mal 1 Tablette taglich uber 2 Wochen.

– Pentamidin (Lomodine®): 3–4 mg/kg KG/die i.m. uber 10 Tage, nach 10tägiger Pause eventuell Wiederholung

Auch bei Kala-Azar und anergischen Formen anwendbar.

Nebenwirkungen: Ubelkeit, Erbrechen, Blutzuckererhohung.

– Rifampicin®. 1200 mg/die, bei anergischen Formen, eventuell in Kombination mit INH (5 mg/kg KG/die).

Metronidazol (Flagyl®)· 2mal 250 mg oral uber 7 bis 10 Tage

– Amphotericin-B®· Infusionen unter stationaren Bedingungen, als „letzte Möglichkeit", 0,25 bis 1,0 mg/kg KG jeden 2. Tag. Empfehlung gilt vor allem fur amerikanische Leishmaniose

Prävention

Da die Sandfliegen zwischen 19 und 22 Uhr bodennah ausschwarmen, sollten in Endemiegebieten abends lange Hosen getragen werden.

Das Übernachten auf dem Boden vermeiden.

Dermatosen durch Ungeziefer

KRÄTZE

(Skabies)

Eine in ihrer Haufigkeit seit 20 Jahren wieder stark zunehmende Erkrankung ist die Skabies Einst dezimierte die Skabies – durch Sekundarinfektionen bis hin zur Sepsis – ganze Armeen, heute verlauft die Erkrankung weit weniger dramatisch, sie betrifft aber immer noch alle Bevolkerungsschichten

Die Ansteckung erfolgt durch engen Korperkontakt, eine fluchtige Beruhrung (Handgeben) ist nicht infektios

Die weibliche Kratzmilbe ist 0,3 mm groß, sie wird bei Warme aktiv und bohrt in der Epidermis Gange, in denen Eier abgelegt werden Die Mannchen hingegen leben ausschließlich auf der Hautoberflache, sie sind nur 0,15 mm groß und kurzlebig

Diagnostische Hinweise

Klinik

Die Diagnose ist nicht immer einfach, da bei langerem Bestehen der Erkrankung Ekzeme und Pyodermien das klinische Bild uberlagern konnen

Charakteristisch fur Skabies ist aber der starke Juckreiz, besonders in der Bettwarme und ein haufiger Befall von Kontaktpersonen

Pradilektionsstellen der Effloreszenzen sind Finger (interdigital), Beugeseiten der Handgelenke und Ellenbeugen, um Brust und Nabel, Axilla und vor allem genital (Hoden)

Handflachen, Fußsohlen und Gesicht bleiben frei (Ausnahme: Sauglinge) Die typischen Skabieseffloreszenzen sind stecknadelgroße, oft aufgekratzte Papeln und rund 10 mm lange Gange, die allerdings nicht immer sichtbar sind

Ekzeme und in der Folge Pyodermien uberlagern bei langerem Bestehen der Skabies das charakteristische klinische Bild

Sonderformen

• Skabies norwegica

Bei immungeschwachten Patienten, unter dem Bild einer schuppenden Erythrodermie Sie ist wegen der hohen Milbenzahl sehr ansteckend

• Granulomatöse Skabies

Persistierende knotige Infiltrate (Immunreaktion)

• Gepflegte Skabies

Nur wenige charakteristische Effloreszenzen bei Menschen, die intensive Korperpflege betreiben.

Der Milbennachweis gelingt durch Anbohren eines Milbenhugels am Gangende mit einer Nadelspitze, an der sich die Milben festklammern. Die auf einen Objekttrager abgestreiften Milben konnen dann mikroskopisch nachgewiesen werden.

Therapie

– *Hexachlorozychlohexan* (Jacutin-Emulsion®) Wirksamstes und – bei Beachtung der Gebrauchsanweisung – weitgehend sicheres Mittel Wegen Resorptionsgefahr darf Jacutin in der Schwangerschaft und Stillperiode bzw. bei Sauglingen nicht verwendet werden (neurotoxisch, aber nicht mutagen)
Da ein zu fruhes Abwaschen der Substanz die Resorptionsquote stark erhoht, soll das 1. Reinigungsbad fruhestens 12 Stunden nach Aufbringen des Mittels erfolgen
Kinder unter 1 Jahr 1 Tag – obere Korperhälfte, 2 Tag – untere Korperpartie (ohne vorangehendes Bad) einreiben und Reinigungsbad erst 12 Stunden danach
Erwachsene. Jacutin-Emulsion am ganzen Korper (auch „unbefallene Areale") vom Kinn abwarts auftragen. Mittel uber mindestens 48 Stunden einwirken lassen, dann baden Kontaktpersonen und Familienmitglieder immer gleichzeitig mitbehandeln, die Wasche taglich auswechseln und, wenn moglich, auskochen (ansonsten 3 Tage luften lassen).

– *Histaminantagonisten* erleichtern den Juckreiz, eine antiekzematose Nachbehandlung ist haufig erforderlich.
Postskabios konnen Juckreiz und eine hartnäckige Papulose ein Fortbestehen der Skabies vortauschen.

Alternativpräparate

– *Crotamiton* (Eurax-Losung®): Zufriedenstellende Antiskabieswirksamkeit bei gleichzeitiger antipruriginöser Wirkung Zur Zeit ist noch keine sichere Aussage uber die Anwendung in Schwangerschaft und Stillperiode moglich Anzuwenden 1mal täglich uber 4 Tage

– *Benzylbenzoat* In Osterreich kein Fertigpräparat im Handel. Nicht teratogen, fur Schwangere geeignet (?)
Rezeptur: Tween 80 0,5-Benzylbenzoat-10,0-Vaselin ad 50.0 – 1mal taglich uber 3 Tage (dazwischen abwaschen, bei Sauglingen schon nach 3 Stunden)

– *Schwefel* (fruher Thiotal®): Verschreibbar als 20%-Schwefel-Vaselin, gefahrlos anwendbar, aber starke Geruchsbelastigung

– *Permethrin* (Elimite®). In Osterreich nicht im Handel Gut wirksam und nebenwirkungsarm, geeignet sowohl fur Skabies als auch Flohe und Wanzen

ERNTEKRÄTZE

(Trombidiosis)

Erreger

Trombicula autumnalis mit Vorkommen in Grasern, Sträuchern und Getreide
Besonders in der Erntezeit werden vor allem Bauern und Wanderer befallen; die Milben heften sich an der Haut an und losen sich nach 1 bis 2 Tagen wieder ab.

Klinik

Intensiv juckende, kleine rote Papeln oder Seropapeln an Anliegeflachen enger Kleidung und in Hautfalten.
Spontanheilung der Hautlasionen nach etwa 2 Wochen

Therapie

Indifferente antipruriginose Lokalbehandlung mit Lotio zinci, lokalen Antihistaminika, eventuell Steroidcreme. Bei Bedarf orale Histaminantagonisten.

FLÖHE

(Pulikose)

Flohbisse werden vorwiegend durch Katzen- und Hundeflöhe, seltener vom Menschenfloh, verursacht. Besonders an klei-

derbedeckten Korperstellen und an den
Beinen rufen die Flohbisse kurzlebige
Quaddeln mit einem zentralen roten Punkt
hervor
Oft sind nur einzelne Familienmitglieder
befallen, da Flohe wahlerisch sind und sich
nur mit dem Besten begnugen

Therapie

Entwesung der Wohnung und – bei Flohbe-
fall – auch der Haustiere mit Meta-Delphen
(Floh-Zitt Spray®) oder Pyrethum (Clean-
kill Spray®), wobei letzteres kein Treibgas
enthalt Die antipruriginose symptomatische Behandlung erfolgt mit Eurax-Losung®
oder einer Kortikoidcreme

WANZEN

(Cimikose)

Bettwanzen halten sich tagsuber in dunklen
Ritzen auf, nachts werden sie aktiv und fu-
gen dem Opfer an von der Kleidung unbedeckten Körperpartien juckende, linear angeordnete, urtikarielle Bisse zu

Therapie

Siehe Pedikulose.

LÄUSE

(Pedikulose)

Am weitesten verbreitet sind Filz- und Kopf-
lause. Sie leben, im Gegensatz zu den selte-

nen Kleiderlausen, die sich ausschließlich
in der Kleidung aufhalten, direkt am Menschen
Die grau-braunlichen, stecknadelkopfgro-
ßen Filzlause befallen die Scham-, Brust-
und Achselbehaarung, bei Kindern auch
Augenbrauen und Wimpern Die Ubertragung erfolgt von Mensch zu Mensch. Kopf-
lause finden sich vor allem am Hinterkopf
und retroaurikular, auffallig sind die mas-
senhaft auftretenden Nissen Kratzeffekte,
Nackenekzem und Lymphknotenschwellung sind haufige Begleiterscheinungen.
Die Ubertragung erfolgt durch direkten
Kontakt, uber Kamme und Kopfbedeckung
Oft sind ganze Kindergarten und Schulklas-
sen von der Kopflausplage betroffen

Therapie

Jacutin-Emulsion® bei Filzlausen und Jacu-
tin-Gel® bei Kopflausen an 3 aufeinanderfolgenden Tagen (unter Beachtung der
Kontraindikationen) Die Haare werden
taglich mit Essigwasser gewaschen und mit
einem Nissenkamm ausgekammt

Alternativpräparate
Eurax-Losung®, Carylderm®-, Prioderm®-
oder Aescalon®-Shampoos

Bei Wimpernbefall
0,5%ige Physostigmin-Salbe und 20%ige
Fluoreszin-Augentropfen – mehrmals taglich, anstelle der fruher verwendeten 3%-
bis 5%igen Quecksilberoxydsalbe

Erythematosquamöse Dermatosen

PSORIASIS

Bei 2%–5% der Bevölkerung auftretende, entzündliche, nichtinfektiose, chronisch rezidivierende Hauterkrankung.

Die Psoriasis kommt familiär gehauft vor, wobei die genetisch determinierte Bereitschaft zur psoriatischen Reaktion vererbt wird. Ein Zusammenhang mit Antigenen des HLA-Systems (B_{13}, B_{17}, CW_6 und HLA-B27 bei Psoriasisarthritis) ist nachweisbar.

Diagnostische Hinweise

Die unkomplizierte Psoriasis kann in der Regel leicht diagnostiziert werden. Charakteristisch sind scharf begrenzte, infiltrierte rote Herde mit silbrig-weißer Schuppung an Pradilektionsstellen: Knie/Ellbogenstreckseiten, Lumbosakralregion und Capillitium Im Zweifelsfall kann die Betrachtung der Nägel weiterhelfen: Hier treten braunliche Flecken („Olfleck") und winzige Eindellungen („Tupfelnägel") auf.

Weitere diagnostische Merkmale sind:

„Kerzenphanomen": Bei leichtem Kratzen verfärbt sich die Schuppenauflage kerzenwachsartig weiß

„Letztes Hautchen": Bei kräftigem Kratzen kann die Schuppenauflage abgehoben werden, auf verbleibender Hautoberflache zeigen sich punktförmige Blutungen = „Tautropfen".

„Kobner-Phanomen" Hautreizung (Kratzen) induziert frische linear angeordnete Psoriasiseffloreszenzen

Wichtig fur Prognose und Therapie ist die **Klassifikation nach der Eruptionsdynamik.** Unterschieden werden:

- **Eruptiv-exanthematische Psoriasis**
- **Chronisch stationäre Psoriasis**

Erstere zeigt viele kleine, wenig infiltrierte Herde mit rotem Saum, ohne besondere Prädilektionsstellen. Wegen der großen Reizbarkeit der Erscheinung ist hier eine vorsichtige milde Therapie angezeigt

Die wenigen und meist großen Herde der chronischen stationaren Psoriasis hingegen zeigen eine nur geringe Beeinflußbarkeit auf außere Reize und externe Therapie.

Sonderformen der Psoriasis

Die wichtigsten Sonderformen der Psoriasis sind

- **Psoriatische Erythrodermie**
- **Psoriasis arthropatica**

Bei rund 5% der Psoriasis-Patienten, es besteht eine Korrelation mit HLA-B27 bei negativer Rheumaserologie – DD: PCP, M Bechterew.

- **Pustulöse Psoriasis**

Generalisierte Variante „Typ Zumbusch". Lebensgefahrliche Erkrankung mit hohem

Fieber, Leukozytose und Erythrodermie mit teils konfluierenden, kurzlebigen, sterilen Pusteln oder lokalisierte Variante „Typ Barber"· mit chronischen, sehr therapieresistenten, symmetrisch auftretenden, gruppierten, nicht konfluierenden Pusteln auf roter schuppender Haut palmo-plantar – DD Andrew's Bacterid – wahrscheinlich kein eigenstandiges Krankheitsbild

Differentialdiagnose
Seborrhoisches Ekzem, Arzneimittelexanthem, Lues II, Pityriasis rosea, Mykose

Therapie
In den meisten Fallen kann die Psoriasis alleine mit einer geeigneten Lokalbehandlung zufriedenstellend beeinflußt werden Die Ziele der Lokalbehandlung sind Keratolyse und Reduktion der entzundlichen Veranderungen Die Keratolyse erfolgt mit Hilfe von Schmierseifenbadern, Salizyl-Vaselin-Salbe (3%–5%) oder Salizyl-Olhaube am Capillitium (siehe Rezepturen)

Lokale Therapie

– Glukokortikoide
Vor allem bei kleinflachigen Herden ist die Anwendung potenter steroidhaltiger Externa indiziert Im allgemeinen genugt eine 2mal tagliche Salbenapplikation, hartnackige Einzelherde sind durch Okklusivverbande (luftdicht abgeschlossene Plastikfolie uber 12 bis 24 Stunden) oder intralasionale Steroidinjektionen (2,5 mg/ml Triamcinolon) besser beeinflußbar.
Bei langerer Anwendung an kritischen Stellen (Gesicht, Intertrigoraume) muß mit Nebenwirkungen gerechnet werden
Nicht zu unterschatzen ist auch die Gefahr systemischer Nebenwirkungen bei großflachiger Anwendung potenter Steroide (siehe· Interne Therapie/Glukokortikoide)

– Anthralin (Cignolin)
Wirkt durch Hemmung der Zellproliferation reduzierend, fuhrt aber obligat (und dosis-

abhangig) zu Haut- und Schleimhautreizung und zu reversiblen Depigmentierungen. Durch Zusatz von Salizylsaure wird die Oxydation von Anthralin vermindert.

Ingram Schema
Anthralin-Salizyl-Vaselin in steigender Konzentration (0,05% bis 2%) in Kombination mit Teerbad und UV-Bestrahlung Diese Behandlung ist nur stationar moglich

Minutentherapie
Ambulant bei kooperativen Patienten sehr gut durchfuhrbare, moderne Therapieform Anthralin in steigender Konzentration (0,5% bis 3%) mit Salizylsaure (2%) in abwaschbarer Salbengrundlage wird 15 min taglich, großflachig, unter Aussparung der Intertrigoareale, aufgetragen und anschließend mit Syndets abgewaschen
Die Behandlung erfolgt 4mal wochentlich und fuhrt bei 80% der Patienten zur Erscheinungsfreiheit

Kontraindikationen
Exsudativ-entzundliche Psoriasis (Gefahr der Exazerbation), Schwangerschaft, Kleinkinder, Nierenschaden (perkutane Salizylsaureresorption)

– Teer
Altbewahrtes antiproliferatives Mittel, aber unangenehm riechend und schmutzend Verordnet wird Steinkohlenteer 2% bis 10% in Vaselin, Teerbad oder der farblose Liquor carbonis detergens
Die Gockermann-Kur (10% Teer-Vaselin, Teerbad, UV-B-Bestrahlung) kann nur stationar (vor allem bei eruptiv-exanthematischer Psoriasis) angewendet werden
Wegen moglicher kanzerogener und nierenschadigender Nebenwirkungen sollte ein langerfristiger Einsatz von Teerpraparationen nur unter arztlicher Leitung erfolgen

– Calcipotriol (Daivonex®, Psorcutan®)
Neues, synthetisches Vitamin-D-Analogon mit hoher Affinitat zu Vitamin-D-Rezeptoren menschlicher Keratinozyten

Wirkungen: Gute antipsoriatische Wirksamkeit durch Inhibition der Proliferation von epidermalen Zellen und Forderung der Differenzierung der Keratinozyten.

Nebenwirkungen Hyperkalzämie nach sehr hoher Dosis (uber 200 g Salbe pro Woche) nicht ausgeschlossen (in der Praxis sollte eine Wochendosis von 100 g wochentlich nicht überschritten werden).

Gelegentlich werden Hautreizungen beobachtet.

Anwendung unter Okklusion oder in Kombination mit UV-B moglich

Photo- und Photochemotherapie
(siehe physikalische Therapie)

Durch den Einsatz von UV-B-Strahlen allein oder UV-A in Kombination mit Photosensibilisatoren (= Photochemotherapie) lassen sich ausgezeichnete Therapieerfolge erzielen

– Selektive UV-Phototherapie (SUP)
Therapeutische Ausnutzung des hemmenden Effekts von UV-Licht auf die gesteigerte DNA-Synthese der psoriatischen Epidermis UV-B-Strahlen im Grenzbereich zum UV-A mit Spitzen bei 305 und 325 nm (oder 311–313 nm) werden mit speziellen Strahlern erzeugt Die Bestrahlung erfolgt 5mal wochentlich und mit taglicher Dosis-Steigerung, wobei ein gerade noch sichtbares Erythem angestrebt wird.
Haupteinsatz. Akut eruptive und seborrhoische Psoriasis.
Im Vergleich zu PUVA weniger wirksam, Rezidive treten rascher ein, dafur einfacher in der Handhabung.

– Photochemotherapie
PUVA = Psoralen + UV-A: Systemische Photosensibilisierung mit 8-Methoxypsoralen (oder 5-Methoxypsoralen) und anschließender UV-A-Bestrahlung

Wirkprinzip
Interaktion zwischen Psoralen und langwelligem UV fuhrt zur Ausbildung von Photoadditionsprodukten (Psoralenmolekul/Pyri-

midinbase der DNS von Epidermiszellen) mit Hemmung der DNS-Replikation und Zellteilung.

Dosierung des 8-Methoxypsoralen (Oxsoralen®):

  < 50 kg – 20 mg
50–65 kg – 30 mg
66–80 kg – 40 mg
81–90 kg – 50 mg
  > 91 kg – 60 mg

Einnahme zwei Stunden vor der Bestrahlung
Besser vertragliche Alternative 5-Methoxypsoralen (Geralen®) 0,6–1,2 mg/kg Korpergewicht
Nach Bestimmung der individuellen Anfangsdosis (minimale Erythemdosis) im Phototest wird stufenweise bis zur Erhaltungsdosis gesteigert
Bestrahlt wird zunachst 4mal wöchentlich (nach 2 aufeinanderfolgenden Expositionen ist jeweils 1 Ruhetag einzuhalten) bis zur Erscheinungsfreiheit, dann 2mal, spater 1mal pro Woche (insgesamt rund 3 Monate) Am Behandlungstag muß eine Sonnenbrille getragen werden.

PUVA eignet sich fur alle ausgedehnten Psoriasisformen einschließlich der pustulosen Psoriasis und Erythrodermie

Absolute Kontraindikation
Schwangerschaft, Leber- oder Nierendysfunktion, zu jugendliches Alter, Tuberkulose, HIV-Infektion

Hauptnebenwirkungen
Sonnenbrand, Pruritus, Ubelkeit, Pigmentverschiebungen, Konjunktivitis, vorzeitige Hautalterung, moglicherweise erhotes Hautkrebsrisiko (besonders bei Patienten, die mit Arsen und Methotrexat vorbehandelt wurden). Durch Kombination mit Retinoiden kann die UV-Gesamtdosis und Behandlungszeit deutlich reduziert werden

– Heliotherapie
Ausnutzung der naturlichen Sonnenstrahlen, Nachteil Hoher Anteil erythemerzeugender/kanzerogener kurzwelliger Strahlen
Klima- und Sonnenkur, vorzugsweise in Kombination mit Badern im Toten Meer Nach 4 bis 6 Wochen Aufenthalt 400 m unter dem Meeresniveau, kommt es in den meisten Fallen zu langeren Krankheitsremissionen
Ahnliche Ergebnisse lassen sich auch an der Nordsee, auf Lanzarote oder durch Bader in Psoralen-Losungen und anschließender UV-A Bestrahlung erzielen

Systemische-medikamentöse Therapie

Indikation
Ausgedehnte, therapeutisch wenig beeinflußbare Plaquepsoriasis, Psoriasis pustulosa Zumbusch, Erythrodermie, Psoriasis arthropatica

– Retinoide
Die Retinoide der 2 Generation (Etretinat, Acitretin) stellen einen großen Fortschritt in der Psoriasistherapie dar
Besonders wirksam sind sie in Kombination mit PUVA („RE-PUVA" Therapie – Beginn 1 Woche vor der Bestrahlung), SUP oder Anthralin.
Vorteile der Kombinationstherapie Beschleunigte Abheilung bei verminderter Strahlenbelastung
Retinoide eignen sich fur alle schweren Formen der Psoriasis, wobei pustulose Psoriasisformen auch sehr gut auf Monotherapie mit Retinoiden reagieren

Dosierung
Etretinat Anfangsdosis 50 bis 75 mg/die, nach 2 bis 4 Wochen Dosisreduktion (Erhaltungsdosis)
Acitretin Anfangsdosis 10 mg/die, nach 2 Wochen Steigerung auf 30 mg/die, schließlich auf 40 bis 50 mg/die (die pustulose Psoriasis benotigt eine hohere Initialdosis)

Kontraindikationen und Nebenwirkungen
Siehe „Interne Therapie/Retinoide".

– Immunsuppressiva/Zytostatika

Cyclosporin A („niedrig dosiert")
Interessante und effektive neue Behandlungsmoglichkeit der Psoriasis
Therapieprinzip Immunsuppression und entzundungshemmende Wirkung (infolge Blockierung von Interleukin 1 und 2)
Durch *niedrige Dosierung* relativ nebenwirkungsarm
Indikation Schwere und therapieresistente oder standig rezidivierende Psoriasis (Plaquepsoriasis, pustulose Formen, Psoriasis arthritis, eventuell Nagelbefall)
Dosierung von Cyclosporin A (Sandimmun®) Anfangsdosis 2,5 mg/kg KG/die, bei zu geringer Wirkung Dosiserhohung auf 5 mg/kg/die
Erhaltungsdosis 1–5 mg/kg KG/die
Nebenwirkungen (siehe „Interne Therapie/Zytostatika") Bei niedriger Dosierung nur geringe Nebenwirkungen (aber potentielle Langzeitnebenwirkungen)
Kontraindikationen Schwangerschaft/Stillperiode, Leber- oder Niereninsuffizienz, Tumoren, Tuberkulose, Infekte, labile Hypertonie, gleichzeitige Therapie mit anderen Immunsuppresiva
Vorsichtsmaßnahmen. Regelmaßige Nierenkontrolle (Serumkreatinin – Dosisreduktion ab 30% uber der Norm; BUN), Blutbild, Leberfunktionen, Blutdruckkontrolle

Methotrexat
Als letztes Mittel bei schweren Psoriasisformen Dosierung nach vorangehender Probeverabreichung von 5–10 mg MTX 1mal wochentlich 15 bis 25 mg oral bzw. i m. (Einzelstoß) oder 1mal wochentlich 4mal in 8-Stunden-Abstand 2,5 bis 5 mg oral (zelladaptierte Stoßbehandlung) unter Beachtung aller Kontraindikationen und Nebenwirkungen (besonders der Lebertoxizitat) von Methotrexat (siehe „Interne Therapie/Zytostatika")

Glukokortikoide
Sie werden nur noch im Einzelfall zum Abfangen eines eruptiv exanthematischen Psoriasisschubes, Psoriasis-Erythrodermie und Psoriasis-Arthritis, in einer Dosierung von 30 bis 60 mg Prednisolon-Aquivalent/die verwendet. Die Dosisreduktion erfolgt stufenweise, um ein Rebound-Phanomen zu vermeiden.

– Fumarsäure
Hinsichtlich der antipsoriatischen Wirkung der Fumarsaure liegen sich einander widersprechende Meldungen vor. Bis zum Vorliegen weiterer klinischer und pharmakologischer Untersuchungen kann die Substanz als Psoriasistherapeuticum nicht empfohlen werden

Therapie der Psoriasis pustulosa palmo-plantaris

Potente Steroidsalben – auch occlusiv – eventuell in Kombination mit Liquor carbonis detergens, Austrocknung durch Betupfen mit Color Castellani farblos In hartnackigen Fallen systemische Glukokortikoide (30–40 mg Prednisolonaquivalent/die in absteigender Dosierung), ev in Kombination mit systemischen Antibiotika Sehr wirksam· Kombinationstherapie PUVA/Retinoide, im Einzelfall ev niedrig dosierte Cyclosporin A-Therapie
„Focussuche" kaum zielfuhrend

Patienteninformation

Aufklarung uber Natur und Verlauf der Erkrankung, der Unmoglichkeit einer definitiven Heilung, Moglichkeiten der therapeutischen Beeinflußbarkeit und Vermeidung provozierender Faktoren (mechanischer Reiz, Alkohol, Streß, Infekte, Medikamente wie Betablocker, Resochin, Lithium und Gold)

PARAPSORIASISGRUPPE

Heterogene Gruppe von Hauterkrankungen, die teilweise Psoriasisahnlichkeit aufweisen, mit der Psoriasis aber nichts als den historischen Namen gemeinsam haben

Pityriasis lichenoides
(ehemals Parapsoriasis guttata)

• Pityriasis lichenoides acuta
Erkrankung unbekannter Atiopathogenese (lymphozytare Vaskulitis, moglicherweise infektallergisch) mit akut-subakutem Verlauf, vorwiegend bei Jugendlichen, gekennzeichnet durch hamorrhagisch-papulonekrotische Effloreszenzen, varioliforme Blaschen und Krusten, vorwiegend am Rumpf und Beugeseiten der Extremitaten und geringe Systemerscheinungen (gelegentlich Fieber und Lymphknotenschwellung).

Verlauf
Krankheitsschube uber Wochen und Monate, Abheilung mit feinen Narben, manchmal Übergang in Pityriasis lichenoides chronica

Sonderform
Ulzeronekrotisierende Form (mit hohen Temperaturen und hamorrhagischen Ulzerationen)

Differentialdiagnose
Varizellen

• Pityriasis lichenoides chronica
Uber Monate und Jahre symptomlos verlaufende, papulo-squamose Erkrankung, vorwiegend bei Kindern und jungen Mannern

Klinik
An Rumpf und proximalen Extremitaten findet sich ein Exanthem aus grau-braunen flachen Papeln, durch Kratzen laßt sich eine festhaftende Schuppe („Oblatenschuppung") abheben.

Differentialdiagnose
Psoriasis guttata, Lichen ruber, Lues II

Therapie
Glukokortikoide in Cremeform lokal, UV-Bestrahlungen (UV-B, PUVA und Klimakur)

In hartnäckigen Fällen ev systemische Glukokortikoide (40 bis 60 mg Prednisolonäquivalent/die in Abbaudosis) in Kombination mit oralen Tetracyclinen oder Penicillin Die Pityriasis lichenoides chronica reagiert vorübergehend gut auf sämtliche Therapiemaßnahmen, rezidiviert aber über längere Zeiträume immer wieder

Parapsoriasis en plaque

• **Chronic superficial scaly dermatosis**
Benigne kleinfleckige Psoriasis en plaque Chronische, symptomlose Dermatose, vorwiegend bei Männern, mit rundlich-ovalen oder fingerförmigen bräunlich-roten, leicht gefaltet erscheinenden, fein schuppenden Herden
Prädilektionsstellen Seitliche Rumpfpartien, Oberarme

Verlauf
Chronisch, mit Besserung unter Sonneneinwirkung, niemals Übergang in Mycosis fungoides

• **Großfleckige entzündliche Parapsoriasis en plaque**
Vorstufe der Mycosis fungoides Wenige, bizarr konfigurierte (oft normale Hautareale umschließende), scharf begrenzte, infiltriert-entzündliche, pityriasiform schuppende, rötliche, vorwiegend am Rumpf lokalisierte Herde
Ein allmählich zunehmender Juckreiz ist für diese Erkrankung charakteristisch
Im Laufe der Zeit treten auch histologisch die Kriterien einer Mycosis fungoides auf

Therapie
Vorübergehende Besserung durch topische fluorierte Glukokortikoide und UV-Bestrahlungen (UV-B, PUVA, Klimakur)

ERYTHRODERMIE

Unter Erythrodermie versteht man eine entzündliche Rötung und Schuppung der gesamten Haut

Primäre Erythrodermie
Entwicklung auf primär unveränderter Haut Allergisch oder toxisch ausgelöste Erythrodermien verlaufen meist akut, manchmal lebensbedrohlich
Ursache sind in erster Linie Medikamente (besonders Sulfonamide, Antidiabetika, Antimalariamittel, Gold und früher Arsen)
Auch die Dermatitis exfoliativa neonatorum und das Lyell-Syndrom gehören hierher
Ein chronischer Verlauf ist für Erythrodermien im Rahmen maligner Lymphome und der Ichthyosis charakteristisch

Sekundäre Erythrodermie
Durch Generalisation einer schon bestehenden Dermatose (häufiger als primäre Erythrodermie)
Mögliche Grunderkrankungen sind Psoriasis (oft ausgelöst durch unsachgemäße Therapie), Ekzem (Neurodermitis, Kontaktekzeme, seborrhoisches Ekzem und dessen Sonderform die Erythrodermia desquamativa Leiner bei Säuglingen), Lichen ruber, Pityriasis rubra pilaris, Pemphigus foliaceus und Skabies norwegica

Therapie
Die Behandlung erfolgt stets unter stationären Bedingungen
Besonders bei akuten toxisch-allergischen Erythrodermien sind Herz- und Kreislauftherapie, Wasser- und Elektrolytsubstitution und hochdosierte Glukokortikoide die wesentlichsten Maßnahmen
Die lokale Therapie ist von der Grunderkrankung abhängig Zur Anwendung kommen Puderbett, Schuttelmixturen, Zinköl, weiche Pasten, Glukokortikoide, Color-Castellani (intertriginös) und antibiotische Behandlung von Superinfektionen Auf ausreichend hohe Zimmertemperatur ist zu achten, da viele Patienten deutlich frieren

REITER-SYNDROM

Seltene, vorwiegend junge Männer befallende Erkrankung, gekennzeichnet durch

Arthritis (vorwiegend der unteren Extremitaten, meist asymmetrisch, bei negativer
Rheumaserologie), Haut- und Schleimhautlasionen (Balanitis erosiva circinata, psoriasiforme Hautveranderungen, Stomatitis) =
„Hauptsymptome", und Urethritis, Zervizitis, Augenentzundungen, Fieber, Myokarditis, Lumbalgie = *„Nebensymptome"*
Die haufig chronisch-rezidivierende Erkrankung tritt meist 1 bis 4 Wochen nach
durchgemachten Infekten (Darminfektio-
nen – z B Shigellen; Urethritis – z.B
Chlamydien oder Gonokokken) auf und
zeigt eine enge Assoziation zum HLA-B 27
Sicherung der Diagnose: Vorhandensein
zweier Haupt- und (mindestens) eines Ne-
bensymptoms

Differentialdiagnose
PCP, Morbus Bechterew, Psoriasis

Therapie
Gezielte Antibiotikabehandlung bei noch
aktiven Infekten; nichtsteroidale Antiphlogistika; eventuell systemische Glukokortikoide, auch in Kombination mit Retinoiden

PITYRIASIS ROSEA

Haufige, selbstlimitierende, entzundlich-
exanthematische Dermatose, wahrscheinlich viraler Genese. Sie befallt vorwiegend
jungere Personen und hinterlaßt eine nicht
vollstandige lebenslange Immunitat

Klinik
Die Erkrankung beginnt gewohnlich am
Rumpf mit einem einzelnen runden, scharf
begrenzten, erythematosen Herd, dem eine
Schuppenkrause aufsitzt (Primarplaque mit
Collerette).
Nach einigen Tagen bis Wochen folgt ein
vorwiegend am Rumpf lokalisiertes, in der
Hautspaltrichtung angeordnetes Exanthem
aus ovalen, hellroten bis blaßrosafarbenen
Flecken, mit einer oft nur wenig ausgeprag-
ten Schuppenkrause.

Der Juckreiz ist in der Regel gering, das Exanthem greift nur selten auf das Gesicht uber
und heilt innerhalb von 3 bis 6 Wochen ab.
Zuviel an Baden, Waschen oder Schwitzen
kann zu einer vermehrten Entzundung und
Juckreiz fuhren.

Differentialdiagnose
Seborrhoisches Ekzem, Arzneiexanthem,
Virusexanthem, Lues II, Pityriasis versicolor
rubra.

Therapie
Diese harmlose Erkrankung bedarf keiner
großen therapeutischen Anstrengungen.
In der Regel genugt die Verordnung einer
milden Schuttelmixtur (Cutimix®, Lotio-
Hermal®), und nur bei starker Irritation
(ubermaßiges Waschen) werden milde ste-
roidhaltige Externa verordnet
Eine vorsichtige UV-Bestrahlung kann zur
Verlaufsabkurzung durchgefuhrt werden
Im Bedarfsfall orale Histaminantagonisten

PITYRIASIS RUBRA PILARIS

Seltene, psoriasiforme, durch das Auftreten
follikulärer-hyperkeratotischer Papeln gekennzeichnete Dermatose unbekannter
Atiologie (Abnormitat im Vitamin A-Meta-
bolismus?)
Neben einer erblichen (autosomal-domi-
nanten) Form mit Erstmanifestationen im 2
bis 3 Lebensjahr besteht eine im Erwachsenenalter akut auftretende, uber einige Jahre
verlaufende, Krankheitsvariante mit Spontanheilungstendenz

Diagnostische Hinweise

Durch Ausbreitung hellroter, follikularer,
hyperkeratotischer Papeln entstehen am
Capillitium, im Gesicht (dort mit gipsartigen
Belagen und fetten Krusten), an Fingern
und Handrucken – seltener am Rumpf – flachenhafte, polyzyklisch begrenzte, pityriasiform schuppende Erytheme, die sich auch
zur Erythrodermie ausbreiten konnen.

Innerhalb der geroteten Haut finden sich Bezirke mit optisch normaler Haut (inkomplette Erythrodermie)
Charakteristisch ist eine gleichzeitige Verdickung der Hand- und Fußsohlenhaut mit schmerzhaften Rhagaden
Die Erkrankung bleibt auf die Haut beschrankt und verursacht im allgemeinen keinen starken Juckreiz

Differentialdiagnose
Seborrhoisches Ekzem (Hand- und Fußsohle frei), Erythrodermie im Rahmen von Ekzem, Psoriasis, Mycosis fungoides, Sézary-Syndrom, Arzneimittelexanthem, Psoriasis (ohne typische follikulare keratotische Papeln)

Therapie

Lokaltherapie
Fluorierte Glukokortikoidsalben (bei kleineren Herden okklusiv), Vitamin-A-Saure in Kombination mit lokalen Steroiden, Badeole
Die Dermatose spricht auf alleinige Lokaltherapie nur wenig an

Systemische Therapie
Retinoide (Etretinat 0,5 bis 1,0 mg/kg KG/die uber mehrere Wochen, mit anschließender Dosisreduktion) als Mittel der Wahl
In sehr schweren Fallen eventuell Zytostatika (Methotrexat)

Allergische Dermatosen und pseudoallergische Intoleranzreaktionen

URTIKARIA

Als Urtikaria wird eine krankhafte, im oberen Korium lokalisierte Hautreaktion bezeichnet, die durch fluchtige, juckende, monomorphe, erythematos-erhabene, unter Druck abblassende Einzeleffloreszenzen (Quaddel) gekennzeichnet ist

Die Quaddeln entstehen infolge von Serumaustritt aus vorubergehend – unter Mediatoreneinwirkung (Hauptmediator Histamin) – erweiterten Blutgefaßen bei erhohter Gefaßwandpermeabilitat.

Spielt sich die Reaktion in der Subkutis ab, spricht man vom angioneurotischen (Quincke-)Odem, das sich klinisch durch teigige Schwellungen, besonders im Gesichtsbereich, manifestiert

Einteilung der Urtikaria nach Verlauf

• **Akute Urtikaria:** Erkrankungsdauer unter 4 bis 6 Wochen, sie ist die haufigste Urtikariaform und relativ leicht abklarbar.

• **Chronische Urtikaria:** Erkrankungsdauer uber 4 bis 6 Wochen (15% bis 20% physikalische, 15% bis 20% pseudoallergische, 5% bis 10% allergische Ursachen, Rest idiopathisch)

• **Chronisch intermittierende Urtikaria:** Erscheinungsfreie langere Intervalle im Wechsel mit akuten Eruptionen

Einteilung nach pathophysiologischen Gesichtspunkten

• **Allergische Urtikaria**
IgE-mediierte Sofortreaktion fuhrt zur Freisetzung von Mediatoren aus Mastzellen. Verlauf Lokalreaktion oder Allgemeinsymptomatik (bis hin zum Schock)

Ursachen
Medikamente z B Penicillin, Allergenextrakte, Seren, Vakzine, Vitamine, Chemotherapeutika, Lokalanasthetika, Analgetika Nahrungsmittel. Meeresfruchte, Kase, Sellerie, Zitrusfruchte, Tomaten, Nusse usw. Inhalationsallergene Tierhaare, Dampfe (am Arbeitsplatz), Pollen.

Endogene Allergene
Stoffwechselprodukte und Bestandteile von Bakterien, Pilzen, Viren und Wurmern, Tumorzerfallsprodukte und pathologische Proteinresorption bei Magen-Darmstorungen

Typ-III-Immunreaktion
Immunkomplexe (IgG, IgM) fuhren – durch Komplementaktivierung (C3a) – zur Freisetzung von Mediatoren aus Mastzellen

Auslosung durch Medikamente (Antibiotika, Sulfonamide, Insulin), Seren, Kryoglobuline
Auch die Urtikariavaskulitis wird durch Immunkomplexe ausgelöst

- **Physikalische Urtikaria**
(7% bis 17% aller Urtikariaformen)

– *Urtikarieller Dermographismus* Infolge
von Druck und Reibung mit einem harten
Gegenstand wird auf der Haut im „gezoge-
nen Hautstrich" eine urtikarielle Reaktion
(roter Dermographismus, oder weißer Dermographismus bei Atopikern) erzeugt

– *Urticaria factitia* Streifenformige Urtikaria an Scheuerstellen der Kleidung, oft bei
gestreßten Menschen.

– *Druckurtikaria* Schmerzhafte Schwellungen durch Druck oder Schlag ausgelost
Sowohl Sofort- als auch Spatreaktionen
kommen vor

– *Kälteurtikaria* Entweder familiare Form
(selten) oder erworben (idiopathisch in 70%,
Rest als Krankheitssymptom bei Kryoglobulinamie, Kalteagglutinine, Kaltehamolysine,
Kryofibrinogenamie, gelegentlich bei Lues)
Vorsicht ist bei Schwimmbadbesuchen ge-
boten, es droht ein Kreislaufkollaps nach
plotzlicher Abkuhlung.

– *Wärmeurtikaria* Durch lokale Hitzeein-
wirkung auf die Haut (selten)
Bekannt sind Sofort- und Spatreaktionen

– *Cholinergische Urtikaria* Nach Erhohung
der Korpertemperatur durch Sport und
Schweiß, emotionell-psychische Faktoren
sind hier von Bedeutung. Bekannt sind familiare und idiopathische Formen
Charakteristisch sind 1 bis 3 mm große
fluchtige Quaddeln mit Reflexerythem.

– *Urticaria photogenica* Sehr seltene Erkrankung
Sichtbares als auch unsichtbares Licht in
verschiedenen Wellenlangen und Rontgenstrahlen kommen als Ausloser in Betracht

Differentialdiagnose
Polymorphe Lichtdermatose, erythropoeti-
sche Porphyrie, phototoxische Reaktionen

– *Urticaria aquagenica* Extrem seltene Urtikaria nach Wasserkontakt, unabhangig
von der Wassertemperatur

- **Kontakturtikaria**
Nach exogenem Kontakt mit Pflanzen
(Brennesseln, Primeln, Zitrusschalen), Tier-
haaren, Quallen, Insektengiften, Nahrungsmitteln (z B Kartoffeln), Arzneimitteln (z B
Perubalsam, Bacitracin), Kosmetika, Be-
rufssubstanzen
Mechanismen· Direkte Histaminliberation
und Typ-I-Immunreaktion

- **Pseudoallergische Urtikaria**
Intoleranzreaktionen sind im Gegensatz zu
allergischen Reaktionen dosisabhangig
Substanzen wie Azetylsalizylsaure, Benzoesaure und Lebensmittelfarbstoffe fuhren –
bei Storungen im Prostaglandinstoffwech-
sel – durch direkte Mediatorenfreisetzung
oder Komplementaktivierung zu urtikariellen und anaphylaktoiden Reaktionen
Intoleranzreaktionen gegen Azetylsalizylsaure sind haufig, rund 1% aller Menschen
und 20% bis 40% aller chronischen Urtika-
riapatienten zeigen derartige Uberempfind-
lichkeiten.
Rontgenkontrastmittel, Muskelrelaxantien,
Opiate, Antibiotika, Nahrungsmittel wie
Meeresfruchte konnen, auch ohne erkennbare Stoffwechselstorungen, zur Mastzel-
lendegranulation fuhren.

- **Herdreaktionen**
Urtikaria als Begleiterscheinung bei Infektionen (Wurmer, Bakterien, Pilze, Viren)
und anderen Erkrankungen (Diabetes, Thy-
reotoxikose, Kollagenosen, PCP, Malignomen)
Der Mechanismus dieser Herdreaktionen
ist unklar (Autoimmunprozeß?), sowohl
Typ-I- als auch Typ-III-Immunreaktionen
kommen vor

• Enzymdefekte

Hereditäres (autosomal-dominant) oder erworbenes (eventuell paraneoplastisches) *Angioödem* bei Defekten des C1-Esteraseinhibitors (völliges Fehlen oder Funktionsstorung) mit kaum juckenden urtikariellen Ödemen und lebensbedrohlichen Erstickungsanfallen

• Urtikariavaskulitis

Klinisch auffallend lang persistierende, chronisch rezidivierende, therapeutisch wenig beeinflußbare (histologisch: nekrotisierende leukozytoklastische Vaskulitis) Urtikaria Allergische Typ-III-Immunreaktion wahrscheinlich, nicht selten im Rahmen einer Kollagenose

• Idiopathische Urtikaria

Betrifft 50% bis 60% der chronischen Urtikariafalle.

Ursache nicht eruierbar, zum Teil im Zusammenhang mit Magen-Darmstorungen, Autoimmunphanomenen und Vegetativum (Psyche).

Diagnostische Hinweise

Anamnese

Bei akuter Urtikaria gelingt es in vielen Fallen (anders als bei chronischer Urtikaria), durch gezielte Anamneseerhebung Ursachen zu eruieren

Klinik

Kleine fluchtige Quaddeln mit Reflexerythem sprechen für cholinergische Urtikaria, flüchtige Erscheinungen der oberen Korperpartien sind auf Pseudoallergien verdächtig, eine auffallige Persistenz der Effloreszenzen ist für die Urtikariavaskulitis charakteristisch

Figurierte Urtikaria spricht gegen eine physikalische Urtikaria.

Prüfungen bei Verdacht auf physikalische Urtikaria

Dermographismus, Unterarmbad· in Eiswasser mit nachfolgender langsamer Erwarmung, bzw. 10 Minuten Bad in heißem Wasser; Stabdrucktest oder Belastung mit Gewichten; Lichttest in verschiedenen Wellenbereichen, Belastungstest (Stiegensteigen, Heimtrainer) bei Anstrengungsurtikaria, eventuell zusatzlich Doryltest intracutan.

Fokusabklarung (inklusive Zahnstatus)

Laboruntersuchungen

KBB, Blutchemie, Senkung, Kryoglobuline, Kalteagglutinine, Harn- und Stuhluntersuchungen.

Probeexzision (mit direkter Immunfluoreszenz) bei Verdacht auf Urtikariavaskulitis

Allergologische Abklärung

In-vivo-Untersuchungen im Idealfall erst 4 Wochen nach Abklingen der Symptomatik Epikutanprobe, Reibtest, Pricktest und Intrakutantest zur Abklarung von Typ-I-Immunreaktionen. Der Pricktest ist mit nur geringem Risiko verbunden und leicht durchzuführen.

Die Ergebnisse der Hauttestungen (besonders mit Nahrungsmitteln) sind aber mit Vorsicht zu genießen und zuruckhaltend zu interpretieren

In-vitro-Untersuchungen

Gesamt-IgE (RIST, PRIST) – bei Atopie erhoht. Spezifische IgE-Antikorper (RAST) – breite Testpalette vorhanden

Vorteil Gefahrlose Durchfuhrbarkeit bei Kleinkindern und hochgradig sensiblen Menschen. Test auch unter Antihistaminikamedikation moglich.

Nachteil: Keine Aussagekraft uber aktuelle Sensibilisierung; als Monotest ungeeignet.

C1-Inhibitor und Komplementbestimmungen.

Andere immunologische Tests haben zur Zeit keine allgemein praktische Bedeutung

Expositionstest

Expositionen mit Nahrungsmitteln und Medikamenten sollen wegen moglicher anaphylaktischer Zwischenfalle nur unter sta-

tionaren Bedingungen durchgeführt wer-
den
Getestet werden vor allem Medikamente
(Penicillin, Azetylsalizylsaure), Inhalations-
allergene und Nahrungsmittelzusatzstoffe
(Farbstoffe, Konservierungsmittel)

Such- und Eliminationsdiät

1 Kartoffel/Reis-Diat bis zum Eintritt völli-
ger Erscheinungsfreiheit (maximal 12
Tage),
2 Aufbaukost in 4 Stufen (je 1 Tag),
3 „Super-Mahlzeit" (je 1 Tag), zusammen
insgesamt 17 Tage

Kommt es zu einem neuen Urtikariaschub
wahrend der Aufbaukost, so wird die letzte
Stufe wiederholt und – falls notwendig –
aufgesplittert (jedes Nahrungsmittel einzeln
und tageweise testen)

Therapie

Kausale Therapie

Im Idealfall – besonders bei akuter Urtikaria
– gelingt es immer wieder, pathogenetische
Faktoren zu erkennen (Allergene, Infekti-
onsherde, Kontaktsubstanzen) und auszu-
schalten
Manche dieser Faktoren sind aber kaum
eliminierbar, das gilt vor allem fur ubiquitar
vorkommende Allergene und physikalische
Urtikaria-Ausloser

Symptomatische Therapie

– Akute Urtikaria
Im allgemeinen sind Histaminantagonisten
(siehe „Interne Therapie/Histaminantago-
nisten") bei richtiger Dosierung, oral oder
langsam i v. (1 bis 2 Ampullen Tavegyl®)
sehr gut wirksam (wenig hilfreich bei Into-
leranzphanomenen, unwirksam bei Druckurtikaria und hereditarem Quinckeodem)
Falls keine Anzeichen fur eine akute Infektion vorliegen, konnen auch Glukokortikoide (i m , i v.) verabreicht werden
Orale oder i.v. Kalziumgaben sind zwar

immer noch beliebt, ihre Wirksamkeit ist
aber fragwurdig
Lokal angewendete Histaminantagonisten
oder Steroide sind nur von geringem thera-
peutischem Nutzen

– Chronische Urtikaria
Eine kausale Therapie ist nur in 20% bis 40%
der Falle durchfuhrbar
In den meisten Fallen gelingt es, die Krankheitsmanifestationen einer chronischen Urtikaria mit oralen Histaminantagonisten gut
zu beeinflussen Zunachst erhalt der Patient
nichtsedierende selektive H1-Antagonisten
(oft uber Wochen oder Monate), eventuell
in Kombination mit sedierenden Histaminantagonisten abends
Versagen die klassischen Histaminantagonisten, werden Substanzen wie Oxatomid
(Tinset®, in Osterreich nicht im Handel)
oder Ketotifen (Zaditen®) verordnet
In Frage kommt auch die kombinierte Anwendung von H1- und H2-Antagonisten
(Cimetidin 4mal 200 bis 400 mg/die) Systemische Steroide (unterhalb der Cushing-
Schwelle) oder Kombinationen von Histaminantagonisten und Steroiden sollten nur
mit großer Zuruckhaltung verschrieben
werden
Alternative Substanz Hydroxyzin (Atarax®)
bei Urticaria factitia, cholinergischer und
neurovegetativer Urtikaria
In sehr hartnackigen Fallen empfehlen
manche Autoren die Vernichtung und an-
schließende Wiederherstellung der Darmflora (Tetracycline und Nystatin oral uber
5 bis 7 Tage mit anschließender Lactoba-
cillus-Substitution)
Ob unspezifische Umstimmungstherapien
durch Eigenblutinjektionen irgendeinen
Sinn haben, darf angezweifelt werden
Da ein hoher Prozentsatz der Patienten mit
chronischer Urtikaria Intoleranzreaktionen
auf Salizylate, Benzoesaure und Tartrazin-
gelb zeigen, ist der Versuch einer Diat und
Meiden von Standardanalgetika (Alternativmittel Paracetamol) legitim

Therapie der Urtikariasonderformen

– Hereditäres Quinckeödem
Im Anfall Infusionen von C1-Inhibitorkonzentrat 1000 IE/ml, Intubation, eventuell Tracheotomie.
Prophylaktisch: Testosteronderivate (Danazol = Danokrin®, Winobanin®) 100–200 mg täglich

– Physikalische Urtikaria
Für alle Formen ist eine psychosomatische Beratung und im Einzelfall die Gabe von sedierenden Medikamenten (Atarax, Belladenal) indiziert.

– Kälteurtikaria
Bei der Kälteurtikaria wird Penicillin-G parenteral – 1 Mio. E uber 10 Tage – empfohlen; (eventuell Antimalariamittel?)
Außerst zweifelhaft ist die Sinnhaftigkeit von Eigenblutinjektionen und Altinsulintherapie (kunstliche Hypoglykamie) unter stationaren Bedingungen

– Urtikariavaskulitis
Anfangs Histaminantagonisten, Sulfone oder Resochin; bei Nieren- oder Lungenbeteiligung Glukokortikoide und Azathioprin.

Behandlung überschießender allergischer Reaktionen bei Allergietestung oder Hyposensibilisierung

Lokalreaktion

Mäßige Lokalreaktion.
– Antihistaminika oder Kortikoide topisch.

Gesteigerte Lokalreaktion:
– Staubinde proximal der Injektionsstelle;
– Um- und Unterspritzung des Allergendepots mit 0,3 bis 0,5 ml Adrenalin (Suprarenin® 1 : 1000), unter Umstanden weitere 0,3 bis 0,5 ml s c ,
– Histaminantagonisten peroral oder i.v

Allgemeinreaktion

Milde Allgemeinreaktion
– Einlegen einer Venenkanüle fur eventuelle Notfalltherapie,
– Histaminantagonisten i v.,
– Glukokortikoide i.v Initialdosis 250 mg Prednisolon bzw Aquivalente,
– Broncholytika als Aerosol bzw i.v

Anaphylaktischer Schock:
– Vordringlich ist die außerst vorsichtige und langsame intravenose Norepinephrininjektion 1 : 1000 Injektionslosung (Arterenol®) 0,1 µg/kg Korpergewicht in der Minu-

Tabelle 15

Salizylhaltige Nahrungsmittel	
Naturlicherweise vorkommend	Steinfruchte, Mandeln, Erdbeeren, Himbeeren, Brombeeren, Johannisbeeren, Orangen, Bananen, Trauben, Rhabarber, Erbsen, Wein, Essig und Bier
Kunstlich zugesetzt	Geback (außer Brot), Fertigkuchenpulver, Konfekte, Eis, Marmeladen, Zuckerwaren, Sußgetranke, Kaugummi, Gewurzpulver
Benzoesaurehaltige Nahrungsmittel	Fruchtsafte (vor allem Orangensaft), andere Sußgetranke, Obstwein Gemuse-, Frucht- und Salatkonserven (Gurken¹), Fertigsalate, fertige Salat- und andere Saucen, Senf, tiefgekuhlte Fisch- und andere Fleischkonserven, Marmeladen, Kase, vor allem Weich- und Flussigkase, Margarine
Azofarbstoff-, salizylat- und benzoatfreie Diat	Erlaubt sind Brot, Getreide, Reis, Kartoffeln (nicht Fertigkartoffelbrei), Butter (nicht Margarine), Eier, Zucker, Milch und Rahm, frisches Fleisch, frischer Fisch, frisches Poulet, Pilze, Salatol

te = 1 ml im Verlauf von 3 Stunden bei 60 kg Korpergewicht.

Anschließend in folgender Reihenfolge
– Histaminantagonisten i.v.,
– Glukokortikoide i.v. Initialdosis 1000 mg Prednisolon,
– bei Auftreten eines Larynxodems gegebenenfalls Sauerstoffinhalation, Intubation oder Tracheotomie,
– bei protrahiertem Verlauf Volumensubstitution (500 ml), langsame Infusion

Inhalt einer Schockapotheke

Arterenol® 1 1000 gebrauchsfertig verdunnt (s.c., i.m., i.v. Injektionen),
wasserlosliche Glukokortikoide,
Infusionslosungen,
Bronchospasmolytika zur i.v. Injektion,
Bronchospasmolytika zur Inhalation,
Staubinden, Einmalspritzen, physiologische NaCl-Losung à 10 ml,
Histaminantagonisten zur i.v. Injektion

EKZEMERKRANKUNGEN

„Ekzem ist, was wie ein Ekzem aussieht" – dieses alte Hebrawort ist die wohl immer noch gelungenste Definition einer haufig diagnostizierten, heterogenen Gruppe von entzundlichen, nicht kontagiosen, epidermalen Intoleranzreaktionen unterschiedlichster Atiologie und Pathogenese
Die Ekzemreaktion kann durch exogene oder/und endogene Faktoren verursacht werden
Vor allem im englischen Sprachraum werden die klinischen Bezeichnungen Ekzem und Dermatitis synonym verwendet; der Einfachheit halber soll im folgenden nur der Begriff Ekzem gebraucht werden

Diagnostische Hinweise

Ekzeme werden in erster Linie klinisch diagnostiziert, für die Diagnosestellung sind aber Anamneseerhebungen und spezielle In-vivo- und In-vitro-Untersuchungen von großer Bedeutung

Klinik

• Kontaktekzem

Die Entzundungsstadien sind hier, wie bei keiner anderen Ekzemart, deutlich ausgepragt
Im akuten Stadium stehen Rotung, Blaschen und Krustenbildung im Vordergrund, die chronische Phase ist durch Trockenheit, Hautverdickung, Schuppung und Lichenifikation gekennzeichnet

Toxisch akut
Durch obligat entzundungsauslosende (Berufs-)Substanzen kommt es auf nicht vorgeschadigter Haut zu scharf begrenzten, akuten Ekzemmanifestationen ohne Streuung.

Toxisch chronisch-degenerativ
Nach Langzeitkontakt mit schwach irritierenden Substanzen (haufig Putzmittel) entstehen maßig scharf begrenzte, inflammierte Ekzemherde auf vorgeschadigter Haut 80% aller Handekzeme sind von toxischer Natur.

Allergisch (Typ-IV-Reaktion)
Krankmachende, zellvermittelte, allergische Reaktion (vom Spattyp) nach Sensibilisierung auf kleinmolekulare Substanzen (Resorption → Aufarbeitung durch Langerhans-Zellen und dermalen Makrophagen → Weitergabe an T-Lymphozyten → Entzundungsreaktion durch aktivierte Lymphozyten) wie Nickelsulfat, Kaliumdichromat, Formalin, Phenylendiamin, Gummibestandteile, Lokalanasthetika, Neomycin, Kosmetika usw.
Die unscharf begrenzten Ekzeme zeigen mit Fortdauer der Erkrankung eine zunehmende Streutendenz

• Neurodermitis (atopisches Ekzem)
Chronisch rezidivierendes Ekzem auf hereditarer Grundlage
Fruhformen zeigen nassende Effloreszenzen an Kopf und Gesicht mit „Milchschorfbildung" am Beginn, spater entwickeln sich Ekzemherde an Rumpf und Extremitaten (Ausheilung in 80% bis zur Pubertat)

Spatformen bieten das Bild eines chronischen Ekzems mit starkem Juckreiz.

Prädilektionsstellen: Ellenbeugen, Kniekehlen, Handgelenksbeugeseiten, Gesicht und Rumpf.

Verbreitet sind *Minimalvarianten* an Fingern, Zehen und perioral, sie werden häufig als „Mykose" verkannt.

Begleitsymptome· Ichthyosis, weißer Dermographismus, Lichtung der seitlichen Augenbrauen, infraorbitale Hautfalte, Keratosis pilaris und vermehrte Infektanfälligkeit. Erhöhung der Gesamt-IgE im Serum (bei 70%–80% aller Patienten) durch vermehrte IL-4 Sektretion von CD$_4$+ T-Zellen und Bluteosinophilie sind häufige Befunde. Charakteristisch sind auch Defekte der Lymphozyten und oft falsch positive Pricktestungen (cave voreilige Befundinterpretation).

• Nummuläres Ekzem (= mikrobielles Ekzem)

Munzformige, vesikulo-papulose, spater schuppend lichenifizierte, scharf oder unscharf begrenzte, konfluierende, juckende Ekzemherde vorwiegend an Unterschenkel-, Unterarm-, Handstreckseiten und Kopfbereich. Die Atiopathogenese ist nicht restlos geklart

Vermutet werden allergische Mechanismen gegen Mikroben oder mikrobielle Antigene, bei pradisponierenden Faktoren wie trokkene Altershaut und endogene Störungen – oft im Zusammenhang mit Alkoholismus.

• Seborrhoisches Ekzem

Ekzem unbekannter Ursache bei genetischer Disposition (Psoriasisminimalvariante?) mit starker Rezidivneigung. Eine Überfunktion der Talgdrusen ist nicht immer vorhanden, mikrobielle Einflusse (Pityrosporum ovale) spielen eine wesentliche Rolle.

Charakteristisch sind wenig juckende, mäßig scharf begrenzte, gelblich-rötliche Flekken, oft mit fettigen Schuppen bedeckt, vorwiegend an Capillitium, Gesicht (paranasal), Stirn/Haargrenze, retroaurikular und Brustmitte

Schwere seborrhoische Ekzeme konnen eine klinische Manifestation einer HIV-Infektion darstellen.

Sonderformen

Frühkindliche Form mit rascher Ausheilung (Maximalvariante Erythrodermia desquamativa Leiner) und „Seborrhiasis" mit psoriasiformem Kopfbefall

• Dyshidrotisches Ekzem (Pompholyx)

An Fingern, Handtellern und Fußsohle oft rezidivierende, juckende Blaschen, Fissurenbildung und Superinfektionen

Die Ursache ist vielfach nicht eruierbar, Kontakt- oder Medikamentenallergien und Mykidreaktionen (ekzematose Streuherde einer Fußpilzinfektion) sind im Einzelfall von Bedeutung

Manchmal kann die Unterscheidung von einer Pustulosis palmo-plantaris schwierig sein.

Eine kolleretteartig schuppende Minimalvariante wird als „Dyshidrosis lamellosa sicca" bezeichnet.

• Stauungsekzem

Ekzeme im Unterschenkel/Knochelbereich bei chronisch venoser Insuffizienz.

Schlechte Durchblutungsverhaltnisse, Bakterienansiedelung und Kontaktallergien auf Lokaltherapeutika sind hier von Bedeutung

• Asteatotisches Ekzem

(Austrocknungsekzem der alten Leute)

Trockene aufgesprungene Haut mit Fissuren und Lichenifikation besonders an bedeckten Korperpartien

Genetische Faktoren, ubermäßiges Waschen und uberhöhte Zimmertemperatur sind für die Entstehung verantwortlich

Sonderform: *Pityriasis simplex capillitii et faciei* mit feiner kleieformiger Schuppung ohne Entzundungszeichen, durch zu intensive Seifenreinigung bei Kindern

• Windelekzem
Helles Erythem, Nassen, Papeln und charakteristische Satelliteneffloreszenzen (Hinweis auf Hefe) im Windelbereich Hauptfaktoren· Selten gewechselte Windeln, vorangehende Durchfalle, Irritation der Haut durch Harn und Stuhl, Bakterienbefall (Ammoniakbildung) und Hefebesiedelung

• Lichen simplex chronicus
(fruher „Circumscripte Neurodermitis")
Scharf begrenzte, zerkratzte lichenifizierte Areale, vorwiegend im Unterschenkel-, Unterarm- und Nackenbereich
Psychische Faktoren (neurotisches Reiben und Kratzen) sind fur die Entstehung hauptverantwortlich

Labor

Lappchenprobe
Sie dient zum Nachweis einer zellvermittelten Kontaktallergie
Der Test erfolgt auf nicht erkrankter Haut (Rucken), die Ablesung nach 24 und 48 (72) Stunden
Neben den Routinetestreihen konnen zusatzlich berufsspezifische Substanzen gepruft werden
Auch bei kumulativ-toxischen Ekzemen soll der Test durchgefuhrt werden, da Kontaktallergien sekundar aufgepfropft auftreten konnen

Alkaliresistenz
Test mit 0,5 normaler NaOH
Patienten mit verminderter Alkaliresistenz sind gegen Alkalien (Seife, Zement) sehr empfindlich
Pricktest, Intrakutantest, Provokationsprobe, PRIST (zur Erfassung der Gesamt-IgE) und *RAST* (Radio-Allergo-Sorbent-Test) sind fur die Abklarung einer Neurodermitis von Bedeutung, auch wenn die Interpretation der Befunde nicht einfach ist

Therapeutische Grundregeln

Stadiumgerechte Therapie

Akutes Stadium
Austrocknung (Prinzip „feucht auf feucht") durch kuhle Umschlage mit Wasser, physiologischer NaCl, Chinosol (0,5-g-Tablette auf 1 Liter Wasser)
Ol-in-Wasser-Emulsion (Creme) in der Ubergangsphase zum subakuten Ekzem

Subakutes Stadium
Milde Austrocknung mit Schuttelmixtur, Creme (hydrophile Ol/Wasseremulsion, lipophile Wasser/Olemulsion), Paste (vorzugsweise an Intertrigoarealen)

Chronisches Stadium
Ruckfettung durch Salben (hydrophile und hydrophobe Lipogele)
Die Wahl der richtigen Tragersubstanz beeinflußt maßgeblich die Wirkung der inkorporierten Wirkstoffe

Wirkstoffe
Da besonders im akuten Stadium zahlreiche Stoffe nicht vertragen werden und die Gefahr einer Aufpropfallergie besteht, sollten unnotige antimikrobielle und antimykotische Zusatze gemieden werden

– Glukokortikoide

Lokal
Potente (fluorierte) Glukokortikoide sind Mittel der Wahl in der Anfangsphase der Behandlung. Rascher Ubergang auf relativ nebenwirkungsarme Hydrokortison- oder Prednisolonexterna ist erforderlich.
Zur Minimierung von Nebenwirkungen empfiehlt sich eine Intervalltherapie (siehe „Interne Therapie/Glukokortikoide").
Nebenwirkungen bei Langzeitanwendung· Hautatrophie, Teleangiektasien, Pigmentverschiebungen, Striae distensae, Akne, rosazeaartige Dermatitis, NNR-Suppression – durch Absorption nach großflachiger Anwendung (besonders bei Kindern unter 5 Jahren)

Systemisch
Anzuwenden nur bei ausgedehnten schweren Ekzemen. Nach längeren Therapien Dosis nur langsam reduzieren (cave· Reboundphanomen).
Nebenwirkungen: Cushing-Syndrom, Osteoporose, Wachstumsstorungen, Diabetes, Hyperlipidämie, Hypokaliamie, Schwachung der Infektabwehr, Hypertension, Thrombembolien, Glaukom und Katarakt, peptische Ulzera, Myopathie, Neuropathie, Psychosen, Akne und Follikulitis.

– Teer (2% bis 10%)
Wirkt antipruriginos, antiphlogistisch und antimikrobiell Aus kosmetischen Grunden sind farblose Zubereitungen (Liquor carbonis detergens) dem Steinkohleteer vorzuziehen.
Teere eignen sich besonders für lichenifizierte chronische Ekzeme, bei Kindern ist – wegen moglicher Nebenwirkungen – eine zuruckhaltende intermittierende Behandlung angezeigt (siehe „Klassische Wirkstoffe").

– Salizylsäure (2% bis 5%)
Wirkung keratolytisch, penetrationsfördernd und schwach desinfizierend. Auch hier ist die Absorptionsgefahr zu beachten.

– Urea
Harnstoff ist atoxisch und fuhrt zur Erhohung der Wasserbindungskapazität des Stratum corneum und somit auch zur verbesserten Penetration von Wirkstoffen

– Schwefel
Schwefelpraparate wurden fruher viel verwendet. In der Ekzemtherapie sind sie noch beim seborrhoischen Ekzem in Gebrauch, ihre Wirksamkeit muß aber angezweifelt werden.

– Histaminantagonisten
Wahrend lokale Antihistamine keinen Platz in der Ekzemtherapie haben, leisten moderne systemische Histaminantagonisten bei allen pruriginosen Ekzemformen gute Dienste Sie helfen, Steroide einzusparen, und verhindern Sekundärinfektionen durch Kratzen.
Histaminantagonisten der neuen Generation verursachen nur selten Mudigkeit, ihre therapeutische Wirksamkeit ist zufriedenstellend.

Krankheitsspezifische Ekzemtherapie

• Kontaktekzem

Stadiengerechte Lokaltherapie
Akutes Ekzem: kuhle Umschlage, mittelstarke bis starke Steroide (Lotion oder Creme). Subakutes Ekzem Steroide (Creme, Paste), Schüttelmixturen, erst wenn Nassen aufhort. Chronisches Ekzem Steroide (Salbe, Fettsalbe), eventuell mit Salizyl- oder Teerzusatz. Bader (Balneum-F®, Balneum-Teer®, Olbad Cordes®)

Systemische Therapie
Histaminantagonisten (bei Pruritus immer indiziert)
Glukokortikoide (in schweren Fällen) 30 bis 40 mg Prednisolonaquivalent/die (Abbaudosis).

Allgemeine Maßnahmen
Erkennen und – falls möglich – Elimination ursächlicher Noxen; im Bedarfsfall: Krankenstand
Vermeidung jeder Irritation und Austrocknung (Seifen durch alkalifreie Syndets ersetzen, keine heißen Bader oder UV-Bestrahlungen).
Hautschutz: Hautpflege mit rückfettenden Salbengrundlagen, spezielle Hautschutzsalben, bei Bedarf Gummihandschuhe (darunter Zwirnhandschuhe).
Bei Nickelallergie eventuell nickelarme Diat (Wirksamkeit unsicher)
Berufsdermatosen unterliegen einer Meldepflicht (ASVG).

• Neurodermitis
Individuell angepaßte phasen- und stadiengerechte Therapie erforderlich

Lokaltherapie: Anfangs mit potenten, aber möglichst nebenwirkungsarmen Steroidsalben (wie z.B Advantan®, Elocon®), rasche Umstellung auf Hydrokortisonexterna in eher fetten Salbengrundlagen, Schieferol- oder Teerbäder, ev Teer- oder Liquor carbonis detergens enthaltende (2% bis 5%) Salbengrundlagen

Systemische Therapie
Moderne H1-Blocker oral (bei Kleinkindern Fenistil-Tropfen®), Glukokortikoide nur ausnahmsweise (cave Reboundphanomen)
In schweren Fällen mag im Einzelfall eine Behandlung mit Cyclosporin A (5 mg/kg KG/die – 8 Wochen) erwogen werden
Antibiotika im Einzelfall (Impetiginisierung) Makrolide, Floxapen
In klinischer Erprobung· γ-Interferon oder Interleukin-2-Therapie, ev Substitution von „ungesattigten Pflanzensauren"
Klimakuren oder vorsichtige *UV-Bestrahlungen* (UV-B, UV-B/UV-A kombiniert, PUVA, UVA-PUR) wirken sich oft gunstig aus
Im Hinblick auf mogliche Langzeitrisiken erscheint eine reine UV-A-Therapie am wenigsten problematisch

Prophylaxe
Olbader, Nachfettung mit Salbengrundlagen, Verwendung alkalifreier (leicht saurer) Tensidlosungen anstelle von Seifen, psychologische Fuhrung des Patienten und besonders seiner Angehorigen
Um den Patienten unnotige Belastungen zu ersparen, sind therapeutische Konsequenzen aus Pricktestung (oft falsch positiv) und RAST (interpretierbar nur im Zusammenhang mit anderen Befunden) sehr vorsichtig zu ziehen
Erfahrungsgemaß mussen wegen oft bestehender Unvertraglichkeit Kontakte mit tierischem Material (Federn, Roßhaar, Wolle), Hausstaub und Nickel (Modeschmuck) gemieden werden.

Strenge Diätmaßnahmen sind, außer im Einzelfall (z B. Zitrusfruchte), sinnlos
Die Luftfeuchtigkeit im Schlaf- und Wohnbereich sollte bei uber 50% liegen.

• Nummuläres Ekzem

Lokale Austrocknungstherapie
Im Anfangsstadium (Umschlage, Betupfen mit Color Castellani farblos, Bepinselung mit Pyoctanin 0,5% bis 1,0%), Steroide in fettarmer Grundlage oder Pasten, lokale Antibiotika kaum indiziert

Systemische Therapie
Histaminantagonisten bei Pruritus, Antibiotika nur bei Impetiginisierung sinnvoll

Auslosefaktoren
Manchmal gelingt der Nachweis eines Fokus, einer Allergie (Nickel) oder ursachlicher endogener Faktoren (Leberstorung)

• Seborrhoisches Ekzem

Lokaltherapie
Wie bei allen leicht reizbaren Dermatosen sollte auch hier auf irritierende Substanzen, so z B. auf die fruher beliebten Salizyl- und Resorcinzusatze, verzichtet werden.
Der Patient ist uber die Natur seiner harmlosen, aber haufig rezidivierenden Erkrankung aufzuklaren In leichten Fallen kann durch Reinigung und Pflege mit indifferenten, nicht fetten Salbengrundlagen eine gunstige Wirkung erzielt werden

Glukokortikoide
Nicht fluorierte Steroidcreme oder Losung als Kurzzeittherapie. Potente Steroide sind nur selten indiziert.
Imidazole (Nizoral-Creme®) mit Wirkung auf Pityrosporum ovale 1mal taglich uber 4 Wochen
Dithranol (Cignolin-$^1/_{16}$% Emulsion). Gute Wirksamkeit, Hautreizung aber moglich (nicht in Augennahe oder Korperfalten)
Ältere Mittel Sulfur praecipitat (2% bis 10%), besonders bei gleichzeitiger Seborrho, und

Teerprodukte (Tumenolammonium 2% bis 5% – Nachteil: Geruchsbelastigung, Photosensibilisierung, Follikulitis) sollten nicht ganz in Vergessenheit geraten.

Psoriasiforme Manifestationen am Kopf werden nach den Richtlinien der Psoriasistherapie behandelt (Salizylolhaube, Cadmium-Selen- oder Teershampoos, Steroidtinkturen).

• Dyshidrotisches Ekzem

Lokaltherapie
Betupfen mit Color Castellani farblos bei intakten Blaschen, Umschlage mit Chinosol® (0,5-g-Tabletten auf 1 l Wasser) oder physiologische NaCl fur nassende Lasionen (Austrocknung)
Die Applikation potenter Steroidexterna (Creme oder Salbe) richtet sich nach dem vorliegenden Schweregrad und Stadium des Ekzems.

Systemische Therapie
30 mg Prednisolon/die in Abbaudosis ist bei schweren Dyshidrosisformen indiziert, Rezidive sind aber nach Absetzen der Therapie häufig Breitbandantibiotika bei Impetiginisierungstendenz. Ausschaltung moglicher Allergene: Anamnese (Medikamente?), Epikutantest (Nickel?), Pilznachweis (Fußpilz? – „Mykidreaktion"?).

• Stauungsekzem

Lokale stadiengerechte Ekzemtherapie
Wegen der hohen Sensibilisierungsgefahr sollten nur reine Kortikoidexterna verwendet werden.

Systemische Histaminantagonisten bei Pruritus und Streutendenz
Entscheidend fur eine langerfristige Besserung ist die gleichzeitige Behandlung der venosen Durchblutungsstorung durch Kompressionstherapie, Gewichtsreduktion, Turnubungen und Beinhochlagerung in Ruhestellung.
Epikutanproben mit Routinetestsubstanzen

und Salbengrundlagen sind bei chronisch rezidivierenden Ekzemen indiziert

• Asteatotisches Ekzem
Pflege- und Vorbeugungsmaßnahmen· Ölbader, Nachfetten mit indifferenten Emulsionen; übermäßiges Waschen vermeiden; Tragen von Baumwollkleidung; auf genugend hohe Luftfeuchtigkeit bei nicht zu hoher Zimmertemperatur ist zu achten.
Symptomatische Ekzemtherapie (Hydrocortisonsalbe, Histaminantagonisten oral)

• Windelekzem
Milieusanierung als wichtigste therapeutische Maßnahme· haufiger Windelwechsel; Meiden von Gummi- und Plastikwindeln, Magen-Darm-Sanierung

Lokaltherapie
Nystatin- oder Amphotericin-B-haltige Salben oder Pasten (in Kombination mit Hydrocortison-Creme); eventuell Pyoctanin-Bepinselung (maximal 0,5%). Fenistil-Tropfen® und bei Darmcandidiasis auch orale Nystatin- oder Amphotericin-B-Suspension. Die gleichen Therapiemaßnahmen gelten auch für die Behandlung von Analekzem, Balanitis und Submammarekzem, da bei all diesen Intertrigolokalisationen Hefepilze eine bedeutende Rolle spielen.

• Lichen simplex chronicus
Lokaltherapie
Potente Steroide (Okklusivverband), Teersalben, intraläsionale Injektion (Triamcinolonacetonid 5 mg/ml)
Histaminantagonisten nach Bedarf und in therapieresistenten Fällen eventuell auch Zuführung zur Psychotherapie

ARZNEIEXANTHEME

Arzneiexantheme sind klinisch-morphologisch vielgestaltige Haut- und Schleimhautveranderungen als unerwünschte Nebenwirkung nach Verabreichung von Medikamenten

Sie werden oft falschlicherweise als allergische Reaktionen angesehen, in Wirklichkeit handelt es sich aber in den meisten Fällen um nichtimmunologische Reaktionen infolge von Mastzelldegranulation (Opiate, Curare, Kontrastmittel, Polymyxin-B) oder Komplementaktivierung (Kontrastmittel) bzw Hemmung der Prostaglandinsynthese (Salizylsaure, Indomethacin, Tartrazin, Benzoate)

Echte, immunologisch mediierte Immunreaktionen sind Anaphylaktische Typ-I-Reaktionen (siehe Urtikaria), seltener zytotoxische Typ-II-Reaktionen, immunkomplexmediierte Typ-III-Reaktionen oder zellmediierte Typ-IV-Reaktionen

Als Ausloser von allergischen Reaktionen kommen meistens Medikamente mit einem Molekulargewicht < 1000 in Frage, solche Haptene werden erst nach Bindung an ein Tragereiweiß zum Antigen

Haufig sind nicht die Arzneistoffe selbst, sondern ihre Metaboliten im Organismus (bzw Zusatzstoffe oder Verunreinigungen) antigen wirksam

Diagnostische Hinweise

Besteht der Verdacht auf eine Arzneimittelreaktion, kann die gezielte Anamnese, mit Befragung nach regelmäßig oder einmalig eingenommenen Medikamenten, diagnostisch weiterhelfen

Die Erfahrung zeigt, daß Medikamente, die regelmaßig eingenommen werden, vom Patienten oft bagatellisiert und erst nach mehrmaliger Befragung angegeben werden

Zu beachten ist auch die oft lange Latenz zwischen Medikamenteneinnahme und Folgereaktion (Penicillin bis zu 3 Wochen)

Klinik

Die Diagnose der Arzneimittelunvertraglichkeit ist nicht immer einfach, da Arznei-

mittelexantheme (ahnlich wie die Lues) samtliche klassischen Dermatosen imitieren konnen

Im allgemeinen kann aus dem klinischen Aspekt des Exanthems nur selten auf auslosende Medikamente geschlossen werden Einige Medikamente vermogen aber klassische Dermatosen zu imitieren oder auszulosen, so zum Beispiel

Steroide, ACTH, Halogene, Vitamin B, Androgene, Gestagene → *Akne* und *akneiforme Dermatosen*

Gold, Chinin, Chloroquin → *lichenoide Dermatosen*

Hydantoin, Penicillamin → *LE-artige Bilder.*
Azetylsalizylsaure → *Urtikaria*
Cumarin → *lokale Nekrose.*
Ovulationshemmer → *Erythema nodosum.*
Phenacetin, Pyrazolon, Barbiturate → *fixes Arzneiexanthem*

Lithium, Gold, Betablocker, Chinidin, Mepacrin → *Psoriasis*

Salazopyrin, Sulfone, Penicillamin, Heroin → *Pemphigus* und *bulloses Pemphigoid*

Hormone, Phenytoin → *Chloasma.*
Phototoxische Reaktionen treten unter dem Bild eines *Sonnenbrandes* auf, photoallergische Dermatosen erscheinen *ekzematös*

Rotlich-livide, scheibenformige, schmerzhafte Flecken sind fur das *fixe Arzneiexanthem* typisch, sie rezidivieren nach Einnahme bestimmter Medikamente immer an der gleichen Stelle

Die Maximalvariante eines Arzneimittelexanthems ist die *toxische epidermale Nekrolyse* (*TEN-Syndrom* = *Lyell-Syndrom*) Es ist eine lebensbedrohliche Maximalreaktion eines erythemato-bullosen Arzneiexanthems

Neben einer seltenen idiopathischen Form (mit sehr schlechter Prognose) wird ein Erythma multiforme-artiger Typ beschrieben

Das Vollbild des TEN-Syndroms ist durch kombustiforme schlaffe Blasen, flachenhafte Ablosung der Epidermis, erosive Schleimhautveranderungen, Erythrodermie,

Fieber, Leukozytose, Störung der Flüssigkeits- und Elektrolytbalance, Nephritis und Hepatitis, Narbenbildung, Nagelverlust und Symblepharon charakterisiert
Die Mortalität beträgt 30% bis 40%.
Auslöser sind vor allem Sulfonamide, Antibiotika, Butazone, Barbiturate, Hydantoine, Pyrazolone, Allopurinol, Gold und Antimalariamittel.
Differentialdiagnose. SSS-Syndrom.

In-vivo-Tests

Sämtliche zur Verfügung stehenden Untersuchungen sind, jede für sich allein, nicht besonders aussagekräftig, manche – wie Provokationstest – auch nicht ungefährlich
Allergologische Abklärungen sollten erst 3 bis 6 Wochen nach Abklingen des Exanthems und unter Medikamentenabstinenz (Auch Histaminantagonisten und Steroide) durchgeführt werden.
Epicutantest (Kurztest) Ablesung bereits nach 20 Minuten Vorteil: Geringe Allergenbelastung.
Epikutanprobe (klassisch) Ablesung nach 24 bzw. 48 bzw. 72 Stunden, bei Verdacht auf fixes Exanthem auch im betroffenen Hautareal durchführbar.
Photopatchtest Bei Verdacht auf lichtbedingte Reaktionen.
Prick- und Intrakutantest: Interpretation der Befunde schwierig, Gefahr einer anaphylaktischen Reaktion (besonders beim Intrakutantest).
Orale Provokation Aussagekräftigster Test zur Erfassung allergischer und pseudoallergischer Reaktionen.
Nur nach strenger Indikation und am besten stationär durchzuführen

In-vitro-Tests

RAST (Radio-Allergo-Sorbent-Test): Gut definierte Labormethode zur Erfassung IgE-bedingter Typ-I-Reaktionen (z.B. Penicillinallergie).
Er sollte nur unter Berücksichtigung der

Anamnese, Klinik und Prickbefunde interpretiert werden.
Von nur geringer praktischer Bedeutung ist der *Lymphozytentransformationstest.*

Therapie

Sofortiges Absetzen der verdächtigen Medikamente.
In *leichten Fällen* genügt die lokale Applikation von Lotio zinci oder Glukokortikoiden (Creme, Lotion), bei starkem Juckreiz in Kombination mit oralen Histaminantagonisten.
Die intravenöse Applikation von Kalzium wird nicht mehr empfohlen
Schwere Fälle erfordern den Einsatz von systemischen Glukokortikoiden, die Dosierung beträgt je nach Schweregrad der Hautmanifestationen zwischen 60 und 200 mg Prednisolonäquivalent/die.
Therapie des anaphylaktischen Schocks siehe Urtikaria

Toxische epidermale Nekrolyse
Bei dieser lebensbedrohlichen Erkrankung besteht eine hohe Infektionsgefahr, die Behandlung wird stets auf Intensivstationen durchgeführt.

Lokale Therapie
Erfolgt nach den Prinzipien der Behandlung großflächiger Verbrühungen (Lagerung in Spezialbetten, Anwendung von Metallinfolien oder Sofra-Tüll, Abtragung der nekrotischen Epidermis, frühzeitige chirurgische Versorgung von Defekten).
Wichtig ist eine gute Schleimhautpflege, um Synechienbildungen beim Auge zu verhindern

Systemische Therapie
Flüssigkeit und Elektrolytbilanzierung, hochdosierte Glukokortikoide (in der ersten Phase der Behandlung), Breitbandantibiotika prophylaktisch und bei Sekundärinfektionen, Schmerztherapie (Opiate. kein Pyrazolon).

ERYTHEMA EXSUDATIVUM MULTIFORME

Akut einsetzendes, klinisch charakteristisches Reaktionsmuster der Haut auf allergisch-hyperergischer Basis, ausgelost durch unterschiedliche Triggermechanismen wie Infekte (Bakterien, Mykoplasmen, Mykosen, Viren – besonders Herpes), Arzneimittel (Sulfonamide, Penicillin, Barbiturate); Pollen, maligne Tumoren, idiopathisch in rund 50%

Diagnostische Hinweise

Lividrote (quaddelahnliche), munzengroße, zentral zyanotische (seltener hamorrhagische oder blasige) Lasionen, die an eine „Irisblende" oder „Schießscheibe" erinnern
Die haufige Minorform – ohne Schleimhaut- und Systembefall – heilt spontan nach 2 bis 3 Wochen ab (Rezidive konnen aber immer wieder auftreten)
Bei der seltenen Majorform (mit ihrer Maximalvariante = „Stevens-Johnson-Syndrom") stehen Blasenbildung, Schleimhautbeteiligung und Systemmanifestation (Organbefall, Fieber) im Vordergrund
Die Erkrankung kann auch lebensbedrohlich verlaufen

Differentialdiagnose
Blasenbildende Erkrankungen (Pemphigus), Vaskulitis allergica, Hand-Fuß-Mund-Erkrankung (Coxsackie-Virus)

Therapie

Leichte Formen
Symptomatische Behandlung· Indifferente Lokaltherapie mit Zinkoxyd-Schuttelmixtur, bei Pruritus orale Histaminantagonisten und Steroidcreme
Durch gezielte Anamnese gelingt es manchmal, auslosende Faktoren (Medikamente, Herpes) zu eruieren

Majorformen
In schweren Fallen (Elektrolyt- und Wasserverluste) Hospitalisation erforderlich

Behandlung mit systemischen Steroiden· 40 bis 80 (120) mg/die Prednisolonaquivalent uber 7 Tage, anschließend langsamer Dosisabbau uber 2 bis 3 Wochen, wobei gleichzeitig eine antibiotische Abschirmung erfolgt
Bei Augenbefall muß ein Ophthalmologe zugezogen werden, da die Gefahr von Narbenbildungen besteht
Sind Schluckbeschwerden infolge oraler Lasionen vorhanden, werden Kamillosan®-Spulungen, Pinselungen mit Herviros® (Tetracain), Volon A-Haftsalbe® (Triamcinolon) und flussige Kost verordnet

PRURITUS SINE MATERIA

Juckreiz ohne sichtbare wesentliche Hautveranderungen wird als Pruritus sine materia bezeichnet
Banale Faktoren ebenso wie schwerwiegende Grunderkrankungen konnen das Leitsymptom Pruritus hervorrufen

Mögliche Ursachen

– Endokrine Storungen Diabetes, Niereninsuffizienz (Dialysepatienten), Lebererkrankungen, Eisenmangelanamie, Hyperthyreose
– Maligne Grundkrankheiten M Hodgkin, Karzinome
– Altershaut Exsikkation
– Psychische Veranderungen Depression, Zoonophobie
– Medikamente: Antibiotika, Barbitursaure, Analgetika, Geriatrika, Codein und andere
– Parasitare Erkrankungen (Wurmer)
– Schwangerschaftspruritus
– Nahrungsmittelunvertraglichkeiten
– Pruritus nach Sonneneinwirkung oder wahrend einer PUVA-Therapie
Bei nur wenigen diskreten Papeln muß auch an eine „gepflegte Skabies" gedacht werden
Im Anogenitalbereich sind noch andere Faktoren zu berucksichtigen wie. Mangelnde oder ubermaßige Hygiene oft in Kombination mit Schleimhautfalten (Marisken); Harn-

wegsinfekte oder Pilzbefall und regelmäßiger Gebrauch von Laxantien und Suppositorien

Therapie

Diagnose und Behandlung der Grunderkrankung, bzw. Erkennen und Ausschalten der juckreizauslosenden Faktoren
Bei ausgetrockneter Altershaut auf falsche Waschgewohnheiten achten und luftundurchlässige synthetische Kleidung bzw grobe Textilien (Wolle) meiden (siehe asteatotisches Ekzem)

Symptomatische Therapie

Abreibungen mit Mentholspiritus (1%); feuchte Verbande mit Essigwasser, physiologischer Kochsalzlosung oder Aqua-Alibour. Schuttelmixturen mit antipruriginosen Zusatzen (Prurimix-Lotion®) oder kurzfristige Anwendung von topischen Glukokortikoiden.
Wirksam sind auch Ol-Teer-Bader (Balneum-Teer®) und – besonders bei therapieresistentem Pruritus – UV-B (oder PUVA)-Bestrahlungen.
Verordnet werden ebenfalls orale Histaminantagonisten (in hartnackigen Fallen Kombinationsbehandlung mit H1- und H2-Antagonisten), im Einzelfall Psychopharmaka
Systemische Glukokortikoide sind im allgemeinen nicht indiziert

ERYTHEMA ANULARE CENTRIFUGUM DARIER

Nicht seltene, wahrscheinlich polyàtiologisch-allergische Reaktion, mit charakteristisch figurierten, persistierenden urtikariellen Erythemen und schubartigem Verlauf
In den meisten Fallen bleibt die Ursache der Erkrankung unklar, es besteht aber, ahnlich wie bei der Urtikaria, eine lose Assoziation mit Fokalinfekten, chronischen Erkrankungen, Storungen der Magen-Darmfunktion, Lymphomen, Medikamenten und Nahrungsmittelallergien.

Diagnostische Hinweise

Klinik

An Rumpf und Extremitaten Auftreten meist zahlreicher, scharf begrenzter, hufeisenförmig oder polyzyklisch begrenzter, nicht jukkender, urtikarieller Erytheme, die zentrifugal wachsen, zentral abblassen (angedeutet gelblicher Farbton) und unter Bildung eines Randwalles einsinken.
Die Herde bilden sich nur langsam über Wochen und Monate zuruck, frische Effloreszenzen konnen immer wieder auftreten.

Differentialdiagnose

Urtikaria (Juckreiz, kurzlebige Effloreszenzen); Mykose (Pilze aus Randschuppung nachweisbar); Granuloma anulare (geschlossener Ring), Sarkoidose (lupoides Infiltrat), Lues II bis III (Serologie)

Therapie

Kausale Therapie – nach Fokusabklarung (besonders auf Gallensteine achten) und Allergietest – im Einzelfall moglich.
Eine *symptomatische Therapie* erfolgt mit topischen fluorierten Glukokortikoiden und oralen Histaminantagonisten
In ausgedehnten und therapieresistenten Fallen ist ein Versuch mit Breitbandantibiotika (Tetracycline) in Kombination mit systemischen Steroiden (30 mg Prednisolonaquivalent/die in Abbaudosis) indiziert

AKUTE FEBRILE NEUTROPHILE DERMATOSE

(Sweet-Syndrom)

Seltene, erstmalig 1964 von Sweet beschriebene, vorwiegend Frauen befallende Dermatose unbekannter Atiologie und Pathogenese
Vermutet wird eine Uberempfindlichkeitsreaktion auf ein infektioses Agens Eine Assoziation mit malignen Erkrankungen konnte nie bewiesen werden.

Diagnostische Hinweise

Klinik

Auftreten einzelner oder disseminierter, rötlicher, derber Papeln mit Neigung zur Konfluenz und Ausbildung scharf begrenzter, hockeriger, plaqueformiger, schmerzhafter Infiltrate von glasig-vesikulosem Aussehen Die Pradilektionsstellen sind Gesicht, Nakken, oberer Rumpf und obere Extremitaten Haufige Manifestationen· Fieber, Gelenksbeschwerden, neutrophile Leukozytose mit Linksverschiebung und hohe Senkung Histologisch stehen Odem, leukozytare Infiltrate und Leukozytoklasie im Vordergrund, Endothelzellschadigung ist nicht nachweisbar

Verlauf

Zentrifugale Ausbreitung der Effloreszenzen und spontane Ausheilung, mit und ohne Narben, innerhalb von Wochen bis Monaten

Therapie

Orale *Glukokortikoide* (100 mg/die, Abbaudosis) Sie bewirken ein rasches Abklingen der Hautmanifestationen, Rezidive sind in der Halfte der Falle nach Absetzen der Therapie zu erwarten

Alternative Mittel

Azetylsalizylsäure 3mal 500 mg/die, Diaminodiphenylsulfon 200 mg Anfangsdosis, dann Reduktion auf 100 mg/die, *Colchizin* 3mal 0,5 mg/die (maximal 4 mg/die); *Kaliumjodat* 3mal 1 El/die (Rp Kaliumjodat 10,0/Aqua dest ad 150,0), *Indomethazin* 50 mg/die, *Clofazimin* 100 bis 200 mg/die

Papulöse (lichenoide) Dermatosen

LICHEN RUBER PLANUS

Haufige, stark juckende Dermatose unbekannter Genese mit schubartigem Verlauf Neigung zur Generalisation und Spontanheilungstendenz (Abheilung in 2/3 der Falle nach rund 15 Monaten).

Diagnostische Hinweise

Klinik

Flache, zum Teil konfluierende, polygonale, rotlich (livide), wachsartig glanzende Papeln mit weißer Netzzeichnung (= Wickham-Phanomen) und Tendenz zu streifiger Anordnung (= Kobner-Phanomen) vorwiegend an Handgelenken, Unterarmbeugeseiten, Fußrücken, Unterschenkelstreckseiten, Sakrum, Genitale und Mundschleimhaut (weißes Netz).

Nagelveränderungen (selten) – psoriasiformes Bild

Sonderformen

- **Lichen ruber verrucosus** (chronisch, stark juckend, vorwiegend an Unterschenkelstreckseite);
- **Lichen ruber follicularis** (mit narbiger Alopezie – „Graham-Little-Syndrom");
- **Lichen ruber anularis** (vorw. genital);
- **Lichen ruber atrophicus**;
- **Lichen ruber bullosus** (sehr selten und schmerzhaft).

Differentialdiagnose

Arzneiexanthem (Gold, Resochin, Methyldopa, Chindin, Chlorothiazid, Aminophenazon), chronisch lichenifiziertes Ekzem (Farbentwickler), Pityriasis rubra pilaris, Lues II, Graft versus host reaction, Leukoplakie der Mundschleimhaut.

Therapie

Die Behandlung dieser chronischen Dermatose ist schwierig und in erster Linie symptomatisch

Lokale Therapie

– Glukokortikoide

Fluorierte Steroidsalben offen oder unter Okklusivverbänden (Plastikfolie luftdicht über Lasion für jeweils 6 bis 12 Stunden) Haftsalbe (Volon-A Haftsalbe®) im Mundbereich bei starken subjektiven Beschwerden. Steroide intrafokal (alle 2 bis 4 Wochen Triamcinolon 5 mg/ml mit Lokalanasthetikum) für therapieresistente lokalisierte Lasionen.

– Teer

Steinkohlenteer wirkt zwar gut antipruriginos, der Nachteil der meisten Teerzubereitungen liegt aber in starker Farbwirkung und Geruchsbelastigung

Zur Anwendung kommen auch die weniger unangenehmen Teerabkommlinge Liquor carbonis detergens 2% bis 5% und Ichthyol-Zink-Paste 5%

– Vitamin-A-Säure (VAS)
Lokalbehandlung mit VAS-Losung oder -Creme bis zum Auftreten einer Erosivreaktion, dann Nachbehandlung mit Kortikosteroiden VAS ist auch auf der Mundschleimhaut vertraglich (0,1% in Haftsalbe)

Systemische Therapie

– Glukokortikoide
30 bis 40 mg Prednisolonaquivalent (morgens, mit schrittweiser Dosisreduktion uber 2 bis 3 Wochen) oder Depot-ACTH-Injektionen bei exanthematischen Lichen-ruber-Varianten

– Histaminantagonisten
Als antipruriginose Zusatzmedikation.

– Retinoide
Etretinat (Tigason®) 25 mg bis 50 mg taglich oder 13-cis-Retinsaure (Roaccutan®) 20 mg bis 40 mg taglich.
Anwendbar bei hartnackigen verrukosen oder disseminierten Formen des Lichen ruber unter Beachtung der moglichen Nebenwirkungen (hohe Teratogenitat)

– Photochemotherapie
Anwendung nach Psoriasisschema Besonders wirksam ist die Kombination Retinoid + PUVA (= „RE-PUVA") Diese Therapie bleibt aber fur ausgedehnte und therapieresistente Lichen ruber-Formen reserviert

Alternative Therapien
Wenig bewahrt haben sich Therapieversuche mit Griseofulvin, Isonikotinsaurehydrazid, Resochin, Belladonna und Vitamin-D
Die alte (teilweise wirkungsvolle) Wismuttherapie ist obsolet

LICHEN NITIDUS

Seltene, harmlose, dem Lichen ruber ahnliche, meist chronisch verlaufende Dermatose unbekannter Genese

Klinik
Winzige, hautfarbene, gruppierte, halbkugelig-zugespitzte Papeln an Unterarmen, Penis, Abdomen und Sakrumregion ohne subjektive Symptome.

Therapie
Wegen der geringen Symptomatik und vorhandener Spontanheilungstendenz im allgemeinen nicht erforderlich; eventuell lokale Glukokortikoide

Prurigoerkrankungen

Heterogene Gruppe von intensiv juckenden Dermatosen, die durch stark zerkratzte papulose Effloreszenzen (Papel auf urtikarieller Basis = „Seropapel") oder Knoten gekennzeichnet sind

PRURIGO SIMPLEX ACUTA INFANTUM

Hauptsachlich bei Kindern, vorwiegend am Rumpf vorkommendes, oft in Schuben verlaufendes Exanthem aus Seropapeln mit exsudativem Charakter. Vieles spricht dafur, daß es sich hier um eine atypisch verlaufende Epizoonose (Milben, Insektenstiche) handelt; diskutiert werden aber auch allergische Reaktionen (Nahrungsmittel, Pollen) bei bestehender atopischer Disposition

Differentialdiagnose
Varizellen

Therapie
Eurax-Losung® oder Jacutin-Emulsion® (siehe Skabiestherapie), Nachbehandlung mit Lotio alba, eventuell Steroidcreme Orale Histaminantagonisten

PRURIGO SIMPLEX SUBACUTA

Betroffen sind vorwiegend adipose Frauen Die chronisch rezidivierende Erkrankung ist durch stark zerkratzte Seropapeln an den Streckseiten der Oberarme und Oberschenkel, weniger ausgepragt am Rumpf, gekennzeichnet.

Die Patientinnen geben charakteristischerweise an, daß der starke Juckreiz nach blutigem Aufkratzen der Papeln sofort aufhort. Neben psychischen Faktoren spielen in der Pathogenese der Erkrankung auch endokrine Storungen (Diabetes, hormonelle Dysfunktion, Lebererkrankungen), Ovarialzysten und maligne Grunderkrankungen eine mögliche Rolle

In den meisten Fallen erbringt die Durchuntersuchung aber keine konkreten Ergebnisse

Differentialdiagnose

Morbus Duhring, Pruritus bei Ekzem (Atopie), Zoonosen

Therapie

Lokaltherapie

Antipruriginose Behandlung, in erster Linie mit potenten *Steroid-Externa* in fettarmer Grundlage, eventuell in Kombination mit *Liquor carbonis detergens* 5% bis 10%.

Weniger wirksam sind Abreibungen mit 1%igem Mentholspiritus oder juckreizstillenden Lotionen (Prurimix®, Lotio alba mit Tumenol ammonium).

Systemtherapie

Symptomatische Therapie mit *Histaminantagonisten* (sedierende Praparate abends, nichtsedierende morgens) oder *Tranquilizer* bzw *Neuroleptika* – in Zusammenarbeit mit Psychotherapeuten

Auch eine *Östrogenmedikation* kann bei Frauen in der Menopause versucht werden

Glukokortikoide oral sind nur in therapieresistenten Fällen uber kurze Zeit anzuwenden.

Einige Autoren empfehlen (siehe auch chronische Urtikaria) die Zerstorung der Darmflora durch Tetracycline und Amphotericin B mit anschließender Substitution von Lactobacillus Acidophilus.

PRURIGO NODULARIS HYDE

Unstillbarer Pruritus ist das Leitsymptom dieser seltenen und extrem chronischen Dermatose

Befallen werden vor allem scheinbar stark neurotische Personlichkeiten

Klinik

An den Streckseiten der Extremitaten finden sich isoliert stehende, derbe blaß-rotliche oder livide, 0,5 bis 2,0 cm große, stark zerkratzte Knoten

Selbstverstummelung fuhrt zu hypertrophen Narben und Pigmentverschiebungen.

Therapie

Prurigo nodularis ist extrem schwer therapeutisch zu beeinflussen Hier bewahrt sich mitunter die Zusammenarbeit mit einem *Psychotherapeuten*

Die Behandlung erfolgt wie bei der Prurigo simplex subacuta; zusatzlich können intrafokale *Triamcinoloninjektionen* versucht werden.

Vorubergehend wirksam sind auch Vereisungen mit flussigem Stickstoff im offenen Sprayverfahren, Rontgenweichstrahlen und PUVA

Einzelne sehr storende Knoten konnen exzidiert werden

Erkrankungen der Talgdrüsenfollikel

AKNE

Entzundliche Erkrankung talgdrusenfolli-
kelreicher Hautbezirke, gekennzeichnet
durch Komedonen (als Primarlasion), Seborrho, Pusteln, Papeln und Knoten
Akne zahlt zu den haufigsten Dermatosen
uberhaupt und betrifft vorwiegend Jugendliche ab dem 12. Lebensjahr Sie kann aber
auch in reiferen Jahren auftreten

Wichtige ätiopathogenetische Faktoren

Vererbung
Große und Aktivitat der Talgdrusen bzw
erhohte follikulare Reaktionsbereitschaft
zur Verhornungsstorung ist genetisch deter-
miniert
Vermehrte Talgproduktion (Seborrhoe) bei
gleichzeitiger lokaler Konzentrationsabnah-
me epidermaler Lipide (Linolsaure, freie
Sterole, Ceramide) im Akroinfundibulum
Freie Fettsauren als Spaltprodukte von Talg
storen die epidermale Differenzierung des
Akroinfundibulumepithels und induzieren
die Bildung von Mikrokomedonen

Mikroorganismen
Bakterien (Propionibakterium acnes, Staphylokokken) spalten durch Produktion
von Lipasen Neutralfette auf. Die entstehen-
den freien Fettsauren fuhren, besonders

nach Platzen des Komedos, zu entzundlichen Reaktionen

Hormone
Vermehrte Talgbildung unter dem Einfluß
von Testosteron (Ostrogene hingegen hemmen die Talgdrusenproliferation).

Exogene Faktoren und *Medikamente*
Ole, Teere, Kosmetika und Medikamente
(Steroide, Vitamin B, Halogene, Hydantoine, INH, Antikonvulsiva) konnen eine Akne
auslosen

Psychische Faktoren (Streß)

Die Bedeutung *immunologischer Mechanismen* ist noch ungeklart, *Nahrungsmit-
teleinflusse* spielen eine nur untergeordnete
Rolle

Klinik

Fettig-glanzende Haut, besonders im Gesicht
An talgdrusenreichen Hautpartien (Gesicht,
Rucken, mittlere Brustregion) finden sich
Komedonen (Talgretentionszysten) – sie
sind entweder weiß (geschlossene Komedonen) oder schwarz (offene Komedonen =
Hornpfropf in Follikeloffnung) –, Pusteln,
Papeln und je nach Schweregrad der Erkrankung auch knotige Infiltrate, Abszesse
und Narben

Sonderformen

• Akne conglobata

Knoten, Abszesse, maulwurfartig verzweigte Zysten und Fisteln, auch außerhalb der ublichen Akneprädilektionsstellen

• Akne excoriata

Vorwiegend bei jungen Madchen und Frauen mit psychischen Problemen. Typisch sind mit Fingernageln gesetzte Kratzeffekte und Narben

• Androgenetische Akne

Betrifft 20- bis 30jahrige Frauen, anamnestisch wird eine pramenstruelle Verschlechterung angegeben Erstmanifestation oft nach Absetzen von Ovulationshemmern

• Akne neonatorum

Durch Androgene in Muttermilch ausgelost. Symptome verschwinden nach 3 bis 6 Monaten

• Akne fulminans

Mit Ulzerationen, hamorrhagischen Nekrosen, Fieber und Leukozytose einhergehendes schweres Krankheitsbild.

• Gramnegative Follikulitis

Therapieresistente Akne durch Einwanderung von gramnegativen Keimen nach Langzeitbehandlung mit Antibiotika

• Durch exogene und iatrogene Faktoren ausgelöste Akne

Ole, Teere, Kosmetika, UV-Licht, Steroide, Vitamin B, Halogene, Hydantoine

Therapie

Lokale Therapie

Seit Einführung der modernen Aknetherapeutika ist die althergebrachte Behandlung mit schwefel-, salizyl- oder resorcinhaltigen Externa weitgehend uberholt
Zur Behandlung leichter Akneformen kann aber immer noch, besonders dort, wo Austrocknung und Schalung erwunscht sind (Follikulitis, pustulose Akne), auf altere Mittel wie Salizylspiritus, Zinnober-

Schwefel-Schuttelmixtur, Umschlage mit Aqua-Alibour oder Vlemingkx-Losung zuruckgegriffen werden (siehe Rezepturen).

– *Tretinoin*

Zahlreiche 0,05%-Vitamin-A-Saure enthaltende Produkte befinden sich am Markt (Eudyna®-Creme und -Gel, Airol®-Creme, -Losung, -Tupfer; Retin-A®-Creme, -Tupfer); sie wirken antikomedogen, proliferationsbeschleunigend und fordern gleichzeitig eine resorptive Entzündung.
Die Behandlung sollte möglichst fruhzeitig, also noch im nichtentzundlichen Komedonenstadium, einsetzen In den ersten Wochen der Behandlung muß mit einer Hautirritation gerechnet werden.
Der Patient soll über mogliche Nebenwirkungen (Hautrotung, Austrocknung) unterrichtet und von UV-Bestrahlungen abgehalten werden Eine sichtbare Besserung ist erst nach fruhestens 6 Therapiewochen zu erwarten Die Behandlung erstreckt sich uber Monate bis zu einem Jahr.

– *Benzoylperoxid*

(Akneroxid® 5% und 10%, Acnidazil®, Panoxyl® 5% und 10%, Scherogel® 5% und 10%).
Indikation. Entzundliche Akneformen
Wirkung: Forderung der resorptiven Entzundung, komedolytisch und antibakteriell Wirksamkeit etwas geringer als von Tretinoin, dafur aber mit weniger Nebenwirkungen behaftet Kontaktekzeme treten gelegentlich auf

– *Azelainsäure* (Skinoren®)

Neue Antiaknesubstanz
Wirkung: Antibakteriell, antikeratinisierend und antiinflammatorisch. Bei schwacher und mittelstarker Akne ahnlich gut wirksam wie Tretinoin und Benzoylperoxid; schwere Akneformen reagieren besser auf Tretinoin Nur geringe lokale Reizung

– *Topische Antibiotika*

Clindamycin (Dalacin®), Erythromycin (Aknemycin-Salbe®, Stiemycin-Lsg®). Siehe „Magistrale Rezepturen" und Anhang

Wirkung Verminderung der bakteriellen Besiedelung und damit indirekter Einfluß auf Komedonenbildung
Durch eine sinnvolle (alternierende) *Kombination* oben angeführter Substanzen – etwa VAS/Azelainsaure, VAS/Antibiotika – kann eine weitere Verbesserung der therapeutischen Effizienz einer Lokalbehandlung erreicht werden

Unterstützende Therapien

– Bestrahlungen
Kurzfristige UV-Bestrahlungen (auch SUP) Wegen der bekannten UV-Spatschaden sind Langzeitbestrahlungen abzulehnen Rontgenbestrahlungen sind langst obsolet

– Reinigung und Kosmetik
Hautreinigung erfolgt mit Syndets, milchigen Emulsionen oder alkoholischen Gesichtswassern (siehe Rezeptsammlung) Eroffnung von Komedonen nur durch geschulte Krafte Sparsame Anwendung von Abdeckmitteln (Aknichthol-Lotion®, Wisamt-Creme®)

– Stickstofftherapie
Einzelne größere Zysten werden durch Bespruhen mit Flussigstickstoff sehr rasch zur Ruckbildung gebracht

– Narbenkorrekturen
Alte Narbenfelder konnen chirurgisch oder durch Dermabrasio in gut ausgerusteten Hautkliniken (Erfolg in 30% bis 80%) korrigiert werden

– Softlaser
Die Behandlung mit dem Helium-Neon-Laser (5 bis 8 mW) scheint nach eigenen Erfahrungen bei papuloser Akne von gunstiger (resorptiver?) Wirkung zu sein

– Kollagenimplantat
Rinderkollageninjektionen zur kosmetischen Ausbesserung weicher atropher Narben (Testdosis interdermal am Unterarm Ablesung nach 4 Wochen)

Systemische Therapie

– Antibiotika
Tetracycline uber 6 bis 12 Wochen als Mittel der Wahl bei entzundlichen Akneformen, immer in Kombination mit modernen Lokaltherapeutika
Langer dauernde Behandlungen sind wegen moglicher Resistenzentwicklung oder Entstehung einer gramnegativen Follikulitis, außer in sehr hartnackigen Fallen, nicht empfehlenswert (Dosierung siehe Tabelle 15)
Moderne Tetracycline (Doxycyclin/Minocyclin) sind im allgemeinen gut vertraglich und kaum noch phototoxisch wirksam

Kontraindikationen
Schwangerschaft, Leber- oder Nierenschaden. Wegen moglicher Zahnverfarbungen sind Tetracycline fur Kinder bis zum vollendeten 10 Lebensjahr ungeeignet
Phototoxische Reaktionen kommen vor allem bei alteren Mitteln vor

Tabelle 15. Tetracycline in der Aknetherapie

	Anfangsdosierung (7–10 Tage)	Erhaltungsdosierung
Tetracyclinhydrochlorid (Achromycin®, Hostacyclin®)	1000 mg/die	250 mg/die
Lymecyclin (Tetralysal®)	600 mg/die	300 mg/die
Doxycyclin (Doxyderm®, Vibramycin®)	50–100 mg/die	50 (100) mg/die
Minocyclin (Minocin®)	50–100 mg/die	50 (100) mg/die

Erythromycin Alternativmittel bei Tetracyclinunvertraglichkeit Anfangsdosierung 1000 mg/die, Erhaltungsdosis 250 mg/die bis 500 mg/die

Chloramphenicol ist wegen Knochenmarkstoxizitat unter keinen Umstanden zu verordnen!

– Isotretinoin
(Roaccutan-Kapseln® – siehe „Retinoide") Wirkung antiinflammatorisch, immunmodulierend und hemmend auf Keratinisierung und Talgproduktion
Indikation Schwere oder therapieresistente bzw standig rezidivierende mittelschwere Akneformen, Akne mit Vernarbungstendenz, hoher psychischer Leidensdruck, gramnegative Follikulitis, Akne fulminans (Therapiebeginn mit Steroiden)
Die Anfangsdosis betragt 0,5 bis 1,0 mg/kg KG/die, die Erhaltungsdosis 0,1 bis 0,5 mg/kg KG/die fur mindestens 4 Monate (Gesamtdosis 100 bis 120 mg/kg KG).

Nebenwirkungen
Teratogenitat und Embryotoxizitat Frauen im gebärfahigen Alter sollen daher – außer in ausgewahlten Fallen – nicht mit Isotretinoin behandelt werden (Schwangerschaftstest vor und nach Beendigung der Therapie Konzeptionsschutz 4 Wochen uber das Behandlungsende hinaus erforderlich).
Trockene Haut und Schleimhäute (Cheilitis, Epistaxis, Konjunktivitis); Erhohung der Serumlipide und Transaminasen; selten Myalgien, Arthralgien, Hyperostosen, Effluvium, Kopfschmerz, Pruritus, Photosensibilitat, Granuloma pyogeneticum-artige Knoten.

Kontrollen
Zu Therapiebeginn Blutbild, Leberfunktionsproben, Lipide, dann 4wochentliche Nachkontrollen
– Sulfone (Avlosulfon®, Dapsone®)
Fur schwere entzündliche Akneformen geeignet; wegen ernster Nebenwirkungen (Methamoglobinbildung) werden sie nur selten angewendet

– Hormone
Antiandrogene
Cyproteronacetathaltige Ovulationshemmer (Diane mite®) reduzieren die Seborrho und damit indirekt die Bildung von Komedonen. Antiandrogene sind bei Frauen mit zyklusabhangiger Verschlechterung und Seborrhoe am wirksamsten, der Wirkungseintritt erfolgt erst nach 3monatiger Therapie (Nebenwirkungen und Kontraindikationen siehe androgenetische Alopezie)

– Glukokortikoide
Indikation. Akne fulminans
Dosierung· 30–40 mg Prednisolonaquivalent/die in absteigender Dosierung (erst spater Retinoide und Antibiotika)

Allgemeine Maßnahmen
Psychische Betreuung ist in manchen Fallen, besonders bei Akne excoriata, von Bedeutung
Diat: Die positive Wirkung von Diaten wurde früher stark uberbewertet
Strenge Diaten und Verbot einzelner Nahrungsmittel (Nusse, Schokolade, Gewurze) sind grundsatzlich, außer in einzelnen Fallen, wo individuelle Beobachtungen berucksichtigt werden konnen, nicht notwendig.

Zusammenfassung: Therapie und Betreuung von Aknepatienten

• Leichte Akne
Lokaltherapie
Nichtentzundliche Formen Vitamin-A-Saure, kosmetische Zusatzbehandlung (Eroffnung von Komedonen)
Entzundliche Formen Benzoylperoxid oder Azelainsaure oder lokale Antibiotika

• Mittelschwere Akne
Lokale und systemische Therapie

Langzeittherapie mit oralen Antibiotika (Tetracycline, Erythromycin) in Kombination mit Lokaltherapeutika wie oben, eventuell Hormontherapie (nur bei Frauen, die Kontrazeptiva wunschen)

• Schwere Akne

Langzeittherapie mit Antibiotika (hochdosierte Anfangsdosis) in Kombination mit Lokaltherapie
Fur schwere oder standig rezidivierende Akneformen oder gramnegative Follikulitis Isotretinoin
Hormontherapie (bei alteren Frauen eventuell Spironolacton) im Einzelfall
In Erprobung Isotretinoin lokal

Beratung und psychologische Betreuung
Patienteninformation uber Notwendigkeit einer regelmaßigen und langdauernden Behandlung und Nebenwirkungen einzelner Praparate
Merke hoher Leidensdruck, oft auch bei leichter Akne

ROSAZEA

Haufige, benigne, chronisch rezidivierende, vorwiegend zentrofazial lokalisierte, entzundliche Dermatose unbekannter Atiologie, sie beginnt im allgemeinen im 4 und 5 Lebensjahrzehnt und befallt Frauen haufiger als Manner

Diagnostische Hinweise

Klinik

Im Anfangsstadium Auftreten von fluchtigen Gesichtserythemen, haufig ausgelost durch Genuß von Alkohol und Kaffee oder physikalische Stimuli und Erregung Das Vollbild der Erkrankung ist gekennzeichnet durch persistierende Odeme und Teleangiektasien (Rosazea I), Papeln und Pusteln (Rosazea II) und großflachige entzundliche Knoten und Plaques in grobporig verdickter Haut (Rosazea III), haufig vergesellschaftet mit seborrhoischem Ekzem

Komedonen sind im Gegensatz zur Akne nicht vorhanden

Lokalisation
Bevorzugt an der Nase, Wangen, Kinn, Stirn, in seltenen Fallen auch extrafazial (Rumpf, Kopf)

Differentialdiagnose
Akne vulgaris, rosazeaartige Dermatitis, Lupus erythematodes, kleinknotige Sarkoidose, Lupus miliaris disseminatus faciei, Erythrosis faciei

Sonderformen

• Steroidrosazea
Nach langdauerndem Gebrauch fluorierter Steroide Entwicklung von Atrophie, Teleangiektasien und lividroten großflachigen Erythemen Nach Absetzen der Steroide haufig Exazerbation der Rosazea

• Lupoide Rosazea
Lupus vulgaris-artiges Bild mit braun-rotlichen Papeln und Knoten, die auf Glasspateldruck eine braunliche Farbe erkennen lassen

• Rhinophym (Knollennase)
Durch Bindegewebe- und Talgdrusenhyperplasie bizarre hockerige Vergroßerung der Nase

• Rosazea mit Augenbeteiligung
Blepharitis, Konjunktivitis, Iridozyklitis und Keratitis

Therapie

Lokale Therapie
Die leicht irritierbare Rosazea vertragt weder fette Salbengrundlagen noch stark austrocknende Maßnahmen (alkoholische Tinkturen, Seifen)
Nichtfluorierte Steroidcremes sind – wenn uberhaupt – nur kurzfristig anzuwenden, lokale Antibiotika (Erythromycin, Tetracyclin, Clindamycin) oder Metronidazol 1%

bis 2%ig in Lotio Cordes fuhren meistens nur zu einer kurzdauernden Besserung Antiphlogistische Behandlung mit Schwefel oder Ichthyol (nachts) hat einen gunstigen Effekt (Sulf praec 1,0-Refobacincreme 15,0-Ultrasicc. ad 30,0, oder Ichthyol 1% bis 5% in Lotio zinci alba), Umschlage mit Aqua Alibour (siehe Rezepturen) werden als angenehm und entzundungslindernd empfunden Zur Abdeckung eignet sich Aknichthol®, zum Waschen werden Syndets verwendet Lichtschutzmaßnahmen sind wegen der starken UV-Irritierbarkeit der Rosazea nutzlich

Flussiger Stickstoff im offenen Sprayverfahren – gezielt angewendet – ist, ahnlich wie bei der zystischen Akne, ein vorzugliches Zusatztherapeutikum und führt zur deutlichen Ruckbildung von hartnackigen papulosen Effloreszenzen

Systemische Therapie

– Tetracycline
Als Mittel der 1 Wahl fur mittelschwere und schwere Formen (Dosierung siehe Aknetherapie), eine niedrigdosierte Langzeitkur uber Monate (eventuell Jahre) ist in vielen Fallen bei gleichzeitiger Darmprophylaxe (Antibiophilus®, Hylak®) erforderlich

Alternativpraparate

– Isotretinoin (Roaccutan®)
Nur in schweren Fallen indiziert. Dosierung: 0,1 bis 0,5 (1,0) mg/kg KG/die (Nebenwirkungen siehe Aknetherapie) Langanhaltende Remissionen moglich.

– Metronidazol
Die Wirksamkeit reicht nicht an die der Tetracycline heran.
Anfangsdosis 500 mg/die uber 2 bis 3 Wochen, dann 250 mg/die uber 4 Wochen Nebenwirkungen: Gastrointestinale Beschwerden, metallischer Geschmack, allergische Reaktionen und selten Blutbildveranderungen.

– INH (Isonikotinsaurehydrazid)
5 mg/kg KG/die als mogliche Alternativtherapie bei lupoider Rosazea.

Diät

Vermeidung von provozierenden Faktoren (Alkohol, Kaffee, sehr heiße Getranke, scharfe Gewurze)

ROSAZEAARTIGE (PERIORALE) DERMATITIS

Vorwiegend bei jungeren Frauen auftretende, chronisch rezidivierende Entzundung im Gesichtsbereich
Die Atiopathogenese ist unklar, in fast allen Fallen spielt die Anwendung fluorierter Glukokortikoide uber langere Zeitraume eine entscheidende Rolle
Anamnestisch lassen sich wiederholte Anwendungszyklen von diversen Steroiden (primar fur nachtraglich kaum eruierbare banale Dermatosen) und Aufflackern der Erkrankung bei Absetzen der Medikation feststellen Außerdem werden Intoleranzreaktionen gegen Kosmetika, Pflegesalben und moglicherweise fluorierte Zahnpasten vermutet Auch negative Einflusse von Licht, hormonellen Faktoren (Ovulationshemmer) und vielleicht auch von Mikroorganismen (Milben, Candida albicans, Bakterien) werden diskutiert

Klinik

Kleine, teils konfluierende, entzundlich gerotete Papeln auf erythematoser, manchmal auch flachig infiltrierter Haut. Pradilektionsstellen sind die Perioralregion (unter Aussparung einer schmalen Zone um das Lippenrot), Kinn und Augenumgebung.

Differentialdiagnose
Akne, Rosazea, seborrhoisches Ekzem

Therapie

Die erste und wichtigste Maßnahme ist das radikale Absetzen von Steroidexterna In der Folge muß mit einem 2 bis 3 Wochen dauernden Reboundphanomen mit Spannungsgefuhl, Erythem und auch Odemen gerechnet werden Es ist entscheidend, den Patientinnen diese scheinbare Verschlechterung im voraus anzukundigen und vor weiterem Gebrauch von Steroiden zu warnen

Seifen, Kosmetika und Sonne sind zu meiden

Lokale Therapie

Milde Schuttelmixturen (Cutimix®, Lotio Hermal®) nachts, nichtfettende Salbengrundlagen uber Tag

Entzundliche Formen reagieren gut auf Umschlage mit Aqua Alibour Der Gebrauch von schwachen, nichtfluorierten Steroiden in den Anfangsphasen der Behandlung ist zu verantworten, verlangert aber im allgemeinen die Abheilungsdauer Hautfarbene Abdecklotionen sind wegen moglicher Irritationen nicht empfehlenswert

Systemische Therapie

Tetracycline (siehe Akneschema und Anhang) als Therapie der Wahl, fur mittelschwere und schwere Krankheitsformen uber 6 bis 8 Wochen

Histaminantagonisten bei Juckreiz

Erkrankungen der Schweißdrüsen

Erkrankung ekkriner Schweißdrüsen

HYPOHIDROSIS

Verminderte Schweißsekretion findet man vor allem im Gefolge von Myxodem, Diabetes insipidus, Morbus Addison, neurologischen Erkrankungen, Ichthyosen und ausgedehnten entzundlichen Dermatosen

ANHIDROSIS

Fehlende Schweißsekretion wird als Anhidrosis bezeichnet, sie kommt u a im Rahmen der ektodermalen Dysplasien vor Die Behandlung ist symptomatisch.

MILIARIA

Lokalisierte Anhidrose infolge mechanischer Verlegung von Schweißdrusenausfuhrungsgangen durch gequollenes Keratin.
Liegt die Blockade innerhalb des Stratum corneum, entstehen kurzlebige wasserklare Blaschen *(Miliaria cristallina)*.
Diese harmlose Dermatose tritt vorwiegend im Sommer nach fieberhaften Infekten bei Kleinkindern auf.
Ein anderes Bild bietet die ebenfalls selbstlimitierende *Miliaria rubra* mit wenigen Millimeter großen, brennenden und juckenden, geroteten Papulovesikeln, symmetrisch an bedeckten Korperpartien, meist in Zusammenhang mit starkem Schwitzen bei feuchtem Klima (Tropen)

Therapie

Schweißreduzierende Maßnahmen, kuhle Bader, Lotio zinci spirituosa und in hartnakkigen Fallen auch Glukokortikoid-Creme.

HYPERHIDROSIS

Vermehrtes Schwitzen infolge Uberfunktion ekkriner Schweißdrusen tritt lokal (palmoplantar/axillar) oder generalisiert, symptomatisch – im Rahmen verschiedener Erkrankungen (Hyperthyreose, Diabetes, Phaochromozytom, Hemiplegie u a) – oder ohne erkennbare Ursache (bei vegetativer Ubererregbarkeit, oft durch Alkohol oder Nikotin verstärkt) auf Da fur viele Menschen ubermaßiges Schwitzen eine erhebliche psychische Belastung darstellt, sollte die Behandlung dieses Leidens ernst genommen werden, wobei aber beachtet werden muß, daß samtliche gangigen therapeutischen Maßnahmen nur beschrankt wirksam sind und einige Medikamente wegen moglicher Nebenwirkungen kaum sinnvoll uber langere Zeitraume angewendet werden konnen

Therapie

Lokaltherapie

– Antiperspirantien
Aluminiumsalze (sie fuhren zum temporaren Verschluß von Schweißdrusenausfuhrungsgangen) Am wirksamsten scheint die 1mal wochentlich nachtliche Anwendung von 10% bis 20%iger alkoholischer Aluminiumchloridhexanhydratlosung (Haut vorher gut trocknen)

Formaldehydverbindungen (z B Antihydralsalbe®) Da Formaldehyd zu Kontaktekzemen fuhren kann, sind solche Mittel wenig empfehlenswert

Adstringentien Bader mit Kaliumpermanganat, Tannin oder Salbei zeigen eine nur geringe schweißreduzierende Wirksamkeit

– Ionthophorese
Eine interessante Behandlungsmoglichkeit stellt die Leitungswasseriontophorese dar Die Behandlung erfolgt mit Gleichstrom (10 bis 30 mA) uber 20 Minuten taglich (anfangs auch mehrmals taglich) uber 1 bis 2 Wochen

– Operative Maßnahmen
Moglich sind temporare Sympathikusblokkade durch Injektion von Lokalanasthetika oder permanente zervikale oder lumbale Sympathektomie
Die radikale Sympathektomie ist nicht immer permanent wirksam und fuhrt zu Nebenwirkungen wie Interkostalneuralgien, Horner-Syndrom, kompensatorische Hyperhidrosis – sie ist daher nur als ultima ratio gedacht
Therapieresistente axillare Hyperhidrosis laßt sich durch den relativ risikoarmen chirurgischen Eingriff der Exzision von Schweißdrusen korrigieren

Systemische Therapie
Durch Medikamente kann die Schweißdrusensekretion zwar reduziert werden, wegen beachtlicher Nebenwirkungen sind aber Belladonnaalkaloide und Psychopharmaka abzulehnen

Allgemeinmaßnahmen
Reinigung mit desodorierenden Seifen oder Syndets bzw lokale Anwendung desodorierender Substanzen (Rollstift, Spray, Puder) zur Uberdeckung des Geruchs
Tragen luftdurchlassiger Kleidung, von leichten Schuhen (Ledersohle) und tagliches Wechseln der (Baumwoll-)Socken

Erkrankungen apokriner Schweißdrüsen

FOX-FORDYCE-KRANKHEIT

Die seltene Erkrankung befallt vor allem junge Frauen und ist klinisch durch extrem stark juckende, flache oder spitzkegelige hautfarbene oder braune Papeln in Regionen mit vielen apokrinen Schweißdrusen (Axilla, Pubes, Genitale, Mamillen, Nabel) gekennzeichnet
Auffallend ist die geringe Korperbehaarung in befallenen Arealen In der Menopause kommt es zur Abheilung der Erkrankung

Therapie

Im Einzelfall helfen Ovulationshemmer, lindernd wirken Glukokortikoide (Creme oder intrafokale Applikation) und Abreibungen mit Mentholspiritus (1%) Eventuell PUVA-Therapie

CHROMHIDROSIS

Durch Anhaufung von Lipofuszin (und Abbauprodukten) in apokrinen Schweißdrusen kommt es zur Schweißverfarbung (blau-grun-schwarze Farbe).
Die Chromhidrose wird nur selten gesehen und ist therapeutisch kaum beeinflußbar.

HIDROSADENITIS SUPPURATIVA

(Siehe „Pyodermien")

Erkrankungen der Haare und der Kopfhaut

Haarausfall

Effluvium bedeutet pathologisch erhohten Haarausfall, ein Vorgang, der in manchen Fällen zur *Alopezie* (Haarlosigkeit) führt. Der Haarverlust kann umschrieben oder diffus, vernarbend oder narbenlos auftreten.

Ein beachtlicher Teil der dermatologischen Patienten sucht die Praxis mit Haarproblemen auf und bringt so den armen (oft selbst haararmen) Dermatologen, mangels wirksamer und nebenwirkungsarmer therapeutischer Gegenmaßnahmen, in Verlegenheit Gerade Patienten mit eingebildetem Effluvium sind kaum von der Harmlosigkeit ihres „Haarverlustes" zu uberzeugen, und die Versicherung, daß „bis zu 80 Haare taglich ausfallen durfen", wird nur selten akzeptiert.

Diffuses Effluvium

Die Ursachen fur diffuses Effluvium konnen mannigfaltiger Natur sein Oft sind sie trotz genauer Anamnese, klinischer Inspektion und Haarwurzelstatus nicht eruierbar

Wahrend der Haarausfall der Neugeborenen postpartal oder nach Absetzen von Ovulationshemmern ein *physiologischer Vorgang* ist, mussen andere Formen des diffusen Effluviums ernstgenommen werden

Toxische Substanzen (Schwermetalle) und verschiedene *Medikamente* (Zytostatika, Retinoide, Vitamin-A, Antikoagulantien, Thyreostatika u.a) sowie schwere fieberhafte *Infekte, Operationen* oder *Schock* konnen zu einem akuten hochgradigen Haarausfall führen Da die anagene Matrix Noxen gegenuber besonders empfindlich ist, werden in solchen Fallen dysplastische Anagenhaare im Trichogramm vorherrschen

Chronische Erkrankungen (Eisen- oder Vitaminmangel, Eiweißmangel, Neoplasien, Lebererkrankungen) und *endokrine Dysfunktionen* (Hypophyse, Schilddruse) verursachen ein mehr chronisch verlaufendes *Effluvium vom Spattyp* (2 bis 3 Monate nach der primären Schadigung) mit telogenem Wurzelmuster im Trichogramm

Das *Androgeneffluvium* – die haufigste Form des Haarausfalls beim Erwachsenen – ist im Grunde ein physiologischer Vorgang, der beide Geschlechter betrifft Es fuhrt, vorwiegend beim Mann, infolge verkurzter Wachstumszyklen, zur Atrophie der Haarfollikel und Ausbildung von Lanugohaaren

Der Haarverlust tritt schleichend-schubweise ein und fuhrt zur charakteristischen Kahlheit unter Erhaltung der Okzipital- und Schlafenhaare (bei Frauen bleibt die frontale Haarlinie meist erhalten)
Der Starkegrad des Haarausfalls ist vor allem von der genetisch verankerten Fahigkeit des Haarfollikels, auf zirkulierendes 5-α-Dihydrotestosteron zu reagieren, abhangig
Bei der Frau sind, auch bei deutlich ausgebildeter androgenetischer Alopezie, im allgemeinen keine abnormen Bluttestosteronwerte feststellbar

Therapie

(des diffusen, nicht hormonell bedingten Effluviums)
Anamnese, Verlauf, Klinik und Haarwurzelstatus ergeben in vielen Fallen Hinweise auf ursachliche Faktoren, die, einmal erkannt, beseitigt werden mussen
Besonders medikamentos ausgeloster Haarausfall ist, da dosisabhangig, fast immer reversibel
Wenig beeinflußbar hingegen ist ein durch chronische Erkrankungen ausgelostes Effluvium
Ob ein therapeutischer Effekt, außer bei deutlichen Mangelzustanden, medikamentos erzielbar ist, muß bezweifelt werden
Zur Verfugung stehen diverse Praparate wie Gel-Acet® (Gelatine-Vitamin-A-Cystinmischung), Bio-H-Tin® (Biotin) oder Pantogar® (Calcium-D-pantothenat-L-Cystin) und verschiedene Vitaminmischungen

Therapie

(der androgenetischen Alopezie)

Lokale Therapie

Äthinylöstradiol 0,005% bis 0,15% in Spiritus dilutus fuhrt zwar theoretisch zur kompetitiven Hemmung der DHT-Rezeptoren der Matrixzellen des Haarfollikels (und im Trichogramm zur Verminderung der Telogenhaare), ist aber in der Praxis nur maßig wirksam Die Anwendung beim Mann ist umstritten, da besonders bei hoheren Konzentrationen, infolge Resorption, Nebenwirkungen auftreten konnen
Die topische Anwendung von *Antiandrogenen* (Cyproteronacetat 1% in Liquibas) scheint kaum wirksam zu sein Die Anwendung beim Mann ist ebenfalls umstritten
Eine weitere umstrittene therapeutische Moglichkeit ist die Verordnung von *Minoxidil* (Regaine Lsg ®, eventuell in Kombination mit Vitamin-A-Saure), einem Antihypertensivum zur Behandlung schwerer Hypertonieformen mit stark wirksamer peripherer Vasodilatation
Bei regelmaßiger Anwendung kann bei nicht zu lange bestehender Alopezie in rund 20%–40% der behandelten Falle mit einem maßigen (selten kraftigen) Haarnachwuchs gerechnet werden Nach Absetzen der Therapie kommt es aber erneuert zum Ausfall der nachgewachsenen Haare
Die lokale Vertraglichkeit ist bis auf gelegentliche Irritationen gut, ernste systemische Nebenwirkungen konnten bisher nicht nachgewiesen werden, sind aber im Einzelfall nicht auszuschließen
Sicher unwirksam sind „Durchblutungsforderung" durch Massagen oder gefaßerweiternde Substanzen in verschiedenen Haarwassern Eine begleitende Seborrho kann durch antiseborrhoische Maßnahmen (siehe dort) reduziert werden

Systemische Therapie

Hormontherapie

Die zur Zeit einzig wirksame medikamentose Moglichkeit zur Beeinflussung der androgenetischen Alopezie
Hormone konnen naturgemaß nur bei Frauen eingesetzt werden, sie sind aber mit Nebenwirkungen verbunden und nur zeitlich begrenzt wirksam, da nach Absetzen der Medikation Rezidive nach rund 2 bis 3 Monaten kaum ausbleiben
Wahrend *Chlormadinoacetat* (Eunomin®, Gestamestrol® – in Osterreich nicht erhaltlich) zur Hemmung der 5-α-Reduktase –

welches Testosteron biologisch aktiviert – fuhrt, blockiert das starker wirksame *Cyproteronacetat* (Diane mite® = 2 mg Cyproteronacetat, 0,035 mg Athinylostradiol, Andro-Diane® = 10 mg Cyproteronacetat pro Pille) die Bindung von 5-DHT an Rezeptoren der Matrixzellen von Haarfollikeln Cyproteronacetat ist in der Schwangerschaft, bei Leber- und Nierenerkrankungen, Diabetes und Neigung zu Thrombembolien kontraindiziert und bei Frauen in der Menopause nur im Ausnahmefall anwendbar

Mögliche Nebenwirkungen
Gewichtszunahme, Libidoverminderung, Adynamie, Kopfschmerz, Thrombembolien

Dosis
Diane mite – 1 Tablette – vom 5. bis 25 Zyklustag (in schweren Fallen in Kombination mit Andro-Diane® – 2 bis 5 Tabletten – vom 5 bis 14 Zyklustag), mindestens uber 6 Zyklen, wobei ein Therapieerfolg erst nach 3 Monaten sichtbar wird.
Frauen in der Menopause erhalten im Einzelfall Andro-Diane® (2 bis 5 Tabletten/die) Da eine wirksame Lokalbehandlung der mannlichen Glatze zur Zeit nicht moglich ist, bleibt fur Patienten mit hohem Leidensdruck nur die Verordnung einer Perucke oder die Uberweisung zur Haartransplantation ubrig
Es ist eine aufwendige und teure Prozedur, da zur Erzielung eines zufriedenstellenden Ergebnisses zahlreiche operative Sitzungen notwendig sind.

Umschriebenes Effluvium

ALOPEZIA AREATA

Die Alopezia areata ist charakterisiert durch plotzlich auftretenden, umschriebenen Haarausfall, der zu runden, kahlen Arealen, bei erhaltenen Follikeloffnungen fuhrt.
Die entzundliche Erkrankung unbekannter Atiologie betrifft vorwiegend Kinder und junge Menschen; sie ist meist reversibel, verlauft aber in Schuben und kann auch zum totalen Haarverlust fuhren.
Einige Faktoren sprechen fur das Vorliegen einer Autoimmunerkrankung, so unter anderem Gehauftes gleichzeitiges Auftreten von Autoimmunerkrankungen (wie perniziose Anamie, Autoimmunthyreoiditis, Vitiligo, CDLE), Auftreten von Autoantikorpern gegen Muskel- und Magenzellen, Verminderung der peripheren B-Lymphozyten und der Phagozytoseaktivitat von Granulozyten, sowie ein die Matrixzelle schadigendes Zellinfiltrat (T-Zellen, Langerhans-Zellen) im Bereich des Haarbulbus und der dermalen Haarpapille, mit nachfolgender Umwandlung des Haarfollikels in einen „Miniaturfollikel"

Diagnostische Hinweise

Plotzlicher Beginn ohne subjektive Symptome mit einem oder mehreren munzengroßen Herden, vorwiegend am Kapillitium (okzipital und temporal) In 10% der Falle ist die gesamte Korperbehaarung mitbetroffen. Die Haut der runden oder ovalen Herde ist klinisch unauffallig, selten gering gerotet, die Follikelmundungen bleiben erhalten; in ihnen erkennt man depigmentierte Miniatur- oder Ausrufungszeichenhaare Begleitende Nagelveranderungen (Dystrophie, Tupfelung) sind in 20% vorhanden Es besteht eine Tendenz zur zentrifugalen Ausbreitung und zur Konfluenz von Alopezieherden Bei kompletter Glatzenbildung spricht man von Alopezia areata totalis, sind alle Korperhaare befallen, von einer Alopezia areata universalis

Prognose

Atopiker und Patienten mit Erkrankungsbeginn vor der Pubertat haben eine deutlich schlechtere Prognose, ausgedehnte Herde, fleckiges Verteilungsmuster, Befall der ubrigen Gesichts- oder Korperbehaarung und lange Erkrankungsdauer sind ebenfalls ungunstige Zeichen Bei etwa einem Drittel der Patienten kann mit einer Remission innerhalb von 3 bis 6 Monaten und in der Halfte der ubrigen Falle mit einer Ausheilung innerhalb eines Jahres gerechnet werden Der Rest zeigt eine Remission zu einem spateren Zeitpunkt oder in 20% keinen Haarnachwuchs Rezidive sind in der Halfte der Falle innerhalb von 5 Jahren nach dem 1 Schub zu erwarten Besonders ungunstig ist die Prognose der Alopezia areata universalis

Differentialdiagnose

Narbige Alopezien (im Rahmen von CDLE, Lichen ruber, Morbus Brocq), Alopezia areolaris syphilitica („wie von Mausen angenagte Herde"), Trichotillomanie (90% bis 100% der Haare in Anagenphase), Mikrosporie

Therapie

Sowohl lokale als auch systemische Medikation liefern unbefriedigende Ergebnisse! Da aber erfahrungsgemaß in den meisten Fallen mit einem spontanen Nachwachsen der Haare zu rechnen ist, soll der Patient uber den wahrscheinlichen Verlauf seiner Erkrankung aufgeklart und soweit als moglich beruhigt werden

– Glukokortikoide

Am haufigsten kommen mittelstarke bis starke Steroidtinkturen zum Einsatz, eventuell in Kombination mit Vitamin-A-Saure Nebenwirkungen sind besonders bei kleinflachiger Anwendung nicht zu befurchten In Frage kommen auch intralasionale Steroidinfiltrationen (1 bis 2 mg Triamcinolon/cm² mit Lokalanasthetikum verdunnt), die Behandlung ist mit einigen Risiken verbunden moglich sind Hautatrophien, systemische Nebenwirkungen und – glucklicherweise sehr selten – Steroidkristallembolien der Arteriae centralis retinae mit nachfolgender Erblindung (Hoigné-Syndrom) Dieser Gefahr kann durch streng intrakutane Injektionstechnik (Dermojet) und Meiden des vorderen Schadelbereiches vorgebeugt werden Eine langfristige niedrig dosierte orale Steroidmedikation ist wegen moglicher systemischer Nebenwirkungen kaum indiziert, zumal erfahrungsgemaß nachgewachsene Haare nach Absetzen der Steroide wieder ausfallen

– Lokale Immuntherapie

Kontaktsensibilisierung mit potenten Kontaktallergenen zur Behandlung sehr ausgedehnter therapieresistenter Falle

DNCB (Dinitrochlorbenzol)
Nicht mehr in Verwendung (mutagen)

Diphenylcyclopropenon (Diphencyprone)
Applikation 1mal wochentlich in steigender Konzentration bis maximal 2%
Nebenwirkungen Juckreiz, disseminiertes Ekzem (leichtes Ekzem am Applikationsort erwunscht), Pigmentverschiebungen, Vitiligo, Kontakturtikaria
Wirksamkeit In 70% der Falle akzeptable Ergebnisse, aber nur in spezialisierten Kliniken durchfuhrbar

– Dithranol

In Betracht kommt auch ein Therapieversuch mit Dithranol in steigender Dosierung (0,02% bis 2%), wobei durch Erzeugung einer toxischen Dermatitis ein geringes Dauererythem angestrebt wird

– Ultraviolettbestrahlung

Empfohlen werden SUP-Bestrahlungen oder ein Versuch mit PUVA (lokal oder besser systemisch)

– Soft Laser (Helium-Neon-Laser)

Nebenwirkungsfreies, nach eigenen Erfahrungen aber vollig wirkungsloses Placebo

– Minoxidil (Regaine Lsg ®)

Keine uberzeugenden Ergebnisse, im allgemeinen fallen die nachgewachsenen Haare nach Absetzen der Behandlung wieder aus Der Wirkmechanismus von Minoxidil ist ungeklart (siehe „Effluvium")

– Hyperamisierende Maßnahmen (Tinctura capsici, K5-Tinktur®)

Keine therapeutische Wirksamkeit (Placebo)

– Perücke
Totale Alopezie bedeutet fur viele Patienten ein großes psychisches Problem In solchen Fallen sollte man nicht zogern, eine Perükke zu verordnen

Vernarbende Alopezien

Eine Reihe von entzundlichen Prozessen fuhrt zur sekundaren Zerstorung von Haarfollikeln und zu umschriebener oder diffuser Alopezie. Man unterscheidet hierbei zwei Formen von vernarbenden Alopezien

• **Alopezien bei angeborenen Hautkrankheiten**
Aplasia cutis, Dyskeratosis Darier, Ichthyosen, Incontinentia pigmenti, Porokeratosis Mibelli u a

• **Erworbene Alopezien**
Durch physikalische Traumen, im Rahmen von Infektionen (Bakterien, Viren, Pilze) oder infolge von bekannten (Lichen ruber, LE, Sklerodermie, Lupus vulgaris, Necrobiosis lipoidica) und nachtraglich nicht mehr eruierbaren Erkrankungen (hierher gehort auch die *Pseudopelade Brocq* als Endzustand einer vorangegangenen Schadigung der Haarfollikel)

Differentialdiagnose
Alopezia areata

Therapie
Fruhzeitige Behandlung der Grunderkrankung, vernarbende Alopezien sind immer irreversibel.

Hirsutismus

Unter Hirsutismus versteht man das (psychisch sehr belastende) Auftreten eines mannlichen Behaarungsmusters bei der Frau in androgenabhangigen Regionen

Ursachen
– Idiopathisch (ohne Erhöhung zirkulierender Androgene),
– symptomatisch adrenal (Hyperplasie, Tumoren, adrenogenitales Symptom), ovariell (Tumoren), hypophysär (Cushing, Akromegalie),
– medikamentos Glukokortikoide, ACTH, Androgene, Danazol, Minoxidil, Phenytoin, Penicillamin u a ,
– im Rahmen von Erkrankungen wie Porphyrie, Speicherkrankheiten, Anorexia nervosa, neurologische Leiden

Therapie
– Abklarung in Zusammenarbeit mit Internisten, Endokrinologen und Gynakologen,

danach *ursächliche Behandlung* je nach zugrundeliegender Storung

– Symptomatische Therapie
Bleichen der Haare mit 10% bis 20%igem Wasserstoffsuperoxid

– Epilation
(in schweren Fallen außerst muhsam)
Zerstorung der Haarmatrix und der dermalen Haarpapille mit der Diathermienadel oder durch Elektrokoagulation (Mehrfachbehandlung jedes Haares erforderlich).
Vorubergehend wirksam sind Rasur, Epilationspflaster, Epilation mit heißem Wachs, Epilationspinzette oder chemische Epilation mit Thioglykolaten (cave toxisches Kontaktekzem)

– Hormonelle Therapie

Antiandrogene
Chlormadionacetat (Neo-Eunomin® – in Osterreich nicht erhaltlich), Cyproteron-

acetat (Diane mite® Cytoproteronacetat/ Ethinylostradiol) oder in schweren Fallen Androcur® 100 bis 200 mg/die, vom 5 bis 14 Zyklustag, in Kombination mit Ethinylostradiol 40 bis 60 µg/die vom 5 bis 25 Zyklustag

Kontraindikation Gravidität

Eventuell Spironolacton
50 mg/die (Nebenwirkung Zyklusstorungen, Spannungsgefuhl der Brust)

Seborrhoea oleosa und Pityriasis simplex capillitii

Schuppen der Kopfhaut konnen sowohl bei Seborrho als auch im Rahmen einer Sebostase auftreten

Von *Seborrhoea sicca* spricht man bei trockener, leicht schuppender (Kopf-) Haut, trotz erhohter Talgproduktion sind aber die Haare nicht ubermaßig fett

Diese darf nicht mit der *Pityriasis simplex capillitii* mit umschriebenen trockenen Schuppenarealen bei Sebostasepatienten verwechselt werden

Fuhrt die erhohte Talgdrusensekretion am behaarten Kopf zu fettigen, strahnigen, glanzenden Haaren, spricht man von einer *Seborrhoea oleosa*

Therapie (der Seborrhoea oleosa)

Die Ursachen der Seborrho sind nur teilweise bekannt, neben Vererbungsfaktoren spielen Hormone (Testosteron stimuliert, Ostrogene hemmen die Talgdrusenaktivitat), Emotion und neurologische Storungen (M Parkinson) eine Rolle

Durch geschickte Kombination von Wirksubstanzen und Grundlagen konnen gleichzeitig Sebosuppression, Keratostase und Keratolyse erzielt werden Die therapeutischen Maßnahmen sind rein palliativ, bei Absetzen der Medikation sind Rezidive die Regel.

Maßnahmen zur Reduktion der Lipide

Allgemeine Empfehlungen
Haarwasche nur 1- bis 2mal wochentlich, Kurzschneiden der Haare, ubertriebenes Fonen einstellen

Medikamentos
Anwendung von Isopropylalkohol (Hemmung der Talgdrusenentleerung und der mikrobiellen Lipolyse), von Steinkohlenteer (Hemmung der Talgproduktion, kerostatische Wirkung) und eventuell auch Ostrogen (siehe Rezepturen)

Zum Kopfwaschen eignen sich alkalifreie Syndets, als besonders wirksam erweisen sich Sebopona-Teer-Shampoo® und Ichtho-Cadmin-Creme®

Eine gewisse Hemmung der mikrobiellen Lipolyse laßt sich auch mit kolloidalem Schwefel und Selendisulfid (verstarkt aber die Lipidproduktion) erzielen

Die Seborrho ist auch durch *systemische Medikation* beeinflußbar

Zur Anwendung kommen ostrogenbetonte oder chlormadionacetat- bzw cyproteronacetathaltige Kontrazeptiva (Diane mite®), im Einzelfall auch 13-cis-Retinsaure (Roaccutan®) – allerdings nur nach strenger Indikationsstellung, unter Beachtung der moglichen Risiken

Therapie (der Pityriasis simplex capillitii)

Hier werden sowohl keratolytische Stoffe (Salizylsaure, Schwefel), als auch die Zellproliferation hemmende Substanzen (Steinkohlenteer, Selendisulfid, Pyrithion-Zink, Cadmiumsulfid, Ichthyolnatrium), entweder in alkoholischen Losungen (siehe Rezepturen) oder als Shampoos angewendet

Erkrankungen des Nagels und seiner Umgebung

Nagelveranderungen werden in der dermatologischen Praxis haufig gesehen
Da der Nagel auf sehr verschiedene bekannte und unbekannte Reize sehr unterschiedlich reagieren kann, sind Diagnose und besonders die Suche nach Ursache der Nagelveranderung nicht immer einfach
Ein Teil der den Patienten beunruhigenden Nagelveranderungen tritt ohne erkennbare Ursache auf; in solchen Fallen wird haufig (sehr zur Freude der Apotheker) die Alibidiagnose „Vitamin- oder Mineralienmangel" gestellt
Manche Nagelveranderungen treten im Rahmen von Dermatosen, kongenitalen Anomalien und Systemerkrankungen auf
Auch exogene Faktoren (kosmetische Manipulationen, feuchtes Milieu, Chemikalien) sowie normale Alterungsvorgange sind haufige Ursachen der Veranderungen

Strukturveränderungen der Nagelplatte

Begriffe und Ursachen

- **Onychorrhexis** (abnorm bruchige Nagel)
Meist exogene Ursachen (feuchtes Milieu, Nagellackentferner, Chemikalien), seltener Eisenmangel, Unterernahrung, Hyperthyreose, Lichen ruber.

- **Onychoschisis** (Aufspaltung der Nagelplatte von distal her)
Idiopathisch, nach Trauma, Chemikalien, feuchtes Milieu.

- **Onycholysis** (Loslosung des Nagels vom Nagelbett)
Kosmetische Manipulationen (kunstliche Nagel), Chemikalien, Durchblutungsstorungen, phototoxische Reaktionen, Dermatosen (Psoriasis, Ekzem, Mykosen, Pseudomonasbefall)

- **Onychodystropie** (Nagelplatte verformt, verdickt, hyperkeratotisch)
Langdauernde Traumen, Dermatosen (Psoriasis, Lichen ruber – mit Pterygium unguis, Neurodermitis, Mykose), im Rahmen kon-

genitaler Erkrankungen (Nagel-Patella-Syndrom, Pachonychia congenita, Morbus Darier)

• Onychogrypose (Krallennagel)
Langdauernde Traumen, enge Schuhe, mangelhafte Nagelpflege

• Koilonychie (Löffelnagel)
Durchblutungsstörung, Eisenmangelanämie, Chemikalien oder kongenital

• Uhrglasnägel (Nagel vergrößert, rundlich, konvex geformt, meist auch Trommelschlegelfinger)
Rechtsherz, Lungenerkrankungen (TB, Malignome, Asbest), Leberzirrhose, Hyperthyreose, Morbus Crohn, lokale arteriovenöse Fisteln, im Rahmen einer Pachydermoperiostitis

• Längsriffelung
Häufig als Altersveränderung, Durchblutungsstörung, kongenital (Dystrophia mediana canaliformis), Lichen ruber

• Querriffelung
Gifte (Zytostatika), nach febrilen Infekten (vorübergehende Matrixschädigung), Paronychie, Lichen ruber, Hypothyreose, Systemerkrankungen

• Tüpfelnägel (winzige gepunzte Defekte)
Psoriasis, Lichen ruber, Neurodermitis, Alopecia areata

Verfärbung der Nagelplatte

• Braun/schwarz
Farbeinlagerungen (Farben, Filmentwickler, Kaliumpermanganat, Nikotin), Ölflekken (Psoriasis), Mykose, Nävi, Melanom, Morbus Addison

• Weiß (Leukonychie)
Nach fieberhaften Infekten, Bagatelltraumen, Arsen oder familiär
Leukonychien kommen häufig vor, sie treten umschrieben oder diffus auf

• Grün
Schimmelpilz, Pseudomonas

• Blau-grün
Chloroquin

• Rot
Splitterhamorrhagien (Endokarditis, SLE, Glomerulonephritis)

• Gelb
Yellow-Nail-Syndrom (verdickte gelbe Nägel, Bronchiektasien, Lymphödem)

Therapie von Strukturveränderungen und Verfärbung

Ausschluß (und Behandlung) von Intoxikationen oder vorliegender innerer Erkrankungen
Therapie ursächlicher Dermatosen (bei Psoriasis äußerst mühsam. In Betracht kommen PUVA-Bestrahlungen, Steroide okklusiv oder mit Dermojet, neuerdings auch niedrig dosiertes Cyclosporin A) und Behebung von Durchblutungsstörungen (Nikotinentzug, Wechselbäder, medikamentös)

Wichtig sind auch regelmäßige Nagelpflege (Kurzschneiden der Nagel, eventuell Abschleifen bei Onychogrypose) und Nagelschutz (Schutz vor Chemikalien durch Nagellack oder Handschuhe)
Eine Nagelextraktion dystrophischer Nagel ist nur bei gleichzeitig durchgeführter Matrixverödung sinnvoll
„Nagelwuchsfordernde Substanzen" (Gelacet®, Kieselerde) sind bei Nageldystrophie unwirksam

Erkrankungen der Nagelumgebung

UNGUIS INCARNATUS

(eingewachsener Nagel)

Durch seitliches Einwachsen des Nagels in das Paronychium und bakterielle Superinfektion kommt es zur lokalen eitrigen und schmerzhaften Entzündungsreaktion mit Ausbildung von Granulationsgewebe Hauptursachen sind Tragen von zu engen Schuhen, chronisches Trauma, Rundschneiden des Nagels und Disposition (gewölbte Nagelplatte)

Therapie

Druckentlastung (weiche Schuhe), Nagel stets gerade schneiden, Bäder mit Kaliumpermanganat, Salbentherapie (Rivanoldiachylon – siehe Rezepturen – oder antibiotische Salben), Watteeinlagen so lange, bis der Nagel über das Nagelbett hinausgewachsen ist
Chirurgische Intervention: Erforderlich ist die Verkleinerung der Nagelmatrixzone durch Keilexzision (Emmertsche Operation), da eine gewöhnliche Nagelextraktion stets zu Rezidiven führt Das Granulationsgewebe kann auch kaustisch abgetragen werden

PARONYCHIE

(Nagelwallentzündung)

• Akute Paronychie
Akute bakterielle (selten mykotische) Infektion, meist infolge von Manipulationen am Nagelwall (Manikurverletzung, Nagelbeißen) und häufiges Hantieren im Wasser (Hausfrauen)

Klinik
Hochroter, geschwollener, schmerzhafter Nagelwall, oft mit eitriger Einschmelzung des Gewebes im Bereich des Nagelfalzes

• Chronische Paronychie
Chronische, wenig schmerzhafte, meist mykotische (Hefe-)Infektion des Nagelwalles, vor allem infolge langjähriger unterschwelliger Traumen, häufig bei Diabetikern

Klinik
Dunkellivide Verfärbung und Schwellung des Nagelwalles, eitrige Einschmelzung nur selten

Therapie

• Akute Paronychie
Lokal· Rivanol-diachylon-Salbe (siehe Rezepturen), Betaisodona-Salbe®, Pyoktanin-Lösung (0,5%) und Bäder in Kaliumpermanganat.
Ruhigstellung des befallenen Gliedes, bei Abszeßbildung Inzision
Systemische Antibiotika (Penicillin, Erythromycin)

• Chronische Paronychie
Lokale Behandlung mit antimykotischen Substanzen (Nystatin, Imidazole), anfangs in Kombination mit milden Glukokortikoiden (z B Hydroderm-Creme 10,0/Mycostatin-Salbe ad 30,0) oder Pyoktanin (0,5%)
Systemische antimykotische Therapie nur bei Nichtansprechen auf Lokaltherapie

Granulomatöse Hauterkrankungen

GRANULOMA ANULARE

Benigne, granulomatöse, selbstlimitierende Erkrankung des Hautbindegewebes unklarer Genese, gekennzeichnet durch Papeln in anulärer Anordnung, vorwiegend bei Jugendlichen, meistens an den Akren lokalisiert

Diagnostische Hinweise

An den Prädilektionsstellen (Hand- und Fußrucken, Finger-Streckseiten, über Gelenken und gluteal) finden sich glatte, feste, hautfarbene Papeln, die durch Konfluenz zu ringförmigen Herden mit eingesunkenen Zentren zusammenwachsen
Die asymptomatischen Herde entwickeln nach langerem Bestehen in den meisten Fallen einen lividrotlichen Farbton
Verlauf: Spontanheilung innerhalb von 1 bis 2 Jahren haufig

Sonderformen

• Disseminiertes Granuloma anulare
Exanthem aus 1 bis 2 mm großen Papeln am gesamten Integument. Vorzugsweise bei Erwachsenen vorkommend (selten)

• Perforierendes Granuloma anulare
Zentrale Kruste in einzelnen Papeln. Aus Zentrum zuweilen Entleerung einer glasigen Flussigkeit (sehr selten)

Differentialdiagnose

Rheumatismusknoten (Sitz oft am Ellenbogen), Lichen ruber anularis, anulare Sarkoidose und

Necrobiosis lipoidica diabeticorum
An Streckseiten der Unterschenkel und Fußrucken finden sich scharf begrenzte Herde mit Atrophie der Epidermis und gelbbraunlichem, oft sklerotischem Zentrum
Die Defekte sind von Teleangiektasien durchzogen und zeigen einen braun-roten Randsaum. Zentrale Ulzerationen treten gelegentlich auf
Hauterkrankung als Diabetesindikator!

Therapie (des Granuloma anulare)

Lokale Therapie
Da die Erkrankung benign und selbstlimitierend verlauft, sind größere therapeutische Anstrengungen kaum erforderlich.

– Glukokortikoide
Fluorierte Steroide offen – oder wirksamer – unter einem Okklusivverband
Auch intrafokale Triamcinolon-Injektionen (mit Lokalanasthetikum verdunnt) sind moglich
Nebenwirkung Hautatrophien konnen auftreten

– Probeexzision
Herdruckenbildungen nach chirurgischer Probeexzision werden beschrieben.

– Kryotherapie
Flüssiger Stickstoff im offenen Sprayverfahren beschleunigt die Ruckbildung der Herde (Rezidive haufig)

Systemische Therapie
Nur bei ausgedehnten Herden mitunter erforderlich

– Glukokortikoide
30 bis 40 mg Prednisolonaquivalent taglich in Abbaudosis.

– PUVA
Therapieschema wie bei Psoriasistherapie. Wirksamste Behandlungsmoglichkeit beim disseminierten Granuloma anulare

– Etretinat (Tigason)
Als Monotherapie oder in Kombination mit PUVA (RE-PUVA)
Anfangsdosis: 50 bis 75 mg Etretinat taglich unter Beachtung der moglichen Nebenwirkungen (z B. Teratogenitat)

Therapie (der Necrobiosis lipoidica)

– Behandlung des Grundleidens (Diabetes)

– Glukokortikoide
Salben okklusiv, Folien, intrafokale Randunterspritzung – wenig effektvoll.

– Kompressionsverbande

– Exzision
Mit nachfolgender plastischer Deckung (besonders bei exulzerierten Formen).

SARKOIDOSE

Durch nichtverkasende Epitheloidzellgranulome charakterisierte, chronische Multisystementzündung unbekannter Atiologie, mit unregelmaßigem Befall der Haut und der meisten inneren Organe Betroffen sind vorwiegend jungere Menschen, vor allem Frauen Es besteht eine Assoziation mit HLA-Antigenen (HLA B7, B13, DR3) und eine herabgesetzte zellulare Immunitatslage.

Diagnostische Hinweise
Hauptmanifestationen der Sarkoidose sind bihilare Lymphadenopathie und pulmonale Alveolitis Hauterscheinungen kommen in 50% der Falle vor, fast alle Organe konnen befallen sein, so vor allem Leber und Milz, Augen und Knochen
Allgemeinerscheinungen sind nicht selten, besonders in Form von Abgeschlagenheit, Fieber, Nachtschweiß und Gewichtsverlust
Die Hautveranderungen zeigen eine braunrotliche oder livide Verfarbung, auf Glasspateldruck erscheint haufig ein lupoides grau-gelbes Infiltrat, die Sondenprobe ist im Gegensatz zur Tuberkulose negativ

Hautmanifestation

• Großknotige Form
Hauptmanifestation der chronisch progredienten Hautsarkoidose mit großen, knollenformigen, braun-roten oder lividen, derben Knoten und Teleangiektasien vorwiegend im Gesicht
Eine Mitbeteiligung des oberen Respirationstraktes und Lungenfibrose kommen haufig vor

Sonderform
Lupus pernio mit frostbeulenartigen Veranderungen, Ulzerationen, Nasenschleimhautbeteiligung und Nasenseptumperforation

• Kleinknotige Form
Isoliert oder gruppiert stehende, lividrote, derbe Knötchen im Gesicht, an Rumpf und Streckseiten der Extremitaten Sehr chronischer Prozeß, haufig mit Lungen- und Leberbeteiligung.

Sonderformen
Anuläre oder *zirzinare kleinknotige Sarkoidoseformen.*

• Flächenhaft infiltrierende Form
Plattenartige lividrote Lasionen.

• Narbensarkoidose
Umschriebene Herde in alten Narben

• Angiolupoide Form

Weiche, braun-rote Herde mit Teleangiektasien und hoher Rezidivneigung

Verlauf

Gute Prognose in der Fruhphase der Erkrankung, besonders dann, wenn die Lungenveranderungen nicht im Vordergrund stehen Die Prognose großknotiger Formen (und Lupus pernio) ist weniger gunstig

Differentialdiagnose

Lupus vulgaris (Histologie, Erregernachweis, Sondenprobe, positiver Tuberkulintest), Lues III und Necrobiosis lipoidica

Labor

Kveim-Test Aus sarkoidalen Lymphknoten prapariertes Antigen wird intradermal appliziert Das nach 6 Wochen entstehende Granulom kann histologisch untersucht werden

ACE (Angiotensin converting enzyme) und Ga-Szintigraphie als mogliche Verlaufsparameter

Hyperkalzamie- und Kalzurie, α2- und γ-Globulinerhohung, beschleunigte Senkung Anergie auf Recall-Antigene

Erkrankungen und Syndrome im Rahmen der Sarkoidose

• Erythema nodosum

Erkrankung des akuten oder subakuten Stadiums, meist im Rahmen des Lofgren-Syndroms

• Ostitis cystoides multiplex Jüngling

Schwellung der mittleren Finger-(Daumen-)bereiche infolge von Knochenbeteiligung

• Löfgren-Syndrom

Erythema nodosum, bihilare Lymphadenopathie, Arthralgien und Fieber

• Heerfordt-Syndrom

Granulomatose Erkrankung der Augen, Parotis und ZNS.

Therapie

Wegen der hohen Spontanheilungstendenz von 50% bis 70% der akuten und subakuten Sarkoidoseformen ist eine abwartende Politik durchaus zulassig

Bei Organbeteiligung und ausgedehnten oder storenden Hautmanifestationen ist eine energische Therapie indiziert

Lokaltherapie der Hauterscheinungen

Umschriebene Hautmanifestationen konnen mit *Steroidexterna* (okklusiv oder intrafokal) – meist nur vorubergehend – gunstig beeinflußt werden

Auch *UV-B*-Bestrahlungen oder Behandlungen mit *flussigem Stickstoff* im offenen Sprayverfahren erbringen im Einzelfall gute Resultate

Systemtherapie

Orale *Glukokortikoide* als Mittel der 1 Wahl

Anfangsdosis· 60 mg Prednisolonaquivalent/die uber 5 Tage, anschließend allmahliche Dosisreduktion bis zur Erhaltungsdosis von 10 mg (5 mg)/die, eventuell auch alternierend jeden 2 Tag uber 6 bis 12 Monate

Weniger bewahrt hat sich die ACTH-Therapie

Alternativen

Chloroquin (unter Augenuberwachung), Antiphlogistika (siehe Erythema nodosum) und Azathioprin im chronischen Stadium mit Lungenfibrose

EOSINOPHILE ZELLULITIS

(Wells-Syndrom)

Seltene, granulomatose Dermatose unklarer Atiopathogenese (eventuell Hypersensitivitatsreaktion auf Arzneimittel)

Diagnostische Hinweise

Klinik

Akutes Auftreten von einzelnen oder multiplen, zunachst flachenhaften Erythemen (im weiteren Verlauf blau-gruner Farbton) und schmerzlosen Schwellungen der Haut, mit Neigung zu zentraler Infiltration und Induration.

Die Hautlasionen treten manchmal mit Fieber und Fazialisparese auf. Das Krankheitsbild erinnert zum Teil an Urtikaria, Erysipel oder Sklerodermie.

Verlauf: Ruckbildung nach 1 bis 2 Monaten, Rezidive treten immer wieder auf. Spontane Abheilung innerhalb von Monaten bis Jahren.

Weitere Befunde

In den meisten Fallen Bluteosinophilie, histologisch imponieren dermale eosinophile Infiltrate, „Flammenfiguren", Nekrosen und Granulome

Immunfluoreszenz· Fibrinablagerungen in der Dermis.

Therapie

Glukokortikoide lokal und systemisch (60 bis 80 mg Prednisolonaquivalent/die) oder (langsamer wirkende) Sulfone

Erworbene Hautatrophien

Hierher gehoren aktinische und senile Hautatrophien, Atrophien durch mechanische Faktoren oder im Rahmen konsumierender Erkrankungen, sowie seltene Atrophien unbekannter Atiologie (Anetodermien, Romberg-Syndrom, Atrophodermia vermiculata)

ALTERSHAUT

Erste Degenerationserscheinungen der Haut treten schon fruhzeitig bei relativ jungen Personen an belichteten Korperpartien auf In Abhangigkeit von Pigmenttyp, Lichtexposition und Wettereinflussen manifestieren sie sich in Form von Hautverdunnung, Pigmentverschiebung, erhohter Verletzlichkeit (Purpura), Teleangiektasien, Lentigines und schließlich als solare Keratosen
Im Gesicht und am Hals kommt es zur Ausbildung einer aktinischen Elastose (oft mit Zysten und Komedonen) und der Erythrosis colli interfollikularis
Bedeckte Hautpartien zeigen erst im Alter Austrocknungserscheinungen, asteatotisches Ekzem, vermehrt seborrhoische Warzen und Angiome

Therapie

Hautpflege (siehe asteatotisches Ekzem), Lichtschutz (siehe Lichtschutzsalben) und Vitamin-A-Saure

Vitamin-A-Saure (Tretinoin) und Photoaging
Vitamin-A-Saure eignet sich zur Behandlung lichtbedingter Hautalterung und Prophylaxe aktinischer Keratosen Tretinoin (0,05%), 2mal taglich uber 6–12 Monate angewendet, bewirkt – infolge einer Erhohung der epidermalen Mitoserate und Verstarkung der Kollagensynthese – eine Verdickung der gesamten Epidermis, klinisch gekennzeichnet durch ein allmahliches Glatterwerden der Haut, Verminderung von Pigmentierungen und Abnahme der Faltenbildung
Die bekannten Nebenwirkungen der Vitamin-A-Saure (Hautirritation, Brennen, Juckreiz) konnen durch einschleichende Behandlung und Hautpflege (Anwendung von wenig fetten Salbengrundlagen) gemildert werden
Wesentlich geringere lokale Nebenwirkungen, bei wahrscheinlich gleicher Effektivitat zeigt Isotretinoin 0,1% Creme (derzeit noch nicht im Handel)

ANETODERMIEN

Umschriebene (seltene) Elastolyse der Haut, gekennzeichnet durch scharf begrenzte, rundlich-ovale, 1 bis 2 cm große, gefaltelte oder hernienartig vorgewolbte, helle Hautatrophien

Die Lasionen treten spontan (Typ Schwenninger-Buzzı) oder nach vorangehenden Entzundungserscheinungen (Typ Pellızarı und Jadassohn), vereinzelt oder dissemınıert, an Rumpf und Extremıtáten schubweise auf und sınd nıcht ruckbıldungsfahıg

Differentialdiagnose
Morphea, Lichen sclerosus, Neurofıbromatose, Narben, Fettgewebshernıen, fokale dermale Hypoplasie

Therapie
Im Entzundungsstadıum gelıngt es manchmal, durch Eınsatz von Penıcıllın ein Fortschreiten der Erkrankung zu vemındern, voll ausgebıldete Lasıonen sind therapeutısch unbeeinflußbar.

Autoimmunerkrankungen

Kollagenosen

Lupus erythematodes (LE)

Klinisch vielgestaltige Autoimmunerkrankung unbekannter Genese mit Beteiligung genetischer (HLA-Antigene B 8, DRw 2, 3, Komplementdefekte u a), hormoneller (Ostrogen) und exogener (UV-Licht, Medikamente) Faktoren
Die meisten Krankheitsmanifestationen sind Folge von Immunkomplexablagerungen in verschiedenen Organen (Haut/innere Organe – besonders Niere)

LE-Untergruppen

1. LE mit uberwiegendem Hautbefall (lokalisierter discoider LE/disseminierter discoider LE)

2 Subakut kutaner LE (mit milder Systembeteiligung)

3 Systemischer LE

4 Sonderformen LE profundus (tiefe, schmerzhafte Knoten und discoide LE-Herde), LE tumidus (verrukoser LE und hohe Lichtempfindlichkeit), oraler discoider LE, Chilblain LE („akrale Perniones"), bulloser LE

CHRONISCH DISKOIDER LE

(CDLE)

Diagnostische Hinweise

Hauterkrankung ohne Systemmanifestationen An lichtexponierter Haut treten charakteristische hyperkeratotische rote Plaques, Pigmentverschiebungen und Narben auf

Immunhistologie

Positiver Lupusbandtest mit granularen (oder wolkigen) IgG, IgM, C3b- und C3d-Ablagerungen entlang der dermoepidermalen Junktionszone (direkte Immunfluoreszenz) – nur im erkrankten Hautbereich

Differentialdiagnose

Psoriasis, Rosazea, seborrhoisches Ekzem, Lupus vulgaris, Alopecia areata

Therapie

Lokale Therapie

– *Lichtschutz*
Lichtschutzsalben, abdeckende Kleidung, Hut

– *Glukokortikoide*
Zur Anwendung kommen potente (fluorierte) Steroidsalben (besonders wirksam unter

Okklusivverband) und intralasionale Injektionen (Triamcinolonacetonid 5 mg/ml) Eine Systemtherapie ist selten erforderlich

– *Kryotherapie*
Oberflachliche Behandlung mit flussigem Stickstoff im Sprayverfahren

Systemische Therapie

– *Chloroquin* (Resochin®)
Bei ausgedehnten Herden mit starker Lichtempfindlichkeit ist Resochin indiziert
Dosis 2mal 250 mg taglich uber 10 Tage, dann 250 mg täglich bis maximal 15 g pro Behandlungsserie
Nebenwirkungen Retinopathie, Hornhautprazipitate, Leukopenie, Ubelkeit, Psychose
Kontraindikationen Graviditat, Leberleiden, Psoriasis, Glukose-6-Phosphatdehydrogenase-Mangel.
Wirkungseintritt erst nach 10 bis 20 Tagen
Anstelle von Chloroquin kann auch Hydroxychloroquin (Plaquenil®, Plaquinol®) eingesetzt werden
Alternative Medikation Im Falle von Exazerbationen oder Therapieresistenz ev Glukokortikoide, Retinoide, Sulfone oder Immunsuppressiva (siehe SLE)

SYSTEMISCHER LE

(SLE)

Diagnostische Hinweise

Autoimmunerkrankung uberwiegend jungerer Frauen mit Systemmanifestationen und Hautbeteiligung in 70% bis 80%.
Enge Assoziation mit HLA-DRw$_2$ und HLA-DRw$_3$
Die *Hautveranderungen* (bei 74%–80% der Patienten) sind nicht immer charakteristisch, die bunte Palette der moglichen Lasionen erstreckt sich von disseminierten makulopapulosen, uber diskoide Effloreszenzen bis hin zum „Schmetterlingserythem" An den Fingerspitzen treten Rotung, Teleangiektasien und Nagelfalz-

hamorrhagien auf, in der Mundschleimhaut gelegentliche Erosionen

Systemerscheinungen
Am haufigsten treten Fieber, Gelenksbeschwerden, Myalgien, Lymphadenopathie, Gewichtsverlust, Nieren- und Lungenkomplikationen, Pleuritis, Effluvium und ZNS-Symptomatik auf

ARA-Kriterien
(American Rheumatological Association)

Schmetterlingserythem, DLE-Herde, Lichtempfindlichkeit, Ulcerationen oral, Arthritis, ZNS-Beteiligung, hamatologische Befunde, immunologische Befunde, antinukleäre Antikorper
SLE bei Auftreten von mindestens vier ARA-Kriterien sehr wahrscheinlich

Laborbefunde
Leukopenie (< 4000 mm^3), hamolytische Anamie, hohe Blutsenkungsgeschwindigkeit, Thrombozytopenie (< 100 000 mm^3), Vermehrung von α-2- und γ-Globulinen
Autoantikorper Hochrelevante antinukleare Antikorper (ANA in nahezu 100%), Antikorper gegen native Doppelstrang-DNS und (seltener) Anti-Sm-Antikorper im Serum (indirekte Immunfluoreszenz)
Immunhistologie Ablagerungen von granularen (seltener wolkigen) IgG, IgM, (IgA), C3 d, C3 b bandformig entlang der epidermalen Basalmembran (in 95% der befallenen Haut)
Lupusband auch in „normaler" lichtexponierter Haut (60% bis 80%) und nicht-lichtexponierter Haut (40%) – als prognostisch schlechtes Zeichen (direkte Immunfluoreszenz)

Differentialdiagnose
Erysipel, akute Dermatitis, Dermatomyositis, Arzneimittel-induzierter SLE (Hydralazin, Hydantoin, Procain Ruckbildung nach Absetzen der Medikamente)

Therapie

Schweregrad der Erkrankung (Organbefall) und Titerhöhe der antinuklearen Faktoren bestimmen die Art der Therapie

– *Glukokortikoide*

Zu Therapiebeginn ist eine systemische Medikation mit Steroiden, zunächst in hohen Dosen (100–200 mg Prednisolon-Äquivalent/die), fast immer wirksam, dann erfolgt eine langsame Dosisreduktion und Einstellung auf die individuelle Erhaltungsdosis

– *Immunsuppressiva/Zytostatika*

Durch Zusatzmedikation von Azathioprin (Imurek®) 50 bis 200 mg täglich oder Cyclophosphamid (Endoxan®) 50 bis 150 mg täglich lassen sich Steroide einsparen bzw steroidrefraktäre Fälle günstig beeinflussen (Nebenwirkungen Knochenmarksdepression, erhöhte Infektionsgefahr, Übelkeit)

– *Chloroquin*

Bei milder Symptomatik eventuell als Alleinmittel verwendbar, sonst in Kombination mit potenteren Medikamenten
Besonders bei starker Lichtempfindlichkeit ist die Zugabe von Chloroquin (Resochin®) empfehlenswert

– *Azetylsalizylsäure* (Aspirin®)

Zusatztherapie bei starken Gelenksbeschwerden

– Alternative Medikation

Im Einzelfall Monotherapie mit Etretinat (Tigason®) 50 mg/die, eventuell rekombinantes Interferon α oder Plasmaaustausch (bei gleichzeitiger Immunsuppression)

– *Allgemeinmaßnahmen*

Zu meiden sind Sonnenlicht, körperlicher und psychischer Streß, Sulfonamide, Pyrazolone, Procainamid, Hydralazine und Ovulationshemmer
Infekte müssen sofort behandelt, eine Gravidität vermieden werden
Bei optimaler Therapie ist eine 5-Jahres-Überlebenszeit von 90% zu erreichen

SUBAKUT-KUTANER LE

(SCLE)

Diagnostische Hinweise

LE-Form zwischen CDLE und SLE mit intermediärer Prognose und Symptomatologie
Es finden sich entzündliche psoriasiforme oder mykosiforme Hautveränderungen an lichtexponierten Arealen, vorwiegend an Rumpf und Handrücken, mit geringer Vernarbungstendenz
Die Systemerscheinungen sind milder als beim SLE und betreffen nur selten Niere und ZNS, dafür hohe Lichtempfindlichkeit

Indirekte Immunfluoreszenz

Vorwiegend im Zytoplasma lokalisierte Ro-Antikörper, antinukleare Antikörper und seltener Antikörper gegen DNS
Überlappungen zwischen SCLE und SLE kommen vor

Therapie

Am wirksamsten erscheint eine Kombinationstherapie Etretinat/Chloroquin

Sklerodermie

Chronische Bindegewebserkrankung unbekannter Ätiologie, gekennzeichnet durch Sklerose umschriebener Hautareale (Morphea) oder generalisiert mit Beteiligung innerer Organe (progressive systemische Sklerodermie)

MORPHEA

Die Morphea wird im Gegensatz zur systemischen Sklerodermie als eine im allgemeinen prognostisch gutartige Hauterkrankung angesehen, die in Schuben verläuft, vor allem jüngere Frauen befallt und zur Spontanheilung neigt
Ein Zusammenhang mit Zeckenstichen (Borrelia Burgdorferi) wird vermutet

Morpheaformen

• Herdförmige Form

Haufigste Morpheaform, die voll ausgebildete Effloreszenz ist elfenbeinfarben, mit der Unterhaut verbacken, derb bis bretthart und anfanglich von einem (diagnostischen) fliederfarbenen Erythem („lilac ring") umgeben

Nach monatelangem Bestehen bilden sich die Herde unter Ausbildung einer Atrophie und Pigmentverschiebungen zuruck

• Bandförmige Morphea

Streifenformige, außerst therapieresistente Herde, vorwiegend an Extremitaten, Kapillitium und Stirn lokalisiert.

Durch Atrophie darunterliegender Weichteile und Knochen kommt es bei manchen Patienten zu sabelhiebartigen Residuen („Coup de sabre") und selten zu verunstaltender halbseitig ausgepragter Hemiatrophie

• Kleinfleckige Form

Charakterisiert durch eine große Anzahl (selten generalisierter) munzgroßer Herde mit wenig ausgepragtem „lilac ring"

• Sehr seltene Formen

Erythematöse Morphea (oberflachliche Form ohne Sklerosierung, Abklingen unter Atrophieausbildung), nodulare Morphea (subkutane Morphea), eosinophile Fasziitis (akuter Verlauf mit Befall der tiefen Faszien); Disabling Morphea

Therapie

Lokaltherapie

Sie ermoglicht nur bescheidene Erfolge Angewendet werden Glukokortikoide (okklusiv oder intrafokal) oder heparinhaltige Externa (Hirudoid®, Lasonil® Contractubex-Salbe®)

Manche Autoren empfehlen Ultraschallbehandlungen (3mal wochentlich – 5 bis 10 Minuten – uber 4 Wochen) oder einen Rontgenturnus (3mal 2 Gy – 30 kV – 0,5 mm Al)

Systemtherapie

Junge Morpheaherde reagieren im Einzelfall gunstig auf Penicillin (Penicillin-V 3mal 1 bis 2 Mio. IE oral oder Penicillin-G 1,0 Mio IE/die i m uber 10 bis 14 Tage) Andere Antibiotika (Tetracycline) sind hier weniger wirksam

Die seltene schwere Form der disseminierten zirkumskripten Sklerodermie wird moglicherweise eine Domane der niedrigdosierten Cyclosporin A-Therapie.

SYSTEMISCH-PROGRESSIVE SKLERODERMIE

Chronisch verlaufende Systemerkrankung des Bindegewebes unbekannter Atiologie, charakterisiert durch eine Mehrproduktion von Kollagen Typ I und Typ III im Korium, Ausbildung von Fibrose, in spateren Stadien Sklerose von Haut und inneren Organen.

Da die Hautmanifestationen den Systemerscheinungen oft vorangehen, stellt der Dermatologe nicht selten die Erstdiagnose. Die seltene Erkrankung betrifft vorwiegend jungere Frauen und zeigt eine 5-Jahres-Überlebensrate von 50% bis 70%.

Wahrend die haufigere *akrale progressive Sklerodermie* (Typ I – mit Sklerose vom Finger bis zum Handgelenk; Typ II mit Ubergreifen der Sklerose auf Unterarme oder auch Stamm) prognostisch relativ gunstig verlauft, hat die seltene *diffuse Sklerose* (vom Stamm ausgehend, mit fruhzeitigem Befall innerer Organe) eine schlechte Prognose

Diagnostische Hinweise

Klinik

Symptome· Raynaud-Phanomen (haufigstes Anfangssymptom mit Spasmen und reflektorischer Hyperamie – oft durch Kalteeinwirkung ausgelost), odematose Schwellung der manchmal zugespitzten Finger („Madonnenfinger"), spater Sklerose der Fingerhaut, Beugekontrakturen, trophische Ulzera

(„Rattenbißnekrose"), Nagelverlust Weitere Charakteristika· Maskengesicht, Mikrostomie, Tabaksbeutelmund, Fibrosierung des Zungenbandchens, Teleangiektasien
Haufigste Organmanifestationen Osophagussklerose (rontgenologisch fruhzeitig erkennbar), Ileumbefall, Lungenfibrose (pathologische Lungenfunktionsproben), Nierenbefall (maligne Hypertonie), Perikarditis

Seltene Verlaufsformen
Thiebierge-Weissenbach-Syndrom (Raynaud-Phanomen/Sklerodaktylie/Calcinosis cutis-oder intestinalis), CRST (Calcinosis/Raynaud-Phanomen/Sklerodaktylie-Teleangiektasien)

Labor
Allgemeine Entzundungszeichen, antinukleare Antikorper nachweisbar, aber keine Korrelation mit der Erkrankung

Differentialdiagnose
Bei akutem Beginn SLE, Dermatomyositis, disseminiert zirkumskripte Sklerodermie und *Scleroederma adultorum Buschke* Akut einsetzende Erkrankung unbekannter Genese, bei der vorwiegend am Nacken, im Gesicht und am Stamm eine massive Hautverdickung mit brettharter Konsistenz auftritt Die Erkrankung entsteht manchmal nach Streptokokkeninfektion und heilt spontan nach 12 bis 24 Monaten ab, eine wirksame Therapie ist nicht bekannt

Therapie
Eine fruhzeitig einsetzende konsequente Therapie kann in vielen Fallen den Krankheitsverlauf verzogern und auch zu einer subjektiven Besserung der Beschwerden fuhren Keine der vielen vorgeschlagenen Therapien kann aber an der ungunstigen Prognose etwas andern

Allgemeine Maßnahmen
Kalteprophylaxe, Nikotinverbot, Infektionsprophylaxe, im Sitzen eingenommene kleine und haufige Mahlzeiten bei Osophagusbeteiligung
Physikalische Therapie Warme Bader, Fangopackungen, Lymphdrainage, Bindegewebsmassagen, Bewegungsubungen Ultraschalltherapie der Akrosklerose (0,6 W/cm² 3mal taglich durch 6 Tage, 6 Minuten pro Region), Infrarot-A Ganzkorperbestrahlungen
Regelmaßige Hautpflege (fette Salbengrundlagen) und hyperamisierende Externa (Ichtalgan®, Rubriment®, Lasonil®) werden meist als angenehm empfunden

Vasoaktive Therapie
Ziel Vasodilatation, Normalisierung der Thrombozytenfunktion, Steigerung der fibrinolytischen Aktivitat

– Kalziumantagonisten
Dilzem® (Dosis 90 mg/die), Nifedipin® (Dosis 40 mg/die) Hauptnebenwirkungen Hypotonie, Flush, Tachykardie

– Prostazyklinderivate
Prostavasin®-Infusionen (Dosis 60 bis 240 mg/die) Hauptnebenwirkungen: Erbrechen, Flush, Kopfschmerz

– Niedermolekulares Dextran
Rheomacrodex®-Infusionen (Dosis 500 bis 1000 ml/die – 10%ige Losung), cave anaphylaktischer Schock

– Angiotensin-converting-Enzym-Inhibitor
Captopril® (nierenprotektive Wirkung, Dosis 25 bis 75 mg/die) Hauptnebenwirkungen gastrointestinale Beschwerden, Knochenmarkdepression, Proteinurie

– Pentoxyphyllin
Trental® (u a Hemmung der Kollagensynthese Dosis· 400 bis 800 mg/die) Hauptnebenwirkung Hypotonie.

Antifibrotische Therapie
Ziel Beeinflussung der Uberproduktion von Kollagen Typ I und III

– D-Penicillamin
Metalcaptase® (Dosis 150 mg/die, langsame
Dosissteigerung auf 300 bis 750 mg/die)
Hauptnebenwirkungen Nierenschadigung,
Blutbildveranderungen, Neuritis, Pemphigus, Lupus erythematodes, Erbrechen. Therapie ev in Kombination mit Spironolakton
oder Kalium-Magnesiumhydrogenaspartat
und niedrig dosierten Steroiden

– Gestagene
Primolut-Nor® (Dosis 3mal 5 mg/Woche
i m) Wirksamkeit sehr fraglich Hauptnebenwirkungen Gynakomastie, Drosselung
der Spermiogenese

– Penicillin G
Prolylhydroxylaseinhibitor, Dosis 1 bis 2
Mio IE/die uber 2 Wochen

– Colchizin
Colchizinsalicylat® (Dosis: 10,5 bis 21 mg/
Woche) Hauptnebenwirkungen Gastrointestinale Beschwerden, Blutbildveranderungen

– Pentoxyphyllin
(Siehe Vasodilatation)

– ev Retinoide
Tigason®, Roaccutan® (siehe Retinoide)

– ev Interferon γ
Noch in klinischer Erprobung

Immunsuppressive Therapie

Ziel: Beeinflussung entzundlicher Vorgan-
ge, Reduktion der Bildung von Autoantikorpern und Immunkomplexen, Aktivierung
von T-Helfer-Lymphozyten

– Prednisolon
Anfangsdosierung 50 bis 80 mg/die, Erhaltungsdosis 10 bis 15 mg/die

– Cyclosporin A
Sandimmun® (niedrig dosierte Cyclosporin-
A-Therapie)

– ev Azathioprin oder Cyclophosphamid
(Siehe Immunsuppressiva/Zytostatika)

Nichtsteroidale Antiphlogistika

Symptomatische Zusatztherapie zur Linde-
rung der Beschwerden

Lichen sclerosus et atrophicans

Chronisch verlaufende, zur Sklerose fuhrende, lichenoide Entzundung unbekannter
Atiologie mit Befall von Haut und hautnahen Schleimhauten, unter Ausbildung
disseminierter oder herdformiger, porzel-
lanweißer, derber Plaques und Hyperkeratosen an den Follikeloffnungen.
Betroffen sind uberwiegend Frauen, die
Erkrankung zahlt zu den fakultativen Prakanzerosen

Prädilektionsstellen
Vulva (Kraurosis vulvae), perianal, seitliche
Halspartien, submammar, Glans, Praputi-
um, Urethraoffnung, selten Rumpf

Verlauf
Der Verlauf ist schubartig-progredient
(Ruckbildungen kommen selten vor), durch
zunehmende Sklerosierung und Atrophie
kommt es zur Verengung des Introitus vagi-
nae oder zur Phimose und Urethralstriktur

Differentialdiagnose
Morphea (Histologie Elastikafasern vorhanden), atrophischer Lichen ruber, Leukoplakie, Lichen simplex chronicus

Therapie
Das Ziel der Behandlung ist das Verhindern
von Schrumpfungen und deren Folgen,
dazu gehoren u a gute Hygiene und sofortige Behandlung genitaler Pilzinfektionen
Die rein symptomatische Therapie erfolgt in
erster Linie mit lokal applizierten Glukokortikoiden (Salben, wenn moglich, unter einem Okklusivverband oder intrafokalen Injektionen). Auch heparinhaltige Externa und
Hormone (Ostrogene, z B Ovestin-Creme®

oder Testosteronpropionat 2%ig in fetter Salbengrundlage) konnen versucht werden

Mixed connective tissue disease (Sharp-Syndrom)

Autoimmunerkrankung mit uberlappenden Symptomen von SLE, Sklerodermie und Dermatomyositis

Klinik

Obligate Raynaud-Symptomatik, Hand-Fingerodeme, alle LE-Formen imitierende oder sklerodermieahnliche Hautveranderungen, generalisierte Lymphadenopathie, Myositis, Fieber, Krankheitsgefuhl, diffuse Alopezie, gelegentlich Lungen- und Herzbeteiligung

Labor

Hohe Titer gegen Ribonukleoproteine

Prognose

Relativ gute Prognose

Therapie

Gutes Ansprechen auf Kortikosteroide in mittlerer Dosierung; in schweren Fallen auch immunsuppressive Therapie

Dermatomyositis

Seltene, den Kollagenosen im engeren Sinn zugeordnete, chronisch entzundliche Myopathie unklarer Genese (es besteht eine Assoziation mit HLA-B8, B14 und Dr3, die mit typischen Hauterscheinungen einhergeht

Die Erkrankung der Erwachsenen korreliert nicht selten mit Malignomen innerer Organe (Paraneoplasie)

Diagnostische Hinweise

Klinik

Zu Beginn der Erkrankung stehen Fieber, teigige Odeme uber druckschmerzhafter Muskulatur (Schultern, Nacken, Beckengurtel) und progrediente Schwache im Vordergrund

Die Kranken entwickeln – besonders orbital – ein typisches fliederfarbenes Erythem, unscharf begrenzte Erytheme an den Streckseiten distaler Extremitaten, Teleangiektasien und Hamorrhagien am schmerzhaft hyperkeratotischen Nagelfalz

Charakteristisch ist auch die depressive Stimmungslage und der weinerliche Gesichtsausdruck der Patienten

Labor

Neben allgemeinen Entzundungszeichen finden sich hohe CPK, Aldolase, LDH- und Transaminasewerte, die Immunbefunde sind weit weniger ausgepragt als beim SLE

Im EMG finden sich neurogene Storungen, die Muskelbiopsie laßt degenerative Veranderungen erkennen

Differentialdiagnose

SLE, progressive systemische Sklerodermie, Sharp-Syndrom, Trichinose, Muskelrheumatismus, Muskeldystrophien

Juvenile Dermatomyositis

Im Gegensatz zur adulten Form sind beim Kind Gelenksmanifestationen, nekrotisierende Vaskulitis (Haut- und Schleimhautulzera) und Kalkeinlagerungen in der Muskulatur haufig, Assoziationen mit Neoplasmen hingegen nur selten.

Therapie

Beim Erwachsenen steht die Suche und Behandlung zugrunde liegender Malignome im Vordergrund der therapeutischen Bemuhungen Hochdosierte Glukokortikoide (60 bis 120 mg Prednisolonaquivalent/die am Beginn der Erkrankung) mit nachfolgender langsamer Dosisreduktion und Kombination mit Imurek® (1,5 bis 3,0 mg/kg KG/die oral) oder Methotrexat® (25 bis 60 mg 1mal wochentlich) zur Einsparung von Steroiden

In schweren Fallen kommen auch Plasmaaustausch oder i v.-Gaben von hochdosiertem Immunglobulin in Betracht.

Die Prognose ist besonders beim Kind – bei frühzeitiger Diagnose und Therapiebeginn (wichtig physikalischer Kontrakturprophylaxe) – recht gut (Dauerremissionen bei 80% der Kinder mit akut-monozyklischer Verlaufsform innerhalb von 2 Jahren)

Bullöse Dermatosen

Pemphigus vulgaris

Chronische, unbehandelt todlich verlaufende, bullose Autoimmunerkrankung der Haut und Schleimhaute

Diagnostische Hinweise

Erkrankungsbeginn mit chronisch persistierenden einzelnen Lasionen, nicht selten an der Mundschleimhaut, Pharynx oder im Genitalbereich

Erkrankungscharakteristisch sind schlaffe, serose, oft von einem entzundlichen Randsaum umgebene, kurzlebige Blasen, sowie schmerzhafte, gerotete, polyzyklische Erosionen mit Verkrustungen auf geroteter oder scheinbar normaler Haut Der Juckreiz ist nur gering Die Schleimhaute sind haufig mitbefallen, so daß das Schlucken zur Qual wird

Besonderheiten

Akantholyse und Spaltbildung oberhalb des Stratum basale der Epidermis

Es besteht eine Assoziation mit dem HLA-Antigen B13, DR4 und DRW6

Phanomene· Positives Nikolski-1-Phanomen (durch tangentialen Fingerdruck abschiebbare Haut, besonders in Blasennahe), positives Nikolski-2-Phanomen (verschiebbare Blasen auf Fingerdruck), positiver Tzanck-Test Im Blasengrundabstrich finden sich reichlich akantholytische Pemphiguszellen

Labor

Direkte Immunfluoreszenz· Interzellulare IgG und C3-Ablagerungen (100%)

Indirekte Immunfluoreszenz IgG-Autoantikorper im Serum gegen Interzellularsubstanzen (90%)

Gute Korrelation zwischen Titerhohe und Krankheitsaktivitat (Kontrolle der Therapieeffizienz)

HLA-DR4 (90%)

Erhohte BSG, Anamie, Leukozytose, Hypo- und Dysproteinamie, Elektrolytveranderungen

Differentialdiagnose

Bulloses Pemphigoid, Morbus Duhring, Erythema exsudativum multiforme, Porphyria cutanea tarda, Aphthen, erosiver Lichen ruber planus

Verlauf

Unbehandelt Verminderung von Allgemein- und Ernahrungszustand mit Superinfektionen und Sepsis, Exitus innerhalb von 2 bis 3 Jahren

Seit Einfuhrung moderner Medikamente ist die Mortalitat unter 15% gesunken, auch Heilungen sind moglich

Pemphigus-Varianten

• Pemphigus foliaceus

Im Vordergrund stehen blatterteigartige, nassende Schuppen und Krustenbildungen

In schweren Fallen Ausbildung einer exfolierenden Erythrodermie Die Blasenbildung erfolgt im oberen Stratum spinosum oder granulosum

Gelegentliche Auslosung durch Medikamente (D-Penicillamin, INH, Gold)

• Pemphigus vegetans

Mehr umschriebene mildere Verlaufsform mit vegetierenden Wucherungen des Blasengrundes Weiterentwicklung zum Pemphigus vulgaris moglich

• Pemphigus erythematodes

Mildere Verlaufsform; klinische Ahnlichkeit mit seborrhoischem Ekzem oder Erythematodes Die Mukosa bleibt meist frei

• Pemphigus herpetiformis

Klinisch ahnlich dem Morbus Duhring

• Brasilianischer Pemphigus

Endemisch vorkommend, Variante des Pemphigus foliaceus.

• Pemphigus chronicus benignus familiaris (Morbus Hailey-Hailey)

Seltene, eigenstandige, autosomal-dominant erbliche Hauterkrankung (Variante des Morbus Darier?) An Scheuerstellen und intertriginos finden sich scharf begrenzte, oft nassende, infiltrierte Areale mit Randblaschen und Pusteln Verschlimmerung im Sommer

Therapie

Lokale Therapie

Nach Blasenabtragung Bader mit Kaliumpermanganat, Tannosynt®, Chinosol® oder Kleie, Pinselungen mit Farbstofflosungen bzw Mercurochrom, Abdecken der Wundflachen mit Sofra-Tull®

Glukokortikoide in fettarmer Grundlage (eventuell auch okklusiv) sind lokal maßig wirksam, bei nur wenigen Lasionen kommt auch eine Triamcinolon-Unterspritzung in Frage

Puderbett, Vioform-Lotion oder Vioform-Zinkol sind weitere Moglichkeiten der Lokalbehandlung.

Wegen der Schmerzhaftigkeit der Mund- und Rachenmukosa kann meist nur weiche oder flussige Nahrung zugefuhrt werden, Mundspulungen mit Bepanthen-Losung®, Wasserstoffsuperoxyd oder Kamillosan® lindern die Beschwerden Hilfreich ist auch die

Applikation von Steroidhaftsalbe (Volon-A-Haftsalbe®) und Lokalanasthetika (Herviros®, Xylocain-Viskos Gel® 2%)

Zusatzlich Dekubitusprophylaxe durch haufiges Umlagern des Patienten und Verwendung von Metaline-Folien

Systemische Therapie

– Glukokortikoide

Um die Krankheit in den Griff zu bekommen, sind hohe Anfangsdosen uber rund 3 bis 6 Wochen bis zur Erscheinungsfreiheit erforderlich

In schweren Fallen werden 200 bis 300 mg, bei milderen Verlaufsformen zwischen 100 und 200 mg Prednisolonaquivalent/die verordnet

Durch Dosishalbierung in immer großeren Abstanden wird schließlich die Erhaltungsdosis erreicht, die idealerweise unterhalb der Cushingschwelle liegt

Kann die Cushingschwelle nicht unterschritten werden, soll eine Umstellung auf ACTH (Synacthen®) erwogen werden

Auftreten neuer Blasen ist eine Indikation zur neuerlichen Steroidtherapie in der Anfangsdosis Zur Senkung der Nebenwirkungsrate der hochdosierten Steroidmedikation sollten gleichzeitig eine diatetische Diabetes- und medikamentose Hefe- und Osteoporoseprophylaxe eingeleitet werden

– Immunsuppressiva/Zytostatika

Werden bei milden Pemphigusformen als Monotherapie, ansonsten in Kombination mit Steroiden verordnet Die Gabe von Azathioprin (Imurek®) ermoglicht Einsparungen an Glukokortikoiden Es muß beachtet werden, daß der immunsuppresive Effekt erst nach 3–6 Wochen voll einsetzt, Immunsuppressiva werden daher erst in der Remissionsphase verabreicht

Dosis 100 bis 200 mg/die unter Beachtung der moglichen Nebenwirkungen (u a Leukopenie, Nierenstorungen)

Alternative Medikation Cyclosporin A, Cyclophosphamid oder Amethoprin.

Therapiedauer· „Ausschleichen" nach 1 Jahr Erscheinungsfreiheit

– Goldpräparate
Vor allem in Kombination mit Glukokortikoiden, als Monotherapie nur in leichten Fallen.
Nebenwirkungen.
Stomatitis, gastrointestinale Storungen, Golddermatitis, selten Leuko- und Thrombopenien.
Dosierung (Ridaura®, Tauredon®) Anfangsdosis 10 mg, danach wochentliche Steigerung um 10 mg bis auf 50 mg/Woche. Bei gutem Ansprechen der Erkrankung Ausdehnung der Therapieintervalle auf 2 bis 4 Wochen und Absetzen der Steroide

– Sulfone
Sie werden manchmal bei der Behandlung des P. Herpetiformis und P. Erythematosus eingesetzt

– Plasmapherese
Bei der Plasmapherese werden die Blutzellen in einem Plasmaersatzmittel (Albumin, Austauschplasma) retransfundiert (5 bis 10 Sitzungen in 3tägigen Abstanden) – immer in Kombination mit Immunsuppressiva oder Zytostatika (Azathropin bzw. Cyclophosphamid) und Steroiden (rund 100 mg Prednisolonaquivalent taglich) Sie fuhrt zur Reduktion der Autoantikörper im Serum und ermoglicht so Einsparung von Steroiden Keine Routinebehandlung (nur in ausgewählten schweren Fallen)

– Antibakterielle und antimykotische Therapie bei Superinfektionen

– Parenteraler Elektrolyt- und Flüssigkeitsausgleich in schweren Verlaufsformen

Therapie (Morbus Hailey-Hailey)
Eine systemische Therapie mit Steroiden ist fast nie erforderlich; besonders resistente Formen konnen mit Sulfonen behandelt werden Die lokale Behandlung erfolgt mit Umschlagen, Glukokortikoiden und Antibiotika;

auf Vermeidung provozierender Faktoren (Hitze, rauhe Kleidung) ist zu achten Einzelherde werden mitunter chirurgisch exzidiert.

Pemphigoidgruppe

Durch subepidermal gelegene pralle Blasen und Immunglobulinablagerungen in der Basalmembran gekennzeichnete Gruppe von Dermatosen.
Hierher gehoren: Bulloses Pemphigoid, vernarbendes Schleimhautpemphigoid, Herpes gestationis und chronisch bullose Dermatose des Kindesalters

BULLÖSES PEMPHIGOID

Chronisch bullose Autoimmunerkrankung vorwiegend alter Menschen (uberwiegend Frauen) mit Spannungsblasen auf normaler oder geroteter Haut

Diagnostische Hinweise

Patientenalter meist uber 70 Jahre.
Krankheitsbeginn oft mit urtikariellen, ekzematosen oder multiformoiden Veranderungen
Spater treten pralle, verschieden große, oft serpingios konfigurierte und zum Teil hamorrhagische Blasen auf normaler oder geröteter Haut auf Nach Platzen der Blasen entstehen mit Krusten bedeckte Erosionen
Die Mundschleimhaut ist in 20% bis 30% mitbefallen.
Juckreiz steht weniger im Vordergrund als beim Morbus Duhring
Pradilektionsstellen: Intertrigoareale, seitliche Halspartien und Beugeseiten der Extremitäten

Besonderheiten
Spaltbildung in der Lamina lucida, Assoziation mit Neoplasien und Autoimmunerkrankungen (z.B Thyreoiditis); negativer Tzancktest; meist positives Nikolski-Phanomen II (am Blasenrand gelegentlich positiver Nikolski I)

Labor

Direkte Immunfluoreszenz Lineare Ablagerungen von IgG und C3 an der dermoepidermalen Junktionszone (Lamina lucida)
Indirekte Immunfluoreszenz Zirkulierende
Antibasalmembranantikorper in 70% der
Patienten bei nur geringer Titerkorrelation
zum Krankheitsverlauf

Differentialdiagnose

Pemphigus vulgaris, Morbus Duhring,
Erythema multiforme, diabetische Unter-
schenkelblasen

Verlauf

Chronisch, mit Krankheitsschuben uber
Jahre Spontane Heilungen kommen vor
Mortalitat in unbehandelten Fallen bei 30%
infolge von Infektionen und Elektrolytver-
lust

Therapie

Lokale Therapie

Sie entspricht der Pemphigustherapie

Systemische Therapie

– Glukokortikoide

Als Mittel der Wahl Anfangsdosis 60 bis
100 (150) mg Prednisolonaquivalent/die,
nach erzielter Remission Dosisabbau bis zur
Erhaltungsdosis (etwa 10 mg/die, eventuell
jeden 2 Tag)

– Immunsuppressiva

Azathioprin (Imurek®) vor allem in Kombination mit Glukokortikoiden
Anfangsdosierung 100 mg taglich, wobei
beachtet werden muß, daß der immunsuppressive Effekt erst nach 3 bis 6 Wochen
voll einsetzt

– Sulfone

Avlosulfon®, Dapsone® 50 bis 100 mg/die
oder Sulfapyridin (Sulphadine®, Septipul-
mon®) 3,0 bis 6,0 g/die als Alternativmedikation oder zwecks Einsparung von
Steroiden

VERNARBENDES „BENIGNES" SCHLEIMHAUTPEMPHIGOID

Tritt vorwiegend bei alteren Frauen auf
Kurzlebige Blasen, Erosionen und Narbenbildungen, vorwiegend an Augen und
Mundschleimhaut (selten Larynx, Osopha-
gus, Genitale) kennzeichnen diese gar nicht
harmlose Erkrankung (Erblindungsgefahr
nach Pannusbildung)
Direkte Immunfluoreszenz IgG, C3, selten
IgA und IgM Ablagerungen unterhalb der
Lamina densa an befallener und unbefalle-
ner Haut

Therapie

Wie beim Pemphigus vulgaris, meist rei-
chen aber kleinere Steroiddosen aus
Anstelle von Prednisolon kann ACTH eingesetzt werden
Alternativpraparate Sulfone und Etretinat
(Tigason®) Die Behandlung der Augenla-
sionen sollte vom Ophthalmologen uber-
nommen werden
In schweren Fallen Immunsuppressiva und
orale Glukokortikoide, ev in Kombination
mit Sulfonen oder Erythromycin, ev Plasmapherese bei gleichzeitiger Immunsuppression

CHRONISCH-BULLÖSE DERMATOSE DES KINDESALTERS

Selbstlimitierende bullose Erkrankung (Remission nach 3 bis 4 Jahren), mit Assoziation zum HLA B8
Befallen werden vor allem Buben im 4 bis
5 Lebensjahr
Charakteristisch sind juckende, pralle Blasen an den Extremitaten, am Becken und
perioral, daneben Erosionen, Krusten und
sekundare Infekte
Direkte Immunfluoreszenz Lineare IgA-Ablagerungen in Lamina lucida

Therapie

In Anbetracht der Selbstheilungstendenz
nach Moglichkeit nur mit lokalen Steroiden

und Antibiotika bei Superinfektionen. In schweren Fallen systemische Glukokortikoidmedikation; eventuell Sulfone.

HERPES GESTATIONIS

Seltene, gegen Ende der Schwangerschaft (oder nach der Entbindung) auftretende bullose Autoimmundermatose, charakterisiert durch polymorphe, stark juckende, pemphigoidahnliche Effloreszenzen am Rumpf, an den unteren Extremitaten oder manchmal generalisiert Die Dermatose klingt mit der Geburt ab, rezidiviert aber gelegentlich nach Hormongaben (Kontrazeptiva) oder bei erneuter Schwangerschaft Schaden am Fetus kommen vor, sind aber eher selten

Besonderheiten
Die Spaltbildung erfolgt subepidermal, eine Assoziation mit anderen Autoimmunerkrankungen wird beschrieben. Nikolski I und II sind manchmal positiv

Labor
Direkte Immunfluoreszenz wie beim bullosen Pemphigoid, im Serum treten Antikorper (HG-Faktor) gegen Basalmembranantigene auf
Assoziation mit HLA-Typus A1, B8, DR3/DR4.

Differentialdiagnose

• Impetigo herpetiformis
Seltene Schwangerschaftsdermatose mit an anulare Psoriasis pustulosa erinnernden Lasionen und Allgemeinsymptomatik
Therapie. Systemische Glukokortikoide (20–30 mg Prednisolonaquivalent/die), Flussigkeits- und Elektrolytausgleich, vorzeitige Geburtseinleitung.

• Pruriginöse urtikarielle Papeln und Plaques in der Schwangerschaft (PUPP)
Therapie Lokale (eventuell systemische) Glukokortikoide.

Therapie (des Herpes gestationis)

Lokale Therapie
Sie entspricht der Behandlung des bullosen Pemphigoid, es werden vor allem Glukokortikoide in fettarmer Grundlage eingesetzt

Systemische Therapie
Zunachst sollte man mit Histaminantagonisten auskommen, nur in schweren Fallen ist die Behandlung mit Glukokortikoiden (40 bis 60 mg Prednisolon/die) indiziert
Empfohlen werden zusatzlich Vitamin-B6-Injektionen
Nach Abheilung der Erkrankung sind wegen moglicher Auslösung neuer Schübe gestagenhaltige Ovulationshemmer kontraindiziert.

Dermatitis herpetiformis Duhring

Seltene, mit brennendem Juckreiz einhergehende, chronisch rezidivierende, durch subepidermal gelegene, herpetiforme Blaschen gekennzeichnete, polyatiologische Dermatose

Diagnostische Hinweise

Klinik
Typisch ist ein buntes Bild mit erythematosen, papulösen und urtikariellen Effloreszenzen am Beginn Im spateren Verlauf treten pralle, herpetiform gruppierte (oder verstreute), zum Teil hamorrhagische, wenige Millimeter große Blaschen (selten Blasen), Exkoriationen, Krusten und Pigmentierungen hinzu.
Pradilektionsstellen sind Schultern, Glutealregion, Streckseiten der oberen Extremitäten und Kapillitium. Die Schleimhaute bleiben frei, der Allgemeinzustand ist kaum beeintrachtigt.
Nikolski-I und -II-Phanomen negativ

Besonderheiten
Die Spaltbildung erfolgt innerhalb der Basallamina Der Morbus Duhring ist eine Er-

krankung vorwiegend junger Manner Es besteht eine Assoziation mit den HLA-Antigenen B8 und DR3.

Eine glutensensitive Enteropathie (bei erhohtem Risiko, an malignen Lymphomen des Gastrointestinaltraktes zu erkranken) ist fast immer nachweisbar (Jejunum Saugbiopsie) Exazerbationen der Erkrankung durch Fluor, Jod (lokale oder systemische Jodprovokationsprobe) und Indomethacin sind charakteristisch

Labor
Direkte Immunfluoreszenz Granuläre IgA- und C3-Ablagerungen in den dermalen Papillen – auch an nicht befallener Haut
Indirekte Immunfluoreszenz Zirkulierende IgA-EmA (Antikorper gegen glatte Muskulatur des Affen-Osophagus), ihr Titer korreliert mit der Schwere der Darmveranderungen
Bluteosinophilie in einem Drittel der Falle

Differentialdiagnose
– Bulloses Pemphigoid,
– subkorneale Pustulosis,
– lineare IgA-Dermatose Eigenstandige Entitat, charakterisiert durch lineare IgA-Ablagerungen in der Lamina lucida der epidermalen Basalmembran im oberen Korium
Klinik Mischbild aus M Duhring und bullosem Pemphigoid, nur selten Assoziation mit glutensensitiver Enteropathie
Differentialdiagnose Erythema exsudativum multiforme, Neurodermitis, Prurigo simplex subacuta

Therapie

Lokale Therapie
Glukokortikoide in fettarmer Grundlage, Teerbader, Bader mit Kaliumpermanganat, Lotio zinci alba mit Zusatz von Liquor carbonis detergens 5% bis 10%, Farbstoffpinselungen

Systemische Therapie
– *Sulfone* (Avlosulfon® Dapson®)
Mittel der Wahl zur Behandlung des Morbus Duhring (Wirkungsweise unbekannt)

Dosierung 100 bis 200 mg/die bis zum Sistieren der Erscheinungen, anschließend Dosisreduktion auf 25 bis 50 mg/die, eventuell auch alternierend jeden 2 Tag
Weniger wirksam. Sulfapyridin 1,0 bis 1,5 g/die
Wegen beachtlicher dosisabhangiger Nebenwirkungen (Methamoglobinbildung mit Anamie) zunachst wochentliche, spater 2-monatige Blutbildkontrollen Tolerierbar sind Methamoglobinwerte von 10% und uber 3 Millionen Erythrozyten (Vitamin-C-Prophylaxe) Von der Behandlung auszuschließen sind Patienten mit einem Glukose-6-Phosphatdehydrogenasemangel

– *Systemische Steroide*
Sie sind nur bei der *linearen IgA-Dermatose* (in Kombination mit Sulfonen) wirksam

– *Unterstutzende Therapie*
Als unterstutzende Therapie eventuell PUVA oder UV-B-Bestrahlungen.
Histaminantagonisten sind nur wenig wirksam, Antibiotika lediglich bei Sekundarinfektionen erforderlich

– *Diät*
Entgegen bisherigen Lehrmeinungen ist die Einhaltung einer glutenfreien Diat bei Anzeichen einer Darmsymptomatik doch von Bedeutung.
Durch strenge Diat lassen sich Remissionen erzielen, bei glutenreduzierter Diat kann der Sulfonbedarf gesenkt werden.
Verbotene Nahrungsmittel sind: Getreide und Getreideprodukte sowie Eiscreme, Schokolade, Bier und Hulsenfruchte

Pustulosis subcornealis Sneddon-Wilkinson

Den bullosen Dermatosen zugeordnete, sehr seltene, vorwiegend altere Frauen befallende, uber Jahre und Jahrzehnte schubartig verlaufende, benigne, pustulose Dermatose unklarer Genese

Diagnostische Hinweise

An Rumpf, Intertrigostellen und proximalen Extremitaten finden sich zunachst pralle, spater schlaffe, eitrig gelbe (subcorneale) Pusteln auf normaler oder leicht geroteter Grundlage, umgeben von einem entzündlichen Randsaum („Hypopyon-Pustel") Durch Konfluenz entstehen zirzinare oder polyzyklische Läsionen, die nach Platzen der Pusteldecke verkrusten und abtrocknen. Abheilung unter Hyperpigmentierung. Rezidive treten innerhalb der abgeheilten Herde immer wieder auf. Die Erkrankung tritt in einigen Fällen in Verbindung mit Malignomen (Myelom) oder Kolitis auf

Differentialdiagnose
Morbus Duhring, Pemphigus foliaceus, pustulose Psoriasis (Zumbusch), Impetigo contagiosa.

Therapie

Lokale Therapie
Nach Abtragung der Pusteldecke Behandlung mit Mercurochrom oder Pyoctanin. Auch Glukokortikoide in fettarmer Grundlage werden angewendet

Systemische Therapie
Sulfone 50 bis 100 (150) mg/die als Mittel der Wahl, Alternative. Etretinat (Tigason®).

Epidermolysis bullosa acquisata

Nicht seltene, vorwiegend im Erwachsenenalter auftretende, mechanobullose, immunologisch mediierte, chronische Erkrankung mit Autoantikörperbildung gegen Typ-VII-Prokollagen; ein Großteil der Patienten sind HLA-DR2 positiv
Es finden sich an mechanisch exponierten Regionen subepidermale Blasen auf nichterythematoser Basis, Erosionen, Milien und Narben. In schweren Fallen treten auch Lasionen am Gesamtintegument und an Schleimhauten auf
Nachweisbar sind Immunoglobuline- und Komplementablagerungen an der dermalen Seite der Lamina densa der Basalmembran und vereinzelt zirkulierende Antibasalmembranantikörper
Die Erkrankung tritt manchmal zusammen mit Amyloidose, Leukamie und Kollagenosen auf

Differentialdiagnose
Hereditare Epidermolysisformen, Pemphigoid, Porphyria cutanea tarda

Therapie

Cyclosporin A (5–6 mg/kg KG), ev Plasmaaustausch in Kombination mit Immunsuppressiva; ev. Sulfone oder hochdosierte Glukokortikoide

Genodermatosen

Hereditäre Ichthyosen

Heterogene Gruppe von Erbkrankheiten mit diffuser Verhornungsstorung, die durch trockene Haut bei vermehrter Schuppenbildung – mit und ohne Entzundung der Haut – charakterisiert sind

Klinisch werden 4 Hauptgruppen von Ichthyosistypen unterschieden, wobei sich die Formen mit Proliferationshyperkeratose (Ichthyosis vulgaris, x-chromosomale Ichthyosis) von denen mit Retentionshyperkeratose (lamellare Ichthyosis, epidermolytische Ichthyosis) unter anderem durch den milderen Verlauf unterscheiden

ICHTHYOSIS VULGARIS

(autosomal dominant)

Weitaus die haufigste Ichthyose Auftreten innerhalb der 2 ersten Lebensjahre, oft in nur sehr geringer Auspragung

Klinik

Festhaftende, kleine bis mittelgroße Schuppen an den Streckseiten der Extremitaten und gluteal, unter Aussparung der großen Gelenksbeugen Vergroberte Handlinienzeichnung

Besserung im Sommer

Assoziation mit Erkrankungen aus atopischem Formenkreis und Lichen pilaris

X-CHROMOSOMALE ICHTHYOSE

(rezessiv)

Zweithaufigste Ichthyose, schon bei der Geburt und nur bei mannlichen Individuen vorhanden

Nachweis des Steroidsulfatase- bzw Argylsulfatase-C-Mangels durch Lipoprotein-Elektrophorese oder direkt in Leukozyten und Fibroblasten

Klinik

Erscheinungsbild wie bei Ichthyosis vulgaris, aber deutlicher ausgepragt und auch an den Gelenksbeugen lokalisiert Haufig assoziierte Corneadystrophie bei normalem Sehvermogen

LAMELLÄRE ICHTHYOSE

• **Erythrodermische lamelläre Ichthyosis** (kongenitale ichthyosiforme Erythrodermie, autosomal-rezessiv)

bei Geburt „Kollodiumbaby", nach Abstoßung der Membran Entwicklung von groß-

lamellosen braunen Schuppen mit besonderer Auspragung uber den Gelenken
Die erythrodermische Haut ist rissig und
infektanfällig; durch Narbenbildungen entstehen Fingerkontrakturen und Unterlid-
ektropium.
Die Haut der Hand- und Fußsohle ist
schwielig verdickt.
Es bestehen Wachstumsstorung, Anhidrose,
Nageldystrophie und narbige Alopezie.

- **Nichterythrodermische lamelläre
Ichthyose** (autosomal-dominant)
mit ausgedehnten groben dunkelbraunen
Schuppen

- **Autosomal-dominante lamellöse
Ichthyose**

EPIDERMOLYTISCHE

ICHTHYOSE

(bullose Erythrodermie congénitale
ichthyosiforme, autosomal-dominant)

Die Haut der Neugeborenen sieht wie ver-
brüht aus (auch das Bild des Kollodium-
babys kommt vor), schon von Anfang an
bestehen Blasen.
Spater stehen groblamellóse Schuppen,
Hyperkeratosen und rezidivierende Blasen
im Vordergrund.
Typisch sind Inseln von normaler Haut in
hyperkeratotischen Regionen, Nageldystrophie und schwielige Verdickung der Hand-
und Fußsohle.

Therapie

Lokale Therapie

Ziele der lokalen Therapie sind Keratolyse,
Fettung und Geschmeidighalten der Hornschicht.
Bewahrt haben sich tägliche *Ölbäder* (Bal-
neum-Hermal®, Olbad Cordes®, Sulfo-
Schwefelbadextrakt®, Pelsano®) und Báder
mit *Weizenkleie* und *Kochsalz* (2 kg auf ein
Vollbad). Wirksam sind auch *Ureasalben* –
eventuell in Kombination mit Kochsalz – da
Harnstoff die Wasseraufnahme und Quel-
lung der Hornschicht fördert (Calmurid-Sal-
be®, Keratosis-Creme forte®; siehe „Rezepturen"). Auch *Salbengrundlagen* und *Öle*
(Ol amygdale, Ol. olivarum) zur regelmaßigen Hautpflege sind nutzlich
Vorsicht mit Salizylsaurezusatz (2% bis 5%),
da neben der erwünschten keratotischen
Wirkung die Resorptionsgefahr bei großflachiger Anwendung beachtet werden muß.
UV-Bestrahlungen wirken, besonders in
Fällen mit gleichzeitig bestehender Neurodermitis, gunstig.

Systemische Therapie

Die systemische Behandlung mit *Etretinat*
(Tigason®) ist nur für schwere Ichthyosis-
formen (ichthyosforme Erythrodermien, lamelläre Ichthyosen) angezeigt
Dabei kommt es zur raschen Besserung des
Hautzustands, Rezidive sind aber nach Absetzen der Therapie unvermeidlich
Die fruher ubliche *Vitamin-A-Therapie* ist
wegen der Gefahr einer Hypervitaminose
obsolet.

Epidermolysis-bullosa-Gruppe

Heterogene Gruppe seltener, hauptsachlich angeborener Dermatosen, bei denen eine ubersteigerte Neigung zur Blasenbildung auf geringe mechanische Traumen besteht. Unterschieden werden Formen mit dominantem und rezessivem Erbgang und – in direkter Abhangigkeit von Lage der Blasen – mit und ohne Narbenbildungen.

Vererbliche Formen

EPIDERMOLYSIS BULLOSA SIMPLEX

Autosomal-dominante, das mannliche Geschlecht bevorzugende Dermatose, charakterisiert durch epidermolytische Blasen an exponierten Stellen, ohne Narbenbildung und bei gutem Allgemeinzustand
Weitere 3 autosomal-dominante Epidermolysisvarianten

EPIDERMOLYSIS BULLOSA AESTIVALIS

(Weber-Cockayne)

Nach Traumen (z B Fußmarsch) kommt es hier, besonders bei warmer Witterung, zu Blasenbildungen am Fuß

EPIDERMOLYSIS BULLOSA HERPETIFORMIS

EPIDERMOLYSIS BULLOSA HEREDITARIA ALBOPAPULOSA

(Pasini)

Trotz Ausbildung subepidermaler Blasen ist die Prognose relativ gunstig In spater Kindheit kommt es zur Ausbildung weißlicher perifollikulärer Papeln

EPIDERMOLYSIS BULLOSA DYSTROPHICA GENERALISATA

(Hallopeau)

Nicht ganz seltene, autosomal-rezessive Epidermolysisform mit spontanen und traumatischen subepidermalen Blasen, atrophen und hypertrophen Narben, Beugekontrakturen, Nagelverlust, Pigmentverschiebungen und Karzinomen im Narbenbereich

EPIDERMYLOSIS BULLOSA ATROPHICANS GRAVIS

(Herlitz)

Meist zum Tode fuhrende autosomal-rezessive bullose Erkrankung

Therapie

• **Epidermolysis bullosa simplex**
Eroffnung der Blasen und Desinfektion mit Betaisodona® oder Mercurochrom
Meiden mechanischer Belastung und Traumen, in schweren Fällen eventuell ein Versuch mit Resochin® bis 0,2 g/die oder niedrig dosierten Glukokortikoiden

• **Epidermolysisformen mit Narbenbildungen**

Lokale Therapie
Wie bei nichtnarbenbildenden Epidermolysisformen, regelmaßige Hautpflege und zusatzlich topische Steroide oder heparinhaltige Salben

Systemische Therapie
Behandlung mit niedrig dosierten Steroiden und Vitamin E (800 bis 1200 mg/die) zeigen eine nur geringe Wirksamkeit
Bessere Ergebnisse lassen sich mit dem Antiepileptikum Phenytoin (Kollagenaseinhibitor) erzielen, wobei anfangs ein Serumspiegel von 10 bis 20 µg/ml angestrebt wird (einschleichende Behandlung)
Noch wirksamer erscheint die Kombination von Phenytoin mit Glukokortikoiden oder aromatischem Retinoid.

Follikuläre Keratosen

Die Verhornungsstorung ist hier auf die Haarfollikel beschrankt

KERATOSIS FOLLIKULARIS

Sehr haufige, wahrscheinlich autosomal-dominant vererbbare Verhornungsstorung der Haarfollikel, vorwiegend bei adipos-pastosen pubertaren Madchen, manchmal in Kombination mit Neurodermitis

Klinik

An Streckseiten der oberen Extremitat, Außenseiten der Ober- und Unterschenkel und gluteal finden sich multiple, gruppiert stehende, follikulare, spitzkegelige, verhornte, hautfarbene, stecknadelkopfgroße Papeln, nicht selten in Kombination mit Akrozyanose

Die Keratosis follikularis ist ruckbildungsfahig und bessert sich oft im Sommer spontan

Therapie

Die „Reibeisenhaut" kann durch Vitamin-A-Saure-Creme, Harnstoff und Harnstoff-Kochsalzsalben (siehe Rezepturen) sowie Olbader gebessert werden; in leichten Fallen ist aber eine Behandlung nicht erforderlich

DYSKERATOSIS FOLLIKULARIS
DARIER

Seltene, genetisch determinierte Verhornungsstorung, die klinisch durch keratotische Papeln – und histologisch durch Dyskeratose – gekennzeichnet ist

Betroffen sind in der Mehrzahl Manner, die Vererbung erfolgt autosomal-dominant, ob der M Hailey-Hailey und M. Grover Varianten des M. Darier sind, ist umstritten

Diagnostische Hinweise

Klinik

Betroffen sind vor allem die oberen Rumpfpartien (seborrhoische Areale), Gesicht, Capillitium und Intertrigoraume Die wenige Millimeter großen, hautfarbenen, von festhaftenden, schmutziggrauen oder gelbbraunlichen Hornmassen bedeckten Papeln treten isoliert oder auch flachenhaft symmetrisch auf. In Intertrigoarealen bilden sich hypertrophe, vegetierende Lasionen, dort ist die Neigung zu Superinfektionen besonders groß

Es finden sich ferner ubelriechende Krusten am Capillitium, Leistenunterbrechungen im Papillarrelief von Fingerkuppen, Hand- und Fußsohlen, Langsriffelung und punktierte Eindellungen an den bruchigen Nageln

Die Patienten sind oft geistig retardiert und neigen zu Depressionen.

Die Diagnose erfolgt aus klinischem Bild und Histologie (akantholytische Spaltbildung, „corps ronds und grains")

Verschlechterungen durch Schweiß und Sonnenbestrahlung sind fur die Erkrankung charakteristisch

Therapie

Lokale Therapie

Milde bis mittelschwere Verlaufsformen konnen durch alleinige Lokaltherapie gunstig beeinflußt werden

Zur Anwendung kommen: Vitamin-A-Saure (Eudyna-Creme® 0,05%, spater Eudyna-Gel®), Harnstoffsalben, 10%ige Salizylsaure in Cremegrundlage, kurzfristig auch fluorierte Glukokortikoide

Antibiotische Externa kommen nur bei Superinfektion zur Anwendung

Prominente Vegetationen konnen kaustisch oder durch Dermabrasio abgetragen werden.

Systemische Therapie

Schwere Dyskeratosisformen sind eine Domane der *Retinoide.* Die (niedrige) Etretinat-Anfangsdosis betragt 0,3 mg/kg KG/

die, bei vorsichtiger Steigerung bis auf 0,6 mg/kg KG/die kommt es zu einer langsamen Besserung, die Erhaltungsdosis beträgt 0,25 bis 0,5 mg/kg KG/die. Überdosierung führt häufig zu nässenden, ekzematösen, intertriginösen Plaques.

MORBUS HAILEY-HAILEY

(Siehe Pemphigus)

TRANSITORISCHE AKANTHOLYTISCHE DERMATOSE

(Grover)

Harmlose, nach rund 2 Monaten spontan abklingende, vorwiegend Männer befallende Dermatose.

Klinik

Disseminierte (oft gruppierte), juckende, glatte oder keratotische Papeln (manchmal Seropapeln), bevorzugt am Rumpf auftretend. Provokation durch UV-Strahlen.

Differentialdiagnose

Morbus Duhring, Ekzem, Prurigo simplex

Therapie

Topische Glukokortikoide, ev. auch niedrig dosierte Steroide oral

Palmoplantarkeratosen

Zahlreiche erbliche und nichterbliche Krankheitsbilder zeigen umschriebene oder diffuse Verhornungsstörungen an den Handflächen und Fußsohlen, teils mit Übergreifen auf Ferse und Knie. Unterschieden werden *symptomatische (nichthereditäre) Keratosen* (Klavi, Arsenkeratosen, Warzen, luetische Keratosen, paraneoplastische Keratosen, tylotisches Ekzem, Psoriasis u.a.) von *hereditären Palmoplantarkeratosen* (Keratose als klinisches Leitsymptom oder als Begleiterscheinung bei Ichthyosen, Morbus Darier oder Pityriasis rubra pilaris). Weiters werden *diffuse Keratosen* (mit und ohne assoziierter Symptomatik) von (weit häufigeren) *umschriebenen Keratosen* unterschieden.

Hereditäre Palmoplantarkeratosen

DIFFUSE PALMOPLANTARKERATOSE

(Unna-Thost)

Häufigste diffuse Keratose. Sie tritt schon in der Kindheit (autosomal-dominant) auf, assoziierte Symptome fehlen.

Klinik

Symmetrisch an Handinnenflächen und Fußsohlen finden sich, durch einen rosa Randsaum von der normalen Haut scharf abgegrenzt, dicke, gelbliche Hyperkeratosen. Die Hyperkeratosen können zur Verminderung der Beweglichkeit führen.

DIFFUSE PALMOPLANTAR-KERATOSEN MIT ASSOZIIERTEN SYMPTOMEN

Hierher zählen Keratosis palmoplantaris transgrediens, Pachonychia congenita, Papillon-Lefèvre-Syndrom und andere seltene Erkrankungen.

ISOLIERT STEHENDE HEREDITÄRE PALMOPLANTARKERATOSEN

Es sind clavus- oder warzenartige, manchmal punkt- oder bandförmige (Richner-

Hanhart-Syndrom) Hyperkeratosen mit und ohne assoziierte Symptome. Auch die seltene Akrokeratoelastose gehort hierher.

Therapie

Die Therapieergebnisse sind unbefriedigend und Besserungen immer nur vorubergehend.

Lokale Therapie

Salizyl-Vaselin (5% bis 10%), Harnstoffsalben, Harnstoff-Tretinoin-Kombination (Keratosis-Creme forte®), Ölbader, mechanische Abtragung der Hyperkeratose nach Schmierseifenbad.

Systemische Therapie

In Einzelfallen kommt es zu einer deutlichen, aber nur vorubergehenden Besserung auf Etretinat

Porokeratosis Mibelli

Seltene, vorwiegend bei Jungen auftretende, benigne, autosomal-dominante Erkrankung
Die klassische Porokeratose ist durch nur wenige, meist mehrere Zentimeter große, an den Extremitaten (selten Stamm) lokalisierte Lasionen charakterisiert
Die typischen Herde sind zentral leicht atroph, hautfarben oder gerotet und von einer Kerbe mit darin sitzender Hornlamelle (kornoide Lamelle) umgeben
Einzelne Herde sind spontan ruckbildungsfahig, andere zeigen eine allmahliche Progredienz.

Sonderform *Aktinische Porokeratose* Erst im Erwachsenenalter an lichtexponierten Stellen auftretende, multiple, kleine Porokeratosisherde
Die stets benignen Lasionen mussen von aktinischen Prakanzerosen unterschieden werden

Therapie

Die Porokeratosis reagiert nur sehr wenig auf Lokaltherapeutika (Vitamin-A-Saure, Kryotherapie) Spat auftretende kleine Lasionen bilden sich mitunter auf Etretinatgaben (Tigason®) zuruck.

Hereditäre Erkrankungen des Bindegewebes

EHLERS-DANLOS-SYNDROM

(Cutis hyperplastica)

Gruppe (derzeit 10 Untergruppen bekannt) von genetisch bedingten Storungen der Kollagensynthese.

Klinik

Erhohte Verletzlichkeit der Haut bei herabgesetzter Heilungstendenz, atrophe oder hernienartige Narben, Hyperextensibilitat von Haut und Gelenken, die Haut erscheint

weich, dunn und fragil, sie ist dehnbar und elastisch, erhohte Fragilitat großer Gefaße, Neigung zu Fruhgeburten, Kombination mit Hernien, Herzanomalien und Aortenaneurysma.

Keine *Therapie* möglich.

CUTIS LAXA

Hereditare Synthesestorung der elastischen Fasern mit fehlender Elastizitat des Bindegewebes.

Milde bis schwere (autosomal-rezessive Form) Krankheitsmanifestationen Meist von Geburt an progressive Verschlechterung

Klinik

Die Haut erscheint zu groß fur den Korper („schlaffer Sack", Ektropion), Haufung von Krankheitsmanifestationen wie Hernien, Divertikel, Aortendilatation, Rechtsherz, Lungenemphysem
Keine *Therapie* moglich

PSEUDOXANTHOMA ELASTICUM

Degenerative hereditare (vorwiegend autosomal-rezessive) Erkrankung des elastischen Gewebes, bevorzugt bei Mannern auftretend, mit Symptomen an

– *Haut* Xanthomahnliche, flache Plaques mit unelastischer, gefalteter Haut (Hals, Ellenbeugen, Intertrigoareale),

– *Augen* „Angoid streaks" des Augenhintergrundes, spater Netzhautblutungen,
– *Gefäßen* Blutungen (zerebral, gastrointestinal), Herzklappendefekte, Hypertonie

Therapie

Nur symptomatische Therapie moglich, eventuell Exzision storender Hautlasionen

APLASIA CUTIS CONGENITA

Von Geburt an vorhandene, scharf begrenzte Ulzera mit rotlichem Grund (= kongenitales Fehlen von Epidermis, Korium und zum Teil Subkutis) an Kopfhaut (median), Extremitaten und – seltener – am Rumpf.
Nach einigen Monaten kommt es zur Abheilung unter Ausbildung atropher haarloser Areale

Keine *Therapie* moglich

Stoffwechselerkrankungen

Porphyrien

Gruppe von seltenen, angeborenen oder erworbenen, genetisch determinierten, enzymatischen Storungen der Hamsynthese, die, je nach Beschaffenheit der akkumulierten Porphyrine oder deren Vorstufen, mit charakteristischen Hauterscheinungen einhergehen

Hepatische Porphyrien

PORPHYRIA CUTANEA TARDA

Diese haufigste aller hepatischen Porphyrien ist eine chronisch verlaufende Erkrankung, bei der Erbfaktoren (Mangel an Uroporphyrinogendekarboxylase in der Leberzelle) und Auslosefaktoren (besonders Alkohol, aber auch Chemikalien und Medikamente) zur Storung der Porphyrinbiosynthese und Akkumulation von Uro- und Koproporphyrinen fuhren

Manner in mittleren Jahren sind vorwiegend betroffen

Diagnostische Hinweise

An lichtexponierten Hautregionen (besonders Handrucken und Kopf) finden sich Narben, Pigmentverschiebungen und manchmal wegschiebbare (subepidermale) Blasen

Die verletzbare Haut zeigt Degenerationszeichen (Elastose), gelegentlich Hypertrichose (mit Nachdunkelung der Haare) und eine livide Rotung der Orbitalregion

Die Veranderungen an den Handen werden gerne als „Ekzem" fehlgedeutet

Labor

Pathologische Leberwerte immer nachweisbar

Massive Vermehrung der Uroporphyrine III und I im bierbraunen (24-Stunden-)Harn, dieser zeigt im Wood-Licht eine Rotfluoreszenz

Im Stuhl sind die Koproporphyrine III deutlich erhoht

Charakteristisch sind auch Hypersiderinamie und Polyglobulie

Therapie

– *Ausschaltung moglicher Noxen*
Alkohol, Medikamente (Barbiturate, Griseofulvin, Ostrogene, Steroide), Chemikalien (Hexachlorocyclohexan, Vinylchlorid)

– Langzeitaderlasse
250 bis 500 ml – zunachst 1mal wochentlich, dann alle 2 bis 4 Wochen – bis zu einer Gesamtmenge von 4 bis 5 l Ziel der Behandlung. Hb 12 g und Fe 50 µg/dl

Kontraindikation
Leberzirrhose (Dekompensation durch Proteinentzug)

– Chloroquin (Resochin®)
Bewirkt massive Porphyrinausschuttung aus Leberdepot
Niedrig dosierte Langzeittherapie 125 mg 2mal wochentlich – uber 6 bis 12 Monate – auch in Kombination mit Aderlassen
Die hochdosierte Kurzzeittherapie (500 mg taglich uber 5 Tage) ist wegen starker Nebenwirkungen (Fieber, Muskelschmerz, gastrointestinale Symptomatik) und der Gefahr einer Leberzellnekrose nicht ratsam

– Natriumbikarbonat
Metabolische Alkalisierungsbehandlung mit Natriumbikarbonat – 4 bis 6 g taglich (Ziel Harn pH 7 bis 8) – eignet sich nur fur milde Porphyrieformen

– Lokaltherapie
Lichtschutzmaßnahmen, Kortikosteroidsalben.
Bei sorgfaltiger Durchfuhrung der Therapie sind gute Langzeiterfolge erzielbar, erfahrungsgemaß sind aber die meisten Porphyriepatienten wenig kooperativ und motivierbar

AKUT INTERMITTIERENDE PORPHYRIE

Sehr seltene, autosomal-dominante Porphyrie, die durch gastrointestinale, neurologische, kardiovaskulare und psychische Symptomatik, nach Akkumulation von Porphobilinogen (kein Lichtsensibilisator), gekennzeichnet ist

PORPHYRIA VARIEGATA

Autosomal-dominante Erkrankung (Misch-

form Porphyria cutanea/akut intermittierende Porphyrie) Hier kommt es zur Akkumulation von Porphobilinogen und Protoporphin III

Klinik
Hautsymptomatik wie bei kutaner Porphyrie, abdominelle Krisen, periphere Neuropathie, Hypertonie, Tachykardie, psychische Veranderungen
Dunkelfarbung des Harns wahrend der Attacken und Rotfluoreszenz Auslosung von Attacken durch Barbiturate, Sulfonamide, Sulfonylharnstoff, Ostrogene, Anasthetika, Alkohol

Therapie

Im Anfall Hospitalisation (Elektrolyt- und Flussigkeitssubstitution), symptomatische Therapie, Meiden von Substanzen, die Attacken auslosen konnen

Erythropoetische Porphyrien

ERYTHROPOETISCHE PORPHYRIE

(Gunthersche Erkrankung)

Sehr seltene, chronisch-progressive, autosomal-rezessive Porphyrie Infolge Akkumulation von stark photosensibilisierendem Uroporphyrinogen I (in Erythrozyten, Plasma, Harn, Stuhl) kommt es schon bei Kleinkindern zur Blasenbildung an lichtexponierten Stellen Es entstehen Ulzera, Infektionen, Narben und Mutilationen Charakteristisch sind ferner hamolytische Anamie, Splenomegalie, rote Zahne (auch Rotfluoreszenz im Wood-Licht) und Hypertrichose.
Wegen der starken Lichtempfindlichkeit konnen die Betroffenen nur nachts die Wohnung verlassen
Die meisten Patienten sterben in jungen Jahren

Therapie
Keine spezifische Therapie bekannt

Manchmal werden Bluttransfusionen und Splenektomie erforderlich.

Wichtig Totaler Lichtschutz (Sonnenbrille, Handschuhe, Kopfbedeckung, Lichtschutzsalben)

ERYTHROPOETISCHE PROTOPORPHYRIE

Autosomal-dominante, nicht ganz seltene, durch Akkumulation von Protoporphyrin IX (in Erythrozyten, Plasma, Haut, Stuhl) charakterisierte Erkrankung

Klinik

Bei Lichtexposition Auftreten von Juckreiz, Brennen, eventuell Erythem, Odem oder urtikarielle Reaktion, keine Blasenbildung Allgemeinsymptome fehlen meist, aller-

dings kommt es zum gehauften Auftreten von Gallensteinen oder Leberzirrhose. Die Erythrozyten zeigen eine Rosafluoreszenz.

Differentialdiagnose

Polymorphe Lichtdermatose

Therapie

Unter Betacarotin kommt es zu einer deutlichen Verbesserung der Sonnentoleranz Verordnet wird Carotaben® 100–200 mg/die (angestrebter Blutspiegel > 400 µg/dl; regelmäßige Kontrolle der Leberfunktionsproben erforderlich)
Chloroquintherapie (siehe Porphyria cutanea tarda) bei Lebermitbeteiligung
Histaminantagonisten nach Bedarf
Symptomatische Lokaltherapie. Glukokortikoide, Prurimix-Lotion®

Pellagra

Hypovitaminose durch Mangel an Nikotinsaure (Niacin) und Nikotinsaureamid (Niacinamid).
In unseren Breitengraden ist die Erkrankung selten und wird hauptsachlich bei Alkoholikern vorgefunden
Da der Korper Nikotinsaure aus Tryptophan synthetisieren kann, fuhrt eine einseitige tryptophanarme Mais/Kartoffel-Ernahrung in den armsten Landern haufig zu Nikotinsauremangelerscheinungen.
Andere mögliche Ursachen sind Karzinoidsyndrom (Umwandlung von Tryptophan zu Serotonin), Magenkarzinom, Colitis ulcerosa, Ileitis terminalis, chronische Pankreatitis, INH-Medikation

Diagnostische Hinweise

Klinik

Drei „Ds" kennzeichnen die Erkrankung. „Dermatitis, Diarrhoe, Demenz".

Dermatitis
(bei gesteigerter Lichtempfindlichkeit)· Jukkende und brennende Erytheme, zuweilen auch Blasen, an lichtexponierten Korperpartien (vor allem im Fruhjahr auftretend), kennzeichnen das akute Krankheitsstadium. Alteren Stadien zeigen eine flachenhafte, leicht infiltrierte und schuppende, braunlich-rote Haut mit Krusten und Fissuren.
Diarrhoe:
Mit Gewichtsverlust und allgemeinem Schwachezustand

Demenz
Verbunden mit Neuritis, neurologischen Ausfallen und Depression
Beschrieben werden auch gelbe Handflächen, Nagelquerbander, Lippenfissuren und Stomatitis

Differentialdiagnose

Porphyrien, Arzneimittelreaktionen, Hartnup-Syndrom

Therapie
Nikotinsaureamid (Nicovitol® 500 mg 3mal
2 Tabletten/die uber 2 bis 3 Wochen) bei

proteinreicher Kost und Alkoholabstinenz
Symptomatische Lokaltherapie mit milden
fettenden Steroidsalben und Olbadern

Xanthomatosen

Xanthomatosen sind Erkrankungen, die
durch Ablagerungen von Lipiden in der
Haut (in dermalen Histiozyten) gekenn-
zeichnet sind
Unterschieden werden Xanthomatosen im
Rahmen einer Hyperlipidamie (primarer ge-
netischer Defekt oder sekundar bei Stoff-
wechselerkrankungen), von normolipida-
mischen Formen
Die relativ seltenen primaren familiaren
Xanthomatosen werden entsprechend dem
Muster der Lipoproteinelektrophorese in 5
Gruppen (Klassifikation Typ I bis V) eingeteilt
Sekundare Xanthomatosen treten vor allem
im Rahmen von Diabetes, primarer biliarer
Leberzirrhose, chronischer Pankreatitis und
nephrotischem Syndrom auf
Normolipidamische Formen, oft kombiniert
mit Diabetes und Arteriosklerose, kommen
haufig familiar vor

Klinische Manifestationen

• Tuberöse Xanthome
Weiche oder fibrotische (altere), gelbe
(orange), einzelstehende oder multiple
Knoten, vor allem uber Ellenbogen, Knie-
gelenken und gluteal

• Eruptive Xanthome
Exanthem aus kleinen gelb (braunen) Pa-
peln, manchmal mit erythematosem Hof, an
Streckseiten der Extremitaten, Rucken und
gluteal
Gelegentlich besteht ein starker Juckreiz
Eruptive Xanthome treten vermehrt bei

Typ-III-Hyperlipoproteinamie und biliarer
Zirrhose auf

• Xanthoma tendinosum
Derbe, unregelmaßige, bis 5 mm große
Knoten entlang der Achillessehne und dor-
salen Fingersehnen
Schmerzen und Funktionsstorungen sind
nicht selten

• Plane Xanthome
Multiple, flache, gelbe (orange), bis mehrere Zentimeter große Xanthome an Streckseiten der Extremitaten, Nacken und axillar,
manchmal in Kombination mit tuberosen
Xanthomen

Sonderformen
Xanthoma striatum palmare
in den Falten von Handflachen und Fußsohlen (Hinweis auf Typ-III-Hyperlipoproteinamie,
Xanthelasmen
Haufigste Manifestation der Xanthomatosen. Flache, einseitige oder symmetrische, 2
bis 15 mm große gelbe Plaques im medialen
Teil der Oberlider, vorwiegend bei alteren
Frauen
Vermehrtes Auftreten bei Typ-II-Hyperlipo-
proteinamie oder normolipamisch-familiar

Therapie
Bei bestehender Hyperlipoproteinamie
Diat und medikamentose Therapie in Zusammenarbeit mit dem Internisten
Einzelne normolipamische Xanthome konnen exzidiert werden, Rezidive sind aber
haufig

Xanthelasmen konnen ebenfalls operativ angegangen werden, moglich ist auch eine schichtweise Abtragung mit der Kaltkaustik

(Koagulation und Kurettage) Kleine Lasionen werden manchmal mit flussigem Stickstoff behandelt

Muzinosen

Gruppe von seltenen Krankheitsbildern, gekennzeichnet durch umschriebene oder generalisierte Ablagerung von Schleimsubstanzen (vorwiegend saure Mukopolysaccharide) in der Dermis
Der Nachweis gelingt histologisch mit Hilfe von Spezialfarbungen (Alcianblau, Hale-Reaktion)

Primäre Muzinosen

MYXÖDEM

(diffus oder umschrieben)

Klinik
Kuhle, feinlammelos-schuppende, ödematose, gelblich-weiße Haut, vorwiegend an den Akren und im Gesicht
Grunderkrankung Hypothyreose.

ZIRKUMSKRIPTES PRÄTIBIALES MYXÖDEM

Klinik
Plattenartige, wachsartige, braun-gelbliche oder lividrote Infiltrate mit trichterformigen Einziehungen der Follikel („Orangenschalenhaut"), vor allem an der Unterschenkelstreckseite
Grunderkrankung: Hyperthyreose

LICHEN MYXOEDEMATOSUS

Chronisch progrediente Erkrankung unbekannter Atiopathogenese, charakterisiert durch umschriebene, gruppierte, halbkugelige bis linsengroße, weißlich-gelbliche

(rotliche) Papeln auf infiltrierter geroteter Haut, vor allem an den Streckseiten der Extremitaten und am Rumpf

SKLEROMYXÖDEM

Sklerosierende Form mit elefantenhautartigen Erscheinungen, Bewegungseinschrankung, Funktionsstorungen innerer Organe (Leber), manchmal monoklonale IgG im Serum (Plasmozytomabklarung!)

SKLEROEDEMA ADULTORUM BUSCHKE

Charakteristisch ist ein rascher Beginn im Anschluß an infektiose Erkrankungen.

Klinik
Teigige Schwellung und Verhartung der Haut mit Bewegungseinschrankung Abheilung nach Monaten/Jahren

REM-SYNDROM

(retikulare erythematose Muzinose)

Chronisch persistierende Dermatose, gekennzeichnet durch symptomlose, netzartige (oder streifige, manchmal urtikarielle) hellrote bis lividrote Herde, vor allem am oberen Rumpf (Differentialdiagnose: CDLE, seborrhoisches Ekzem).
Variante Plaqueartige Form

FOLLIKULÄRE MUZINOSE

Ablagerung von schleimartigen Substanzen in Talgdrusen und Haarfollikeln, entweder im Rahmen maligner Lymphome (Mycosis fungoides) oder – seltener – idiopathisch

Klinik

Polsterartige gerotete Plaques, Follikeler-weiterungen, follikulare Hyperkeratosen, Haarverlust in erkrankten Arealen Pradilektionsstellen: Capillitium, Nacken.

Differentialdiagnose

Keratosis follikularis, Pityriasis rubra pilaris

Sekundäre Muzinosen

Dermale oder epitheliale Ablagerungen von Schleimsubstanzen im Rahmen von chronischen Entzundungen, UV-Bestrahlungen und Tumoren

Therapie

Muzinosen im Rahmen endokriner Storungen (Schilddruse) oder maligner Erkrankungen lassen sich oft durch die *Behandlung des Grundleidens* gunstig beeinflussen

Die Muzinosen unbekannter Atiologie sind therapeutisch nur wenig beeinflußbar

Lokaltherapie

Symptomatische Therapie mit potenten Glukokortikoiden (Salbe oder intralasional), ev Exzision von Einzelherden

Systemische Therapie

Eine Besserung ist im Einzelfall, meist vorubergehend, erzielbar.
REM-Syndrom Chloroquin
Scleroedema adultorum Buschke Penicillin-G uber 2–3 Wochen
Lichen Myxoedematosus, Skleromyxoedem Plasmapherese in Kombination mit Cyclophosphamid.
Follikulare Muzinose PUVA und/oder Glukokortikoide

Zinkmangelerkrankungen

Bei Mangel an dem lebensnotwendigen Spurenelement Zink (Tagesbedarf 15 bis 20 mg, normaler Plasmazinkspiegel 14 bis 23 μmol/l) kommt es zur Entwicklung einer akralen Dermatitis mit Durchfallen, bei gleichzeitiger Storung des Haarwachstums und der Wundheilung.

ERWORBENES ZINKMANGELSYNDROM

Ursachen

Zinkresorptionsstorung (Magen-Darmerkrankungen, Alkoholismus, parenterale Ernahrung, Malabsorptionssyndrome), Therapie mit Chelatbildnern (Penicillamin), vermehrte Zinkausscheidung (Leber-Nierenerkrankungen, Dialyse) oder erhohter Zinkverbrauch (Verbrennungen, Tumoren)

GENETISCH-DETERMINIERTES ZINKMANGELSYNDROM

(Acrodermatitis enteropathica)

Extrem seltene, autosomal-rezessive Erkrankung mit gleichzeitig auftretenden Defekten im Immunsystem Erstmanifestation bei Absetzen der (zinkreichen) Muttermilch.

Klinik

Scharf begrenzte, nassende Erytheme mit Blasen, Pusteln, Schuppen und Krusten (teils psoriasiform) an Korperoffnungen (Mund, Nase, Anogenitalregion) und den distalen Extremitaten
Bei Fortschreiten der Erkrankung Auftreten von Mundwinkelrhagaden, Superinfektio-

nen, Elektrolytverlusten, Wachstumsstorung, Haarwuchsstorung, Paronychie und
geistige Retardierung.

Differentialdiagnose

Ekzeme (vor allem seborrhoisches Ekzem),
generalisierte Candidiasis, Epidermolysis
bullosa hereditaria simplex.

Therapie

Rasche Besserung des Allgemeinzustandes
und Ruckbildung der Hautmanifestationen
unter Zinksulfat-Applikation (Solvezink®)
oral oder intravenos.
Die Hauterscheinungen werden nach den
Regeln der Ekzemtherapie behandelt.

Kutane Amyloidosen

Heterogene Gruppe von Erkrankungen, gekennzeichnet durch extrazellulare Ablagerung von homogenem, hyalinem, eosino-
philem Material (Amyloid).
Der Amyloidnachweis gelingt mit der Kon-
gorotfarbung (grune Farbe im polarisierten
Licht) und mit Thioflavin-T (hellgelbe Fluoreszenz).

Lokale (subepidermale) kutane Amyloidosen

PRIMÄRE KUTANE AMYLOIDOSEN

• Lichen amyloidosus

(häufigste Amyloidose)
Extrem stark juckende, wenige Millimeter
große, derbe, wachsartige, hautfarbene bis
grau-braune, leicht verruciforme Papeln
(oder Plaques), vorwiegend an den Unterschenkeln, seltener am Rumpf

• Makulöse Amyloidose

Vor allem am Stamm lokalisierte makulose
Variante des Lichen amyloidosus.
Verwechslung mit Neurodermitis moglich.
Sonderform: *Bullöse Amyloidose*.

• Plaqueförmige Amyloidose

DD. Lichen ruber verrucosus.

SEKUNDÄRE KUTANE AMYLOIDOSE

Meist nur geringe Amyloidablagerungen im
Rahmen von Hauttumoren, seniler Elastose
und mehrmaliger PUVA-Therapie

Sekundäre kutane Amyloidosen bei systemischer Amyloidose

• Amyloidose vom AL-Typ

Primar systemische Erkrankung oder als Begleiterscheinung beim multiplen Myelom

Klinik

Weißlich-gelbe, wachsartige (hamorrhagische) Papeln oder Plaques am Capillitium,
im Gesicht (Lider), genital und Handtellern.
Daneben Hautblutungen und (seltener)
Blasen, ulzerierte Knoten, Makroglossie.

• Amyloidose vom AA-Typ

Sekundare Amyloidose bei Neoplasien oder
chronischen Entzundungen (TBC, Crohn,
PCP usw.).

• Noduläre Amyloidose

Derbe Knoten, vor allem im Gesicht und
Stamm, meist im Rahmen eines Systembe-
falls, seltener isoliert auftretend.

Therapie

Samtliche Formen der Amyloidose sind äußerst therapieresistent Auch die Behandlung einer vorhandenen Grunderkrankung (z.B. Myelom) beseitigt kaum die vorhandenen Hautmanfestationen

Die Therapie beschrankt sich daher auf die Unterdrückung des qualenden Pruritus, wobei aber Steroide sich als wenig wirksam erweisen

Auch Amyloidabtragung (Dermabrasio, CO_2-Laser) oder Kryotherapie beim Lichen amyloidosus sind wenig hilfreich, da Rezidive sich rasch wieder einstellen

Hyperpigmentierungen und Depigmentierungen

Hyperpigmentierungen

Hyperpigmentierungen, besonders an lichtexponierten Stellen, sind oft der Anlaß zum Besuch der Dermatologenpraxis.
Die dunkle Verfarbung kann durch Zunahme des Melanins, aber auch infolge Ablagerungen von Hamosiderin und diverser Farbstoffe oder Medikamente entstehen.

Melaninbedingte Hyperpigmentierungen

ANGEBORENE DYSCHROMIEN

Epheliden, Naevus spilus, Peutz-Jeghers-Syndrom, Lentiginosis profusa,

• Incontinentia pigmenti

Genetisch determinierte (x-chromosomal dominant), fast nur bei Mädchen auftretende Systemerkrankung, charakterisiert durch verschiedene Krankheitsstadien:
Primäre Hautläsionen: In den ersten Lebenswochen treten schubweise streifenförmige, pralle Blaschen und Blasen auf gerötetem Grund (Eosinophile im Blasenlumen) und urtikarielle Plaques an den Extremitaten und am seitlichen Rumpf auf
Nach einigen Wochen Umwandlung in verrukose Herde, und im weiteren Verlauf entstehen über Jahre persistierende, striare, wirbelartige Pigmentierungen entlang der Blaschko-Linien.
Assoziation mit Bluteosinophilie zu Beginn, Skelettanomalien, Augendefekten, Zahnmißbildungen und geistiger Retardierung
Keine *Therapie* moglich

ERWORBENE UMSCHRIEBENE DYSCHROMIEN

• Melasma (Chloasma)

Charakterisiert durch große braune, scharf begrenzte Herde, vorwiegend an Stirn und Schlafe (in deutlicher Abhängigkeit von UV-Licht) infolge von Graviditat, Einnahme von Kontrazeptiva, Ovarialtumoren oder idiopathisch.

• Postinflammatorische Hyperpigmentierungen

Folge chronisch-rezidivierender Dermatosen, wie z B. Lichen ruber, Psoriasis, Neurodermitis u a

• Physikalische Hyperpigmentierungen
Warmeeinwirkung (Thermophor), Reibung und Trauma, UV-Bestrahlungen, Rontgentherapie

• Hyperpigmentierungen nach phototoxischen Reaktionen
Bergamottol, Psoralene, Wiesengrasdermatitis (Cumarin), Ol- und Teerkontakte als Ausloser

• Lentigo senilis
Unregelmaßig begrenzte, pigmentierte Flecken an chronisch lichtexponierter Haut, vorwiegend bei alten Menschen.

ERWORBENE DIFFUSE DYSCHROMIEN

• Bei inneren Erkrankungen
Z.B Morbus Addison, Pellagra, Porphyrien, paraneoplastisch

• Medikamentös ausgelöst
Tetracyclin, Hydantoin, Phenothiazin, ACTH u.a

Nichtmelaninbedingte Hyperpigmentierungen

• Exogene Ursachen
Kaliumpermanganat (in zu hoher Konzentration), Tatowierungen, Argyrose, Aurantiasis

TÄTOWIERUNGEN

Man unterscheidet zwischen unfallbedingten Schmutz- und Schmucktatowierungen, sie entstehen durch Einbringen von Farbpartikeln in das Bindegewebe der Haut Eine professionell durchgefuhrte Tatowierung wird mit Hilfe eines elektrischen Instruments gesetzt, das eingebrachte Pigment liegt dann homogen im Korium Bei nicht professionell erzeugten Tatowie-

rungen finden sich Pigmentablagerungen auch im Fettgewebe

• Endogene Ursachen
Hamosiderose, Ikterus

Therapie

(erworbener Dyschromien)
Die Ursachen von Hyperpigmentierungen sind in vielen Fallen leicht eruierbar und daher eliminierbar, es sind vor allem Kontrazeptiva, phototoxische Substanzen (parfumierte Kosmetika und Seifen, Furocumarine und Tetracycline) und nicht selten Grunderkrankungen, die behandelt werden mussen.

Lokaltherapie

Bleichsalben sollten, da ihre Wirksamkeit unsicher ist und immer die Gefahr einer unerwunschten, bleibenden Depigmentierung besteht, zunachst nur an kleinen Lasionen versucht werden
Folgende Substanzen kommen zur Anwendung Hydrochinonmonobenzylather (Depigman-Salbe®), p-Methoxyphenol (Leukobasal-Salbe®), Vitamin-A-Saure, Benzoylperoxid und Steroide Die Substanzen konnen alleine oder – besser – kombiniert (z B Hydrochinon 5%-Vitamin-A-Saure 0,1%-Dexamethason 0,03% in Salbengrundlage) verordnet werden.
Die Patienten sollten parfumierte Kosmetika und Seifen meiden und vor Sonnenexposition Lichtschutzmittel (UV-Blocker) verwenden Zum kosmetischen Abdecken kann Covermark® verordnet werden.

Therapie der Lentigo senilis
Flussiger Stickstoff im Sprayverfahren Vorsicht Zuviel an Stickstoff fuhrt zu unerwunschten Depigmentierungen.

Therapie der Tätowierungen

• Schmutztätowierungen lassen sich innerhalb der ersten 72 Stunden relativ leicht durch Abbursten mit einer Nylonburste, unter Anfeuchtung mit physiologischer Kochsalzlosung, in Lokalanasthesie entfernen.

• **Schmucktätowierungen** sind selbst bei sorgfältigst durchgeführter Therapie nie völlig narbenlos entfernbar.

Kleine Tätowierungen werden am besten *chirurgisch exzidiert*, größere in mehreren Sitzungen (Serienexzision) entfernt, wobei der Defekt nicht selten plastisch-chirurgisch abgedeckt werden muß. Die Narbe sollte so gestaltet werden, daß sie formal nicht mit der Gestalt des entfernten Motivs identisch ist. Tätowierungen lassen sich auch mit *Dermabrasio* entfernen, durch nachtragliches Aufbringen von Gerbsaure und Silbernitrat kann das kosmetische Ergebnis verbessert werden.

Von einer *Laserbehandlung* (CO_2- oder Argonlaser) ist wegen der häufigen Bildung von hypertrophen Narben eher abzuraten.

Depigmentierungen

VITILIGO

Kosmetisch störender, erworbener, fleckförmiger Pigmentverlust (infolge funktioneller Storung oder Zugrundegehen epidermaler Melanozyten) wird als Vitiligo bezeichnet.

Die Atiologie dieser Weißfleckenkrankheit ist unbekannt, vermutet werden Autoimmunmechanismen bei familiärer Disposition.

Es besteht eine Assoziation mit verschiedenen Erkrankungen, bei denen Autoimmunreaktionen eine Rolle spielen, wie: perniziose Anamie, Alopecia areata, Diabetes, Hashimoto-Thyreoiditis, Kollagenosen und Myasthenia gravis.

Klinik

Anfangs lokalisierte, später oft generalisierte weiße Flecken, besonders an stark pigmentierten Körperpartien (periorifiziel, Streckseiten der großen Gelenke, Handrukken und Handgelenksbeugen). Die am Rand oft hyperpigmentierten Herde sind rund oder polyzyklisch geformt und scharf begrenzt, manchmal finden sich Inseln normaler Haut inmitten solcher Läsionen.

Der Verlauf ist von Fall zu Fall verschieden, sowohl Persistenz als auch Progredienz bis hin zum universellen Befall sind möglich, Ruckbildung und vor allem Ausheilung kommen seltener vor.

Differentialdiagnose

Pityriasis versicolor, Pityriasis simplex, postinflammatorische Hypopigmentierung, CDLE, Sklerodermie, Lichen sclerosus, Naevus anaemicus, Lepra

Therapie

Eine aktive systemische Therapie ist nur bei psychisch stark belasteten und daher, sehr motivierten Patienten durchzufuhren, da mit keiner der derzeit ublichen Behandlungsformen, selbst bei 6- bis 12monatiger Therapie, eine zufriedenstellende Repigmentierung in mehr als 30% bis 50% zu erzielen ist

Relativ am besten reagieren Vitiligoherde im Gesicht und am Stamm.

Lokaltherapie

– *Sonnenschutz*

Konsequenter Sonnenschutz ist wichtig, da Vitiligoherde dazu neigen, mit Pruritus und Erythembildung auf UV-Exposition zu reagieren und außerdem eine Pigmentierung der umgebenden gesunden Haut aus kosmetischen Grunden unerwünscht ist.

– *Kosmetik*

Bei Bedarf kann der Vitiligoherd mit Puder (Covermark®) abgedeckt werden. Möglich ist auch eine einige Tage anhaltende bräunliche Einfarbung der Läsion mit Viticolor®

(Reaktion von Dihydrooxyazetin mit Aminosauren im Stratum comeum)

– *Topische potente Glukokortikoide*
(Clobetasol) fuhren lediglich bei dunkelpigmentierten Menschen im Einzelfall zur Repigmentierung

– *Photochemotherapie (lokal)*
Die lokale Photochemotherapie (Meldadinine-Losung®) wird wegen moglicher massiver blasiger Reaktionen nur selten durchgefuhrt

Systemische Therapie

– *PUVA*
(Durchfuhrung siehe „Psoriasistherapie")
Wegen der erforderlichen langen Therapiedauer (6–12 Monate) und der wenig befriedigenden Resultate nur bei großem Leidensdruck des Patienten berechtigt
Am besten sprechen Menschen des Hauttyps V und VI und einer nicht akralen Vitiligolokalisation an
Ob eine alleinige Phototherapie mit UV-B

(3mal wochentlich uber 1 Jahr, Anfangsdosis 20 mJ/cm²) zu anderen Ergebnissen fuhrt, bleibt abzuwarten.

– *PAUVA*
Systemische Anwendung von Phenylalanin anstelle von Methoxypsoralen
Dosierung: 50–100 mg/kg KG eine Stunde vor UV-A-Bestrahlung
Kontraindikation Schwangerschaft, Niereninsuffizienz, Phenylketourie
Klinische Ergebnisse wie bei PUVA

– *Khellin*
(Dimethoxy-methyl-furano-chromone)
Als Alternative zur PUVA-Therapie, mit etwa gleichen Ergebnissen
Dosierung 100 mg – 180 Minuten vor der Bestrahlung.
Nebenwirkungen Reversible Transaminasenerhohung, ansonsten gut vertraglich

– *Beta-Carotin* (Carotaben®) oral
Fuhrt zu einer Gelb-(Orange-)Verfarbung akraler Vitiligo-Herde (kosmetisch wenig befriedigend)

Vaskulitis

Entzundungen der Gefäßwand als Folge einer humoral vermittelten, verzogerten immunologischen (vorwiegend Typ-III) Reaktion manifestieren sich – je nach Lokalisation, Große der befallenen Gefaße (Gefaßetage) und Ausmaß des Gefäßprozesses – unter den verschiedensten klinischen Erscheinungsbildern Vaskulitiden mit Systembefall verursachen schwere Krankheitsbilder (Niere, Gelenke und Gastrointestinaltrakt werden bevorzugt in Mitleidenschaft gezogen), die unbehandelt oft todlich verlaufen.

Vaskulitis – Übersicht

(Einteilung nach Art des Infiltrats)

1. Befall vorwiegend kleiner bis mittelgroßer Gefäße

• Leukozytär (Typ-III-Reaktion)
Nekrotisierende kutane Venolitis (haufigste Form), Urtikariavaskulitis, rheumatoide Vaskulitis, Livedovaskulitis, Pityriasis lichenoides acuta, Morbus Behçet, Venolitis bei Kryoglobulinamie, Erythema elevatum et diutinum, Purpura Waldenstrom.

• Granulomatös (Typ-III-Reaktion)
Wegener-Granulomatose, Churg-Strauss-Granulomatose.

• Lymphozytär (Typ-IV-Reaktion)
Chronische Pigmentpurpura

2. Befall vorwiegend mittelgroßer bis großer Gefäße

• Leukozytär (Typ-III-Reaktion)
Polyarteriitis nodosa, Polyarteriitis cutanea benigna.

• Granulomatöse (Typ-III-Reaktion)
Erythema induratum Bazin, Riesenzellenarteriitis

3. Sonderformen

Pyoderma gangraenosum, septische Vaskulitis.

Diagnostische Hinweise

Die Erstellung einer Diagnose ist nicht immer einfach, sie ergibt sich aus klinischem Bild, Histologie und Laborbefunden (Leukozytose, hohe Senkung, Nachweis von zirkulierenden Immunkomplexen im Serum und von Präzipitaten im betroffenen Gewebe)

Vaskulitis-assoziierte Symptome

• Purpura im Rahmen einer Vaskulitis

("Palpable Purpura") – Blutaustritt ins Gewebe im Rahmen einer Vaskulitis
Differentialdiagnose Purpura durch vaskuläre Störungen anderer Genese (toxisch, Stase, Gefäßfehlbildungen), Purpura infolge von Gerinnungsstörungen (Störung der Gerinnungsfaktoren, Verminderung oder

Fehlfunktion von Thrombozyten), Purpura bei Bindegewebsschaden (Atrophien, Genodermatosen), Purpura unklarer Genese (idiopathische Purpura – siehe progressive Pigmentpurpura)

• Livedozeichnung

Rot-bläuliche gefäßähnliche Hautzeichnung ("Livedo reticularis" – meist harmlose netzformige Zeichnung der Haut, infolge Erweiterung subkutaner Gefäße; oder die blitzfigurenartige "Livedo racemosa" – oft im Rahmen einer Vaskulitis
Differentialdiagnose· als Folge von Arteriosklerose, Cholesterinembolien, Kryoglobulinämie u a

Vaskulitiden

1. Vaskulitiden mit obligater Hautbeteiligung

NEKROTISIERENDE KUTANE VENOLITIS

(Synonyme Allergische Vaskulitis, leukozytoklastische Vaskulitis)

Häufigste Vaskulitis (Ablagerung von zirkulierenden Immunkomplexen in der Gefäßwand mit nachfolgender Komplementaktivierung und Wandzerstörung durch angelockte Granulozyten)
Als auslösende Antigene kommen in Frage. Bakterien, Viren, Medikamente, Fremdeiweiß und Autoantigene (Kollagenosen)

Klinik

Entzündliche, oft schmerzhafte, erhabene Petechien ("palpable Purpura") vorwiegend an den Unterschenkeln und Körperauflagestellen Durch Konfluenz auch Auftreten von düsterroten Knötchen, manchmal mit zentraler hämorrhagischer Blase, später Ul-

zerationen Abheilung nach einigen Wochen, unter Ausbildung von pigmentierten atrophen Narben.
Auch ein Systembefall ist möglich
Fieber, Leukozytose und hohe Senkung sind häufige Begleitmanifestationen

Sonderformen

Schönlein-Henoch-Syndrom bei Kindern, durch Kryoglobuline ausgelöste nekrotisierende Venolitis

Therapie

Ausschluß bzw Behandlung von Infektionen und assoziierten Erkrankungen (bakterielle oder virale Infekte, Kollagenosen, Hepatitis, Kryoglobuline, Morbus Hodgkin u a)
Meiden von nachgewiesenen Allergenen (vorwiegend Medikamente)

Lokaltherapie

Glukokortikoide (bei umschriebenen Veränderungen okklusiv), Antibiotika für infizierte Ulzera

Systemische Therapie
Glukokortikoide 60 bis 80 mg Prednisolonaquivalent täglich uber 5 bis 7 Tage, in besonders schweren Fällen auch Cyclophosphamid

ERYTHEMA EXSUDATIVUM MULTIFORME UND VARIANTEN

(siehe dort)

ERYTHEMA NODOSUM

(siehe dort)

SWEET-SYNDROM

(siehe dort)

URTIKARIAVASKULITIS

(siehe dort)

2. Vaskulitiden mit fakultativer Hautbeteiligung

POLYARTERIITIS NODOSA

Leukozytoklastische Vaskulitis mittelgroßer
Arterien.

Klinik
Fieber, Arthritis, Arthralgien, Myalgien, periphere Neuropathie, Beteiligung innerer Organe (Niere, Herz, Abdomen), Hautläsionen
(subkutane schmerzhafte Knoten und Strän-
ge, Rötung, Purpura, Livedo racemosa).

Diagnose
Biopsie, Angiographie (Aneurysmen), hohe
Senkung, Anamie, Leukozytose, Hbs-Anti-
gen positiv

Therapie
Systemische Glukokortikoide 60 bis 120 mg
Prednisolonäquivalent taglich in Abbau-
dosis (Erhaltungsdosis 10 bis 15 mg/die) in
Kombination mit Azathioprin oder Cyclo-
phosphamid (Langzeittherapie oft erforder-

lich), ev. erganzt durch Plasmapherese und
Antiphlogistika lokal oder systemisch.

PERIARTERIITIS NODOSA CUTANEA BENIGNA

Abortivform der systemischen Polyarteriitis?
Livedo-racemosa-Herde, schmerzhafte subkutane Knoten und Strange, schmerzhafte
nekrotische Ulzera und Hamorrhagien an
den Streckseiten der unteren Extremitaten
und Fußsohle, benigner Verlauf.

Therapie
Lokale (in schweren Fallen systemische)
Glukokortikoide, Immunsuppressiva im
Einzelfall erforderlich, eventuell Antiphlo-
gistika.

ALLERGISCHE GRANULOMATOSE

(Churg-Strauss-Syndrom)

Seltene, nekrotisierend-granulomatose Arteriitis

Klinik
In Abhangigkeit von Organbefall Asthma,
periphere Neuropathie, Hochdruck, gastro-
intestinale Symptomatik (Hämorrhagien),
Nierenbeteiligung, Hautmanifestationen
(Purpura, schmerzhafte derbe Knoten)

Diagnose
Biopsie, hohe Blutsenkung , Eosinophilie,
hoher IgE-Serumspeigel

Therapie
Sie entspricht der Polyarteriitis nodosa-Behandlung.

WEGENERSCHE GRANULOMATOSE

Seltene, nekrotisierende Vaskulitis kleiner/
mittelgroßer Arterien und Venen. Granulome im oberen und unteren Respirations-
trakt, Niere, Ohr und Auge; Arthralgien und
Hautläsionen (Pyoderma gangraenosum-
ahnliches Bild, Ulzera, Blutungen).

Therapie

Sie entspricht der Polyarteriitis nodosa-Behandlung.

LIVEDOVASKULITIS

Charakteristisch sind bizarre schmerzhafte, therapieresistente Ulzera im Knochelbereich, Atrophie blanche, Livedo razemosa und Hautblutungen
Eine Assoziation mit Temperaturschwankungen (Hitze, Kälte) und Auftreten von Antiphospholipid-Antikorpern wird beschrieben
Histologie Fibrinthromben in Arteriolen und Venen.

Therapie

Glukokortikoide (40 bis 60 mg Prednisolonaquivalent/die) in Kombination mit gefäßerweiternden Substanzen (Pentoxiphyllin)
Alternativen Salizylate, niedrig dosierte Heparintherapie, fibrinolytische Therapie, eventuell chirurgische Exzision und Dekkung von Einzellasionen

MORBUS BEHÇET

(siehe „Aphthen")

Auch die *Lymphomatoide Granulomatose,* sowie *Arteriitis temporalis, Morbus Kawasaki* und *Morbus Buerger* gehoren in die Gruppe von Vaskulitiden, mit fakultativer Hautbeteiligung

3. Vorwiegend kutane Vaskulitiden

PYODERMA GANGRAENOSUM

Chronisch verlaufende, nekrotisierende Vaskulitis nicht infektioser Natur unbekannter Genese.
Assoziationen mit folgenden Erkrankungen kommen gehauft vor Colitis ulcerosa/Morbus Crohn, chronische Polyarthritis, Paraproteinamien, Lymphome, Leukamie, Neoplasien, Wegener Granulomatose, Kollagenosen und Karzinoidsyndrom.

Klinik

Flachenhaft sich ausbreitende Ulzerationen mit schmierigem, duster-rotem Grund und unterminiertem, schwammigem, druckschmerzhaftem Rand, haufig an den unteren Extremitaten Abheilung nach Monaten unter Ausbildung atropher Narben Minimale Traumen fuhren zum Entstehen neuer Ulzera (Pathergiephànomen)

Therapie

Glukokortikoide 40–60 mg Prednisolonaquivalent/die im akuten Schub in Kombination mit Sulfonen (verzogerter Wirkungseintritt), in schweren Fallen eventuell Azathioprin, Interferone oder Plasmapherese
Symptomatische Lokaltherapie.

GRANULOMA FACIALE

Klinik

Braunliche, weiche Plaques im Gesicht, ohne subjektive Symptome.

Therapie

Lokalbehandlung mit Glukokortikoiden, eventuell systemische Therapie mit Sulfonen

ERYTHEMA ELEVATUM ET DIUTINUM

Seltene, 1894 erstmals beschriebene Dermatose unbekannter Atiopathogenese

Klinik

An Streckseiten der Hande, Ellenbogen und Knien finden sich, meist in symmetrischer Anordnung, hellrote (spater lividrote) Papeln und scheibenformige Plaques mit glatter Oberflache und manchmal eingesunkenem Zentrum

Lokale Symptome (Brennen, Prurıtus) und Allgemeınerscheinungen (Arthralgien) kommen gelegentlich vor.

Histologie

Neutrophile und eosınophile Leukozyten durchsetzen die gesamte Dermis, daneben Zeichen einer leukozytoklastischen Vaskulıtis

Verlauf

Chronischer Verlauf, spontane Abheilung nach Jahren moglıch
Uberzufällig haufıges Auftreten eıner monoklonalen IgA-Gammopathie

Therapie

Systemische Therapıe mit Sulfonen (Salazosulfapyridin 4 bıs 8 g/die oder Diamınodıphenylsulfon 100 mg/die oder Clofazimin ınıtıal 300 mg/die) eventuell ın Kombinatıon mit systemıschen Glukokortıkoıden

4. Idiopathische Purpuraformen

Gruppe morphologisch ahnlıcher Dermatosen (progressıve Pıgmentpurpura, Ekzema-tid-like Purpura, Purpura anularıs, Purpura lichenoides pigmentosa)

Gemeinsamkeit

Unklare Genese, chronischer Verlauf, klınisch zeıgt sıch eın Nebeneinander von alten und frischen Làsıonen („Cayennepfeffer"), kaum Juckreız, Spontanremission moglıch.
Histologıe· Lymphozytare Kapıllaritıs

PROGRESSIVE PIGMENTPURPURA

(Morbus Schamberg)

Erkrankung unbekannter Ursache, vorwıegend bei Mannern auftretend, charakterisiert durch unscharf begrenzte, braunlıche Hautblutungen (zentral konfluierend, am Rand eınzelstehend) an den Unterschenkeln, seltener am Rumpf. Auch anuläre oder lıchenoide Formen kommen vor
Fruher sah man ahnlıche Erscheınungen nach Einnahme von bromhaltigen Schlafmitteln

Therapie

Systemısche Glukokortıkoıde (Rezıdıve nach Absetzen haufig), PUVA, ev Antıbiotika (Tetracyclıne)

Fettgewebserkrankungen

Entzundliche Erkrankungen des subkutanen Fettgewebes (meist unter Mitbeteiligung von Blutgefaßen und Ausbildung entzundlicher Granulome) werden als *Pannikulitiden* bezeichnet

Sie sind durch druckschmerzhafte, vorwiegend an den Unterschenkeln lokalisierte, tiefsitzende (livid) rote, teilweise exulzerierte Knoten gekennzeichnet Ob eine septische oder lobulare Pannikulitis (mit oder ohne wesentlicher Vaskulitis) vorliegt, laßt sich nur mit Hilfe einer tiefen und ausreichend großen Probeexzision entscheiden

Differentialdiagnose

Nodose Vaskulitis, Lues III, Sarkoidose, systemische Mykose, Metastasen

Neben entzundlichen Fettgewebserkrankungen kommen auch (meist spontan ruckbildungsfahige und nicht behandelbare) *Dystrophien des Fettgewebes* vor, sie entstehen entweder durch Einbringung von Fremdsubstanzen ins Fettgewebe (Insulin, Steroide) oder idiopathisch (Lipodystrophia progressiva, Lipodystrophia semicircularis).

Lokalisierte Pannikulitiden

TRAUMATISCHE PANNIKULITIS

Vor allem nach stumpfen Traumen auftretende, schmerzhafte Knoten (Platten), besonders bei adiposen Frauen

Verlauf

Ruckbildung oder Ubrigbleiben von narbigen Platten

KÄLTEPANNIKULITIS

Livid-rote knotige Lasionen bei Kindern an Wangen oder Extremitaten Selbstlimitierender Prozeß

PANNIKULITIS NACH INJEKTIONEN

Schmerzhafte, einschmelzende oder fistulierende Knoten nach Einbringung von verschiedenen Substanzen (olige Losungsmittel, Morphium, Silikon).

Therapie

Symptomatische antiphlogistische Therapie, ev Exzision einzelner Knoten

Systemische Pannikulitiden

ERYTHEMA NODOSUM

Septale Pannikulitis mit klinischen Manifestationen in Form von tiefsitzenden, druckschmerzhaften Knoten an den Streckseiten, vorwiegend der unteren Extremitaten. Pathogenetisch handelt es sich um eine polyätiologische Überempfindlichkeitsreaktion (Arthus-Phanomen?) mit einheitlichem Reaktionsmuster der Haut.

Diagnostische Hinweise

Befallen werden vorwiegend jugendliche Patienten, in der Mehrzahl Frauen
Das Krankheitsbild ist sehr charakteristisch: Entzündliche rote, unscharf begrenzte, teigig-derbe, druckschmerzhafte, flache Knoten, vorwiegend an den Streckseiten der unteren Extremitäten (selten an Oberschenkel und Unterarm) mit Krankheitsgefühl, erhöhter Körpertemperatur, beschleunigter Senkung und Leukozytose.
Die anfangs hellroten Herde andern im Verlauf von einigen Tagen ihre Farbe; sie werden lividrot und später Hämatom-ahnlich. Die Krankheitsdauer betragt rund 2 bis 4 Wochen

Differentialdiagnose
Erythema induratum Bazin (siehe dort).

Ätiologie
Als Krankheitsausloser kommen in Frage: Banale virale oder bakterielle Infekte (Streptokokken, Mykobakterien, Toxoplasmose, Katzenkratzkrankheit und Yersinien· anamnestisch Durchfälle), Medikamente (Antikonzeptiva), Malignome, Kolitis und Sarkoidose (Erythema nodosum + bihilare Lymphadenopathie = Lofgren-Syndrom).
Trotz aufwendiger Durchuntersuchung gelingt es oft nicht, die Ursache der Erkrankung zu eruieren

Therapie

Lokale Therapie
Entzundungshemmende Behandlung: Kuhle Umschläge mit alkoholischen Lösungen, antiphlogistische Salben oder topische Steroide (Creme).
Milde Kompression mit elastischen Binden, in schweren Fallen auch Bettruhe.

Systemische Therapie
Salizylate 4mal 500 mg/die oder Antirheumatika (Voltaren®), eventuell Kaliumjodid Verordnet wird Kaliumjodid 10,0/Aqua dest. ad 150,0 – 3mal 1 TL uber 1 bis 2 Wochen. In schweren Fällen Glukokortikoide (30 bis 40 mg Prednisolonaquivalent/die in Abbaudosis) und Breitbandantibiotika (Tetracycline)

SYSTEMISCHE NODULÄRE PANNIKULITIS

(febrile non suppurative Pannikulitis; Pfeiffer-Weber-Christian-Syndrom).

Klinik
Im Vordergrund stehen Allgemeinerscheinungen wie Krankheitsgefuhl, Fieber, Arthralgien, Leukozytose und hohe Senkung.
An den Beinen (seltener Becken) zeigen sich asymmetrisch auftretende, druckschmerzhafte Knoten, die teilweise einschmelzen und fistulieren.

Verlauf
Rezidivierende Schube uber Monate bis Jahre und Fibrosierung Die Ursache der vorwiegend ältere Frauen befallenden Erkrankung ist meist unklar, Autoimmunmechanismen werden diskutiert, im Einzelfall spielen Pankreasentzundungen und Malignome eine Rolle.

Therapie

Behandlung vorliegender Grunderkrankungen; Glukokortikoide (60 bis 80 mg Prednisolonaquivalent/die in absteigender Dosis), Antimalariamittel (Chloroquin), Antibiotika bei Infekten.

In therapieresistenten Fallen ev Immunsuppressiva

IDIOPATHISCHE LIPOGRANULOMATOSIS

(Rothmann-Makai)

Klinik

Multiple, derbe Knoten und Platten an den unteren Extremitaten alterer Kinder und junger Frauen, ohne Allgemeinerscheinungen. Ruckbildung nach mehreren Monaten Die Eigenstandigkeit der Erkrankung wird bezweifelt

Therapie

Antiphlogistika, Glukokortikoide (außerlich, eventuell systemisch)

ERYTHEMA INDURATUM BAZIN

(lobulare Panniculitis mit Vaskulitis)

Die Ursache der Erkrankung ist unklar, neben exogenen Faktoren (Kalteeinfluß) spielen wahrscheinlich bakterielle Antigene (gelegentlich Mycobacterium tuberculosis) eine Rolle. Vorwiegend erkranken adipose Frauen. Es bilden sich an den Beugeseiten der Unterschenkel lividrote, derbe, chronisch-persistierende, nicht schmerzhafte Knoten mit Ulzerationstendenz. Spontanheilungen mit Narben kommen vor, Kalteeinfluß fordert den Krankheitsprozeß

Therapie

Durchblutungsfordernde Maßnahmen (warme Fußbekleidung, Wechselbader, Sauna, Kompressionsverbande, durchblutungsfordernde Salben).

Tuberkulostatika nur bei Nachweis einer Infektion mit Mykobakterien; in schweren Fallen systemische Glukokortikoide, auch in Kombination mit Sulfonen oder Immunsuppressiva.

LUPUS PANNIKULITIS

Tiefe, derbe, schmerzlose subkutane Knoten im Rahmen eines CDLE (Lupus erythematosus profundus)

Therapie

Siehe „LE-Therapie"

Krankheiten der Mundschleimhaut

Cheilitis

CHEILITIS SIMPLEX

Banale Lippenentzundungen kommen haufig vor und sind Folge von ubermaßiger UV-Bestrahlung, phototoxischen Reaktionen, lokalen Unvertraglichkeiten (Kosmetika), Neurodermitis (Cheilitis angularis) oder im Rahmen einer Retinoidtherapie
Klinisch manifestiert sich die Cheilitis simplex in Form von Erythem, Blasen, Schuppen und Rhagaden.

Therapie

Lokalbehandlung mit schwachen bis mittelstarken Glukokortikoiden, Bepanthen-Salbe®, Sonnenschutz (Lichtschutzmittel, Zinkpaste) und Pflege mit einfachen Salbengrundlagen.

CHEILITIS CHRONICA ACTINICA

Wird vorwiegend bei alteren Personen und nach ubermaßiger chronischer Lichtexposition gesehen. Die charakteristischen Lasionen sind: Pigmentverschiebungen und aktinische Keratosen, aus denen sich nach Jahren Spinaliome entwickeln konnen.

Therapie

Mittel der Wahl ist flussiger Stickstoff im Sprayverfahren, ev in Kombination mit Vitamin-A-Saure lokal; Pflegesalben und Lichtschutz.

CHEILITIS ANGULARIS

(Perleche)

Haufige, akut oder chronisch verlaufende Entzundung des Mundwinkels, charakterisiert durch meist schmerzhafte, oft krustig belegte Mundwinkelrhagaden.
Als mogliche Ursachen kommen mykotische (Candida) oder streptogene Infektionen, Kieferveranderungen, schlecht sitzende Prothese, altersbedingte vertiefte Faltenbildungen, Hypersalivation (z.B bei Mongolismus) und – selten – Mangelzustande (Vitamine, Eisen, Zink) in Betracht.
Bei Kindern und Jugendlichen kommen Mundwinkelrhagaden oft im Rahmen einer Neurodermitis vor.

Differentialdiagnose
Syphilitische Mundwinkelrhagaden

Therapie

Ausschaltung pradisponierender Faktoren (z B schlecht sitzende Prothese) und Behandlung von Grundkrankheiten (Diabetes, Mangelzustande).
Bei infektioser Ursache je nach Erreger Antimykotische Lokalbehandlung (Nystatin, Imidazole, Amphotericin B) oder antibakterielle Therapie (Betaisodona®, Vioform-Lotion 0,5%) Treten die Lasionen im Rahmen einer Neurodermitis oder idiopathisch auf, bewahrt sich die kurzfristige Behandlung mit topischen Steroiden in Kombination mit Vioform (Locacorten-Vioform®-Salbe oder -Paste), die Nachbehandlung erfolgt mit milden Wundsalben (Mirfulan®, Bepanthen®, Pantothen-Salbe®) Hartnackige Rhagaden werden mit 3% bis 5%iger Argentum-nitricum-Lösung touchiert

CHEILITIS GLANDULARIS SIMPLEX

Entzundungsreaktion der kleinen Speicheldrusen, charakterisiert durch angiom-artige Lasionen, Schleimentleerung auf Druck, gelegentlich eitrige Entzundungen (Cheilitis apostematosa – besonders bei Diabetes) und manchmal Anschwellungen der Lippe

Therapie

Eventuell kaustische Verodung der kleinen Speicheldrusen, Behandlung von Grundkrankheiten (Diabetes), lokale oder systemische Antibiotika

CHEILITIS GRANULOMATOSA

(Miescher)

Chronisch granulomatose Entzundung unbekannter Atiologie, eventuell als Teilsymptom des Melkersson-Rosenthal-Syndroms, manchmal im Rahmen eines Morbus Crohn.

Klinik

Oberlippe (seltener Unterlippe, Wange) meist einseitig, zunachst zeitweise, spater permanent diffus, russelformig geschwollen und derb
Melkersson-Rosenthal-Syndrom Das Vollbild der Erkrankung ist durch die Trias Cheilitis granulomatosa, rezidivierende einseitige periphere Fazialisparese, Lingua plicata gekennzeichnet Gelegentlich Ubergreifen auf Wange, Stirn, Lider und Gaumen

Verlauf

Schubweise-chronisch, manchmal mit Remissionen, spater mit Behinderungen beim Essen und Sprechen

Therapie

Intralasionale Injektion einer Kortikoidkristallsuspension zusammen mit einem Lokalanasthetikum, eventuell in Kombination mit dem Lepramittel Clofazimin (Lampren® Initial 300 mg, dann 100 mg/die, Nebenwirkung – pseudoikterische Farbung der Haut)
In schweren Fallen 30 bis 40 mg Prednisolonaquivalent/die peroral uber 2 bis 3 Wochen, anschließend Abbaudosis
Empfohlen werden auch Sulfone (100 bis 150 mg/die) und Vitamin-B/Folsauregaben Besonders hartnackige Formen erfordern eine chirurgische Intervention (Keilexzision) mit anschließenden periodischen intralabialen Steroidinfiltrationen.
Samtliche Behandlungsformen sind nur vorubergehend wirksam.

Zungenveränderungen

LINGUA VILLOSA NIGRA

(schwarze Haarzunge)

Im mittleren und hinteren Zungendrittel lokalisierte schwarze oder braunlich-rotliche Papillae filiformis, infolge einer Verhornungsstorung, ausgelost durch Antibiotika, Nikotin oder Pilzbefall

Therapie

Ausschaltung ursachlicher Faktoren, Einweichen mit Urealosung (20%), Abbursten mit harter Zahnburste, symptomatische Lokaltherapie mit Kamillosan®, Cional® oder Kavosan®-Spulungen, Myrrhentinktur oder Vitamin-A-Saure (Airol Lsg.®) zum Betupfen

FALTENZUNGE

Verstarkte Furchung der Zungenoberflache Haufige, meist angeborene Veranderung (2% der Bevolkerung), auch im Rahmen der Trisomie-21 und des Melkersson-Rosenthal-Syndroms vorkommend
Keine Therapie erforderlich

LINGUA GEOGRAPHICA

Scharf begrenzte, polyzyklische, landkartenartige, standig wechselnde, hochrote Bezirke („Wanderplaques").
Die Lasionen verursachen kaum Beschwerden, gelegentlich wird ein Zungenbrennen angegeben.
Unklare Atiologie (familiar, psychogene Faktoren?).

Therapie

Aufklarung und Beruhigung des Patienten, symptomatische Therapie.

MOELLER-HUNTER-GLOSSITIS

Glatte, spiegelnde, gerotete Zungenoberfla-

che, Atrophien einzelner Zungenbezirke, manchmal Zungenbrennen
Veranderungen im Rahmen der perniziosen Anamie.

Therapie

Behandlung der Grunderkrankung

MAKROGLOSSIE

(Zungenvergroßerung)

Ursachen

Quincke-Odem, hereditares Angiooedem, benigne oder maligne Zungengeschwulste, Sarkoidose, Amyloidose, als Teilsymptom des Melkersson-Rosenthal-Syndroms, angeborene Makroglossie.

Therapie

Behandlung der Grunderkrankung

WEISSE ZUNGENBELÄGE

Candida-albicans-Befall (vor allem bei Diabetes, nach langerer Antibiotikatherapie und bei konsumierenden Erkrankungen). Die Beläge sind im Gegensatz zu Leukoplakien abstreifbar.

Therapie

Behandlung der Grunderkrankungen (Diabetes, Anamie u.a.); Candidatherapie (siehe „Mykosen").

GLOSSODYNIE

Unangenehmes Zungen-(gelegentlich Lippen-)brennen ohne erkennbare organische Ursachen.

Therapie

Ausschluß eines Grundleidens (Depression, Eisen- oder Vitamin B-12-Mangel), bei gleichzeitiger symptomatischer Therapie

Chronisch rezidivierende Aphthen und Morbus Behçet

APHTHEN

Aphthen sind rasch entstehende, schmerzhafte, in der Ein- oder Mehrzahl auftretende, von einem roten Randsaum umgebene, runde oder ovale, mit einem gelblich-weißen Belag bedeckte Ulzerationen der Mundschleimhaut
Chronisch rezidivierende Aphthen und Morbus Behçet weisen eine Reihe von Gemeinsamkeiten auf (Aphthen, leukozytoklastische Vaskulitis, kutane Pathergie, familiare Haufung, Korrelation mit HLA-B5 und -B12), die auf eine nahe Verwandtschaft dieser (autoimmunen?) Erkrankungen hinweisen

Diagnostische Hinweise

Die oft uber Jahre und Jahrzehnte chronisch rezidivierende Erkrankung befallt uberwiegend Frauen im 2 bis 3 Lebensjahrzehnt und betrifft rund 20% der Gesamtbevolkerung Unterschieden werden 3 klinische Typen der chronisch-rezidivierenden Aphthen

Minorform
Kleiner als 1 cm im Durchmesser, Abheilung < 2 Wochen

Majorform
Großer als 1 cm, selten, Abheilung > 2 Wochen mit Narben, erscheinungsfreie Intervalle sehr selten

Herpetiforme Aphthen
1 bis 2 mm große, multiple, teils gruppierte, konfluierende, standig rezidivierende Aphthen
Krankheitsschube werden oft durch Bagatelltraumen und individuell unterschiedliche Nahrungsmittel (z.B Nusse) ausgelost Von Bedeutung sind auch Magen-Darmerkrankungen, hormonelle Faktoren und psychischer Streß

Differentialdiagnose

Herpes simplex, Gingivostomatitis herpetica, Erythema exsudativum multiforme, erosiver Lichen ruber

Therapie

Lokaltherapie

– *Glukokortikoide*
Haftsalbe (Volon-A®) oder Betnesol-Lutschtabletten® (in Osterreich nicht erhaltlich)

– *Antibiotika*
2,5% bis 5%ige Tetracyclinlosung, auch in Kombination mit Volon-A-Haftpaste® (siehe Rezepturen).

– *Adstringierende* oder *antientzundliche Lösungen*
Silbernitrat 1%, Tinctura-Myrrhae, Kamillosan-liquidum®, Methylenblau 1%

– *Lokalanästhetika*
Dynexan-Salbe®, Herviros-Losung®

– *Softlaser* (Helium-Neon-Laser)
Aphthen sind nach eigenen Erfahrungen eine Indikation zur Softlasertherapie Neben einer deutlichen . Abnahme der Schmerzhaftigkeit wird auch die Abheilungsgeschwindigkeit gunstig beeinflußt

Systemische Therapie
Sind Aphthen mit einer Lokaltherapie nicht beeinflußbar, ist eine Systemtherapie indiziert:

– *Glukokortikoide*
30 bis 40 mg Prednisolonaquivalent/die (langsamer Abbau bis zur erforderlichen Erhaltungsdosis)

– *Östrogenmedikation*
bei Pramenstrueller Aphthosis

MORBUS BEHÇET

Seltene, vorwiegend Manner befallende, besonders in Japan und im Nahen Osten vorkommende Multisystemerkrankung mit familiärer Haufung und Assoziation mit HLA-B5, -B12 und -B27.

Diagnostische Hinweise

Majorkriterien

Aphthen (Mundhohle, Pharynx, Larynx, Penis), Augenbefall (Hypopyoniritis, Uveitis) und Hautmanifestationen (Pyodermien, Erythema nodosum, multiformoide Exantheme)

Minorkriterien

Arthritis, Magen-Darmulzerationen, Epilepsie, Meningoenzephalitis, Thrombophlebitis, Aneurysmen, Allgemeinsymptome (Krankheitsgefuhl, Fieber, Gewichtsverlust).

Besonders charakteristisch ist, daß an Nadeleinstichstellen oder bei intrakutaner Injektion von physiologischer NaCl-Losung eine kleine sterile Pustel oder Hautnekrose entsteht („Pathergie"), die aber nur bei florider Erkrankung zu beobachten sind

Die Diagnose gilt als gesichert bei Vorhandensein von 3 Hauptkriterien oder 2 Haupt- und 2 Nebenkriterien.

Verlauf

Die über Jahre chronisch rezidivierende, sehr schmerzhafte Erkrankung ist durch die Lebensqualität beeintrachtigende und oft lebensbedrohliche Komplikationen gekennzeichnet. Die Mortalität liegt bei 2% bis 4%.

Therapie

Mittel der Wahl ist *Colchizin* 1–2 mg/die

Bei geringem Ansprechen auch *systemische Glukokortikoide* und/oder *Zytostatika* bzw. *Immunsuppressiva* (Azathioprin, Cyclosporin A, bei Augenbefall ev. Chlorambucil)

Eventuell Therapie mit *Interferon* α.

Antikoagulantien bei Gefäßbefall. *Antibiotika* und *Antimykotika* in Abhangigkeit vom Schweregrad der Komplikationen

Lichtdermatosen

Übermäßige UV-Einwirkung auf die Haut (Sonne, Höhensonne, PUVA) führt – in Abhängigkeit von Wellenlänge, Eindringtiefe, Dauer der Lichtexposition und Natur der beteiligten phototoxischen oder photoallergischen Substanzen – zu Funktionsstörungen, Schaden oder Zerstörung von Hautstrukturen

Lichtdermatosen durch Störung der Schutzfunktion der Haut

Lichtschaden bei sonst intakter Haut, infolge Überforderung der Schutzmechanismen, kommen häufig vor
Die verantwortliche Wellenlänge für akute Lichtschaden liegt zwischen 280 bis 320 nm (UV-B) und führt zum **Sonnenbrand** mit Erythem und Brennen, in schweren Fallen auch mit Blasenbildung und Allgemeinsymptomatik
Im Gegensatz zu den vorübergehenden Erscheinungen des Sonnenbrandes führt die langjahrige UV-Exposition zu kaum reversiblen Hautschaden
Zeichen des chronischen Lichtschadens sind zunehmende **Elastose** der Haut mit Zysten, Komedonen, Pigmentverschiebungen, Teleangiektasien, gelblich-weißen Einlagerungen (**Morbus Favre-Racouchot**) und schließlich der Entwicklung von **Präkanzerosen** und **Spinaliomen.**
Storungen der normalen Schutzfunktion der Haut (DNS-Reparatur, Pigmentierung, Lichtschwiele) sind Merkmale einer Reihe von teilweise **seltenen Hauterkrankungen** mit mangelhaftem bis fehlendem Schutz wie *Albinismus, Vitiligo* und *Xeroderma pigmentosum.*
Patienten mit derartigen Storungen neigen uber kurz oder lang zur Entwicklung von multiplen Hautmalignomen

Lichtprovozierte Dermatosen

Es sind Hauterkrankungen, die primar ohne Lichteinwirkung klinisch manifest werden, jedoch durch Lichteinwirkung eine Exzerbation erfahren, wie z B. *Erythematodes, Dermatomyositis, Rosazea, periorale Dermatitis, Morbus Darier* u.a

Lichtdermatosen durch Steigerung der Lichtempfindlichkeit

Substanzen, welche die Lichtempfindlichkeit der normalen Haut erhohen, bezeichnet man als Lichtsensibilisatoren; sie sind ohne Lichteinwirkung fur die Haut unschadlich

Unterschieden werden endogene korpereigene (z.B. Porphyrine) und exogene (lokale oder systemische) Photosensibilisatoren. Exogene Photosensibilisatoren werden vor allem durch UV-A (Aktivitatsspektrum 340 bis 400 nm) aktiviert; man unterscheidet phototoxische und photoallergische Reaktionen

Phototoxische Reaktionen

Photochemisch ausgeloste, dosisabhangige, entzundliche Hautreaktion im belichteten Bereich

Phototoxische Reaktionen sind haufiger als photoallergische Reaktionen; ihre Hautmanifestationen sind auf die dem auslosenden Agens ausgesetzten lichtexponierten Areale beschrankt und vorwiegend durch Erythem und Blaschenbildung gekennzeichnet.

Wichtige phototoxische Substanzen:

– Furocumarine (in Pflanzen, Bergamotteol, Sellerie, Feigen, Krauterlikor);
– Farbstoffe (Eosin, Rivanol);
– Teer und Teerbestandteile;

– Medikamente (Tetracycline, Sulfonamide, Phenothiazine, Benzodiazepine, Methoxypsoralen u a.);
– Porphyrine (siehe Porphyria cutanea tarda).

Photoallergische Reaktionen

Relativ seltene, entzundliche Hautreaktionen aufgrund einer allergischen (Typ IV) Spatreaktion in der Haut.

Durch photochemische Aktivierung kommt es zur Bindung des Haptens an Tragerproteine und damit zur Bildung eines Vollantigens. Die auslosende Wellenlange liegt vorwiegend im UV-A-Bereich, schon eine niedrige Lichtdosis reicht zur Auslosung einer Hautreaktion.

Nach UV-Exposition kommt es innerhalb von 24 Stunden zur Ausbildung eines unscharf begrenzten Erythems mit Odem, Papeln und Papulovesikeln.

Der Krankheitsverlauf ist protrahiert, Streuphanomene kommen, im Gegensatz zur phototoxischen Reaktion, haufig vor

Wichtige photoallergische Substanzen

– Sulfonamide, Phenothiazine, Chlorothiazide, Ostrogene;
– halogenierte Salizylanilide (Kosmetika, Seifen, Antimykotika);

– Stilbene,
– Cyclamat,
– Paraaminobenzoesaure (auch in Licht-
schutzsalben[1])

Der Nachweis des Haptens gelingt im belichteten Epikutantest (an nicht lichtexponierter Haut, Ablesung 24 und 48 Stunden
nach der Belichtung)

PERSISTIERENDE LICHTREAKTION

Als Sonderform der Photoallergie Seltene,
hochchronische Hauterkrankung, bei der
Patienten schon nach kleinen Dosen von
UV- und sichtbarem Licht mit chronisch-ek-
zematosen Hautveranderungen reagieren
Die Patienten sind im Beruf und bei der
Freizeitgestaltung erheblich eingeschrankt
Warum es zur Persistenz der Photoallergie
kommt, ist unbekannt

Differentialdiagnose
Neurodermitis, aktinisches Retikuloid, Mykosis fungoides

Therapie (phototoxischer und
photoallergischer Reaktionen)

Allgemeinmaßnahmen
Absetzen verdächtiger Substanzen (Medikamente, Kosmetika, Seifen) und Meiden
von UV-Licht

Lokaltherapie
Kuhle waßrige Umschlage und Punktion
großerer Blasen, Anwendung topischer
Glukokortikoide (Creme, Lotion) oder Lotio
zinci Bleibende Hyperpigmentierungen
werden mit depigmentierenden Salben (siehe Hyperpigmentierungen) behandelt

Systemische Therapie
Histaminantagonisten oral, in schweren Fallen auch Glukokortikoide
Persistierende photoallergische Reaktionen
sind eine Indikation zur PUVA-Therapie,
ihre Wirksamkeit beruht auf Induktion
einer Lichtschwiele, Pigmentierung und
Auslosung immunologischer Mechanismen
(auch Zerstorung lymphozytarer Infiltrate)
PUVA-Dosierung Geringe UV-Initialdosis
(bis 0,25 J/cm^2) bei leicht erhohter Psora-
lendosis

Lichtreaktionen unbekannter Ätiologie

Hierher gehoren die seltene *Lichturtikaria*
(Typ I bis IV), manchmal mit Allgemein-
symptomen, *Pellagra, polymorphe Lichtdermatose* (siehe dort) und *Hydroa vaccinifor-
mis* (vesikulobullose Sonderform der poly-
morphen Lichtdermatose)

POLYMORPHE LICHTDERMATOSE

Relativ haufige, erworbene Unvertraglichkeit von Sonnenlicht, sowohl im UV-A als
auch (seltener) im UV-B-Bereich
Die idiopathische Erkrankung befallt vorwiegend Frauen und rezidiviert zeitlebens,
vor allem im Fruhjahr und Fruhsommer

Diagnostische Hinweise
Stunden bis (ein oder zwei) Tage nach UV-
Exposition entsteht an lichtexponierten
Arealen, besonders im Brustausschnitt, an
Streckseiten der oberen Extremitaten, weniger haufig im Stirn-Nasen- und Wangenbe-
reich, ein stets monomorphes, durch Juckreiz und Brennen qualendes, uber rund einer Woche persistierendes Exanthem Die
Bezeichnung „polymorph" bezieht sich auf
die moglichen Einzeleffloreszenzen im Rahmen dieser Erkrankung, die sowohl makulos
als auch papulos, vesikulos, urtikariell oder
multiformoid sein konnen. Bei langerem
Bestand durch weitere UV-Exposition sind

Abhartung durch Zunahme der Hautpigmentierung und Abheilung, aber auch Ekzematisation und Lichenifikation moglich

Sehr charakteristisch sind anamnestische Angaben uber Auftreten der Erscheinungen sowohl bei indirekter Bestrahlung (im Schatten) als auch hinter Fensterglas und die Nutzlosigkeit von gangigen Sonnenschutzmitteln

Differentialdiagnose

Erythematodes, Pellagra, Porphyrien, phototoxische und photoallergische Reaktionen

Therapie

Bestehende Veranderungen reagieren (bei gleichzeitiger Sonnenkarenz) auf lokale fluorierte *Glukokortikoidemulsionen* in Kombination mit oralen *Histaminantagonisten.* Problematisch ist die prophylaktische Behandlung, da die gangigen Sonnenschutzmittel vorwiegend im UV-B-Bereich schutzen und Lichtschutzmittel, die auch gegen UV-A-Strahlen zuverlassig abschirmen, vom Patienten aus kosmetischen Grunden kaum akzeptiert werden (siehe Lichtschutz)

Beliebt, wenn auch weitgehend wirkungslos, sind samtliche Prophylaxeversuche mit Calcium, Steroiden, Antimalariamedikation und Betakarotin

Die derzeit einzige wirkungsvolle *prophylaktische Maßnahme* zur Errichtung eines wirksamen und uber Monate anhaltenden Schutzes ist die gezielte Abhartung der Haut durch Erzeugung eines schutzenden naturlichen Pigmentschirmes mit Hilfe einer lege artis durchgefuhrten *Photochemotherapie* (eventuell auch *SUP*).

Die PUVA-Bestrahlung erfolgt nach den Richtlinien der Psoriasistherapie; im allgemeinen sind 8 bis 10 Bestrahlungen erforderlich, die Schutzwirkung halt 8 bis 12 Wochen an.

Physikalische Hautschäden
(Hitze, Kälte, Druck)

VERBRENNUNGEN UND VERBRÜHUNGEN

Akute Gewebszerstorung der Haut durch direkte Flammeneinwirkung, heiße Flussigkeiten, Dampfe oder Metalle und nach Gasexplosionen

Gradeinteilung

Verbrennung 1 Grades
Erythem, leichtes Odem Restitutio ad integrum, eventuell bleibende Pigmentierung

Verbrennung 2 Grades
Schmerzende Erytheme und Blasen Restitutio ad integrum, eventuell bleibende Pigmentverschiebung

Verbrennung 3 Grades
Koagulationsnekrose von Epidermis und Dermis, Zerstorung von Hautanhangsgebilden, Sensibilitatsverlust Tiefgreifende Gewebszerstorung bezeichnet man als Verkohlung.
Abheilung unter Narbenbildung

Schockgefahr
Besteht bei Kindern bis zum 12 Lebensjahr ab 10%, beim Erwachsenen ab 15% bis 20% verbrannter Hautoberflache

Die Ausdehnung der Verbrennung wird nach der **Neunerregel nach Wallace** berechnet
Erwachsene/Kleinkinder   Kopf 9%/19%, Rumpf 36%/32%, Arm 9%/9,5%, Bein 18%/15%, Genitale 1%/1%

Verbrennungsschock
Der akute Verbrennungsschock entspricht einem Wund- und Schmerzschock Der sekundare Verbrennungsschock ist ein hypovolamischer Schock infolge von Flussigkeitsverlust und Freisetzung vasoaktiver Mediatoren.
Bei ungunstigem Verlauf Entwicklung von metabolischer Azidose, Hypoxie, Mikrothromben und Funktionsstorungen innerer Organe (Niere, Leber, Lunge, Herz)
Besondere Gefahr Wundinfektion

Einweisung zur stationären Behandlung
Sauglinge ab 5%, Kinder ab 10%, Erwachsene ab 15% verbrannter Hautoberflache (sofort intravenosen Zugang legen) Die Behandlung schwerer ausgedehnter Verbrennungen wird heute in Spezialabteilungen durchgefuhrt, auf sie kann im Rahmen dieses Buches nicht naher eingegangen werden

Therapie
(Verbrennungen 1 und 2 Grades)

– Grad 1
Eintauchen in kaltes Wasser oder kuhle Umschlage (zur Schmerzlinderung, Odemunterdrückung und Vermeidung von Blasenbildung), danach Glukokortikoide (Schaum, Lotion, Creme) oder: Lotio alba, mit Zusatz von Glukokortikoiden.

– Grad 2
Therapie wie bei Grad 1 und sterile Punktion von Blasen (Blasendecke als Schutz vor Sekundarinfektionen belassen), Verbinden der Wundflachen mit Sofra-Tull® oder Fucidin®, gut geeignet sind auch metallbeschichtete Folien Bei Superinfektionen (je nach Keimresistenz) lokale Antibiotika, Silbersulfadiazin (Flammazine®), Mercurochrom 2% oder Betaisodona®; eventuell systemische Antibiotika.
Schmerzbekampfung mit Analgetika Tetanusprophylaxe

SONNENBRAND

(Dermatitis solaris acuta)

Ubermaßige Exposition mit UV-B Strahlen im Wellenbereich zwischen 295 nm und 315 nm fuhrt – in Abhangigkeit von der Strahlenintensitat und dem Hauttyp (hauptsachlich gefahrdet sind Hauttyp I und II) – infolge Schadigung der Haut (Aktivierung von Arachidonsauremetaboliten als Entzündungsmediatoren) zum Sonnenbrand

Klinik
Ein bis drei Stunden nach der Strahlenexposition ensteht ein oft schmerzhaftes, hellrotes, ödematoses, scharf auf den Ort der UV-Einwirkung begrenztes Erythem.
In schweren Fallen entwickeln sich auch Blaschen und Blasen (spater Krusten und Schuppen), wobei das Allgemeinbefinden gestört sein kann.

Der Sonnenbrand erreicht seinen Hohepunkt nach 12 bis 24 Stunden und klingt nach 72 Stunden wieder ab

Therapie

Lokaltherapie
Kuhlende Umschlage mit Leitungswasser, Glukokortikoide (Schaum, Lotion, Creme) oder Lot zinci.

Systemtherapie
In schweren Fallen konnen nichtsteroidale Antiphlogistika wie Indometacin (Prostaglandinhemmer) oder Acetylsalizylsaure – eventuell orale Glukokortikoide – verordnet werden.

ERFRIERUNG

Wie bei der Verbrennung werden drei Schweregrade unterschieden Grad 1 = Erythem, Grad 2 = Blasenbildung, Grad 3 = Gewebsnekrose, spater Mumifikation.
Die Prognose hangt vom Ausmaß und Grad der Erfrierung ab (Grad 1 und 2: Restitutio ad integrum, Grad 3 Narbenbildung, eventuell Verlust von Gliedern)

Therapie

Erwärmung
Ob sie rasch oder nur langsam und schonend vorgenommen werden soll, ist immer noch umstritten
Wahrscheinlich durfte, trotz Entwicklung einer lokalen Hypoxamie und Schmerzhaftigkeit, die rasche Erwarmung die bessere Methode sein, da so der durch langsames Auftauen entstehende toxische Gewebsschaden minimiert wird
Die ortliche Durchblutung kann durch *Gefäßdilatation* (Hydergin®, Ronicol®, Trental®) und *Plasmaexpander* (zur Verbesserung der Mikrozirkulation) gunstig beeinflußt werden Extremitaten hochlagern, Blasen punktieren (aber Blasendecke belassen) Die *Lokalbehandlung* erfolgt trocken

(Puder), eine spontane Demarkation von Nekrosen kann abgewartet werden Im Gegensatz zu schweren Verbrennungen ist eine Schocktherapie kaum erforderlich Systemische *Antibiotika* bei Superinfektionen

PERNIONES (FROSTBEULEN)

Vorwiegend bei adiposen Frauen auftretende, unscharf begrenzte, kissenartige, rotlich-blauliche Schwellungen an kalteexponierten Korperteilen Sie schmerzen bei Erwarmung und rezidivieren uber Jahre und Jahrzehnte

Differentialdiagnose Erythrocyanosis crurum puellarum (oft mit Hyperhidrose und Parasthesien vergesellschaftet)

Therapie

Kalteschutz, Wechselbader, ev regelmaßige Saunabesuche, ev durchblutungsfordernde systemische Medikation

KLAVUS

("Huhnerauge")

Meist schmerzhafte, durch dauerhaften Druck (enge Schuhe) ausgeloste, einzelne, gelbliche, hyperkeratotische Platten mit glatter Oberflache und zentralem trichterformigen, in die Tiefe reichenden Sporn Bei diabetischen Klavi haufig Entwicklung schmerzhafter Fisteln

Lokalisation

Dorsalseite der Zehengrundgelenke, interdigital, Fußballen zentral.

Differentialdiagnose

Dornwarze (charakteristische braunschwarze Punkte im Zentrum)

Therapie

Aufweichen der Hornmassen durch salizylsaurehaltige Huhneraugenpflaster fur 2 bis 3 Tage oder Collodium salicylicum 20% bis 40% bei gleichzeitiger Druckentlastung (weiche Schuhe, eventuell Einlagen)

Zusatzlich regelmaßige heiße Bader und Abtragen der Hyperkeratosen (Hauthobel, scharfer Loffel)

Operative Entfernung kaum indiziert (Narbenbildung, cave Gelenkseroffnung)

Kutane maligne Lymphome

MYCOSIS FUNGOIDES

Nahezu alle Lymphomtypen konnen primar von der Haut ausgehen oder diese infiltrieren.

Die von T-Helferzellen ausgehende, chronisch uber Jahre und Jahrzehnte verlaufende (= niedrig maligne), vorwiegend altere Manner betreffende Erkrankung – als weitaus haufigste kutane Lymphom-Variante – soll im folgenden besprochen werden; auf andere, seltene kutane Lymphome kann im Rahmen dieses Kapitels nicht naher eingegangen werden.

Diagnostische Hinweise

Die anfanglichen Hautveranderungen einer Mycosis fungoides sind (oft jahrelang) schwer einzuordnen

Krankheitsstadien

Folgende Krankheitsstadien werden unterschieden:

1. Uncharakteristisches, über Jahre verlaufendes *Ekzemstadium* (ekzematöse, psoriasisforme oder parapsoriasisartige Lasionen).

2 Plaquestadium

Infiltrierte, oft plattenartige, zum Teil nassende Herde mit typischer Histologie (Lymphozyten mit zerebriformen Kernen in Pautrierschen Mikroabszessen, bandformiges gemischtes Infiltrat im oberen Korium)

3 Tumorstadium

Halbkugelige, rote, schwammige, oft nekrotische, juckende Knoten (Gesicht· „Facies leonina")

Erst im 3. Stadium treten unspezifische, spater spezifische Lymphknoten auf und zuletzt kommt es auch zum Organbefall.

Stadienklassifikation kutaner T-Zellymphome

(*TNM-System·* T-Stadium = kutane MF, N-Stadium = kutane MF mit Lymphknotenbefall; M-Stadium = kutane MF und Organbefall.)

IaT1· < 10% Plaque

IbT2: > 10% Plaque

IIaT1–2, N1
Hauptplaques, palpable Lymphknoten

IIbT3, N0-1:
Hauttumoren, palpable Lymphknoten

IIIT4, N0-1:
Erythrodermie, palpable Lymphknoten

IVaT1–4, N2–3:
Plaques oder Tumoren, spezifische nicht tastbare oder palpable Lymphknoten

IVbT1–4, N0-3, M1
Wie IVa plus Organbefall

Prognose

Pramykotisches Stadium uber Jahre und Jahrzehnte chronisch verlaufend
Ab Diagnosestellung (unbehandelt) < 5 Jahre Uberlebenszeit

Therapie

In fruhen Stadien der Erkrankung wird eine primar nicht aggressive Behandlung der aggressiven Therapie (Polychemotherapie) vorgezogen Gegen eine primar aggressive Therapie fruher Krankheitsstadien sprechen die anfangliche Unsicherheit der Diagnosestellung und mogliche gravierende Nebenwirkungen einer Polychemotherapie Auch scheint die fruhzeitige aggressive Behandlung an der Gesamtuberlebenszeit nichts zu andern

– PUVA (Psoralen-UVA)

Die zur Zeit – in wenig fortgeschrittenen Stadien (Pramycosis, Plaquestadium, flache Tumoren) – beste und nebenwirkungsarmste Behandlungsmoglichkeit
Spezifische Lymphknoteninfiltrate und Infiltrate innerer Organe konnen durch PUVA nicht beeinflußt werden.
PUVA ist wiederholbar und fuhrt zu lang anhaltenden Remissionen Initial wird 4mal wochentlich bis zur Erscheinungsfreiheit, danach 2mal/Woche uber 4 Wochen behandelt
Eine Kombination mit lokalen Steroiden und oralen Histaminantagonisten ist moglich

– Phototherapie

Fruhe Stadien der Erkrankung sind auch durch Phototherapie (UV-B oder SUP) vorubergehend gut beeinflußbar
In Frage kommt auch eine Kombinationsbehandlung UV-B/Etretinat (25 mg/die)

– Örtliche Chemotherapie

Gemaßigt aggressive Lokaltherapie mit Stickstofflost-Losung (Chlormethin) zur Behandlung einzelner hartnackiger Lasionen
Die tagliche Bepinselung (10 mg Chlormethin in 50 ml Wasser) fuhrt in 50% zur kompletten Remission, eine regelmaßige Weiterfuhrung der Behandlung 1mal wochentlich ermoglicht in Einzelfallen langerdauernde Remissionen.
Die Chlormethintherapie fuhrt allerdings haufig zur Entwicklung von Allergien

– Rontgenweichstrahlen oder schnelle Elektronen

Die Mycosis fungoides ist sehr strahlensensibel Teil- oder Ganzkorperbestrahlungen bis zu einer Gesamtdosis von 40 Gy sind aber erst im Tumorstadium indiziert

– Antibiotika

Fruhzeitige Gaben bei Infektionen

– Immunsuppressiva/Zytostatika

Anwendung in onkologisch spezialisierten Zentren fur all die Falle, bei denen eine Photochemotherapie oder Behandlung mit ionisierenden Strahlen nicht mehr moglich ist

– Monochemotherapie mit Methotrexat

Dauertherapie mit 15 bis 50 mg/1mal wochentlich i v. (i m /p.o.) oder hochdosierte Stoßtherapie.
Alternative Mittel· Chlorambucil (Leukeran®), Cyclophosphamid (Endoxan®) oder Deoxycoformycin (Pentostatin®)

Polychemotherapie

– In fortgeschrittenen Stadien
(eventuell in Kombination mit schnellen Elektronen) mit Cyclophosphamid 15 mg/kg i v. – 1 Tag, Vinblastin (Velbe®) 0,15 mg/kg i v – 1 Tag, Procarbacin (Natulan®) 1,5 mg/die p.o uber 6 Tage, Prednisolon 1,5 mg/kg/die p o uber 4 Tage.

– Glukokortikoide (systemisch)

Zur Behandlung fortgeschrittener Stadien nur in Kombination mit Zytostatika.

– Interferon α/Retinoide

In progressiven Fallen scheint die Kombinationsbehandlung Interferon α (2 Mio. IE,

3mal/Woche) und Retinoide (Roaccutan®
40 mg/die) zu langeren Remissionen zu
fuhren

Sonderformen

• **Mycosis fungoides dèmblée**
Tumoren schon am Beginn der Erkrankung,
rascher Verlauf

• **Sèzary-Syndrom**
Leukamische Form der Mycosis fungoides,
klinisch charakterisiert durch Erythrodermie mit starker Schuppung, Nagelverlust,
palmoplantaren Keratosen, Alopezie, un-
stillbarem Juckreiz

Therapie
Prednisolon (20 bis 30 mg/die), in Kombination mit Chlorambucil (Leukeran® 2 bis
6 mg/die) nach Winkelmann, zusatzlich
PUVA oder Rontgentherapie Eventuell Leu-
kopherese (zur Entfernung abnormer Zellen) oder extrakorporale Photochemotherapie (nach Edelson)

Pseudolymphome

Klinisch und atiopathogenetisch unterschiedliche, stets benigne Dermatosen ohne Systembefall, die histologisch (Proliferation von reifen lymphohistiozytaren Zellen ohne infiltrativ-destruierender Wachstumstendenz, vorwiegend perivaskular) mit einem malignen Lymphom verwechselt werden konnen

Die zum Teil sehr hartnackigen Hautlasionen sind ruckbildungsfahig, rezidivieren aber haufig

Zur Abgrenzung von echten Lymphomen sind neben klinischer Abklarung, histologische und blutchemische Untersuchungen erforderlich

Lymphocytic infiltration, aktinisches Retikuloid und lymphomatoide Papulose sind T-Zell-Pseudolymphome, das Lymphozytom gilt als B-Zell-Pseudolymphom

LYMPHOCYTIC INFILTRATION

(Jessner)

Klinik

Multiple, selten auch solitare, eher derbe, nicht schuppende Papeln, Knoten oder polsterartige Platten von rotlich-brauner oder livider Farbe, besonders an der Stirn, im Gesicht und am Rumpf

Differentialdiagnose

Erythematodes, Rosacea

LYMPHOZYTOM

(Siehe Borreliose)

Differentialdiagnose

Sarkoidose, Lupus vulgaris, Erythematodes, granulomatose Reaktionen nach Skabies

LYMPHOMATOIDE PAPULOSE

An die Pityriasis lichenoides acuta erinnernde, vorwiegend Frauen befallende Hauterkrankung mit rotlich-braunen, zum Teil ulzerierenden (manchmal hamorrhagischen) Papeln oder plaqueartigen Infiltraten am Rumpf

Eine systemische Ausbreitung erfolgt in nur 10% bis 20% der Falle, Ubergange in maligne Lymphome werden beschrieben.

AKTINISCHES RETIKULOID

Variante der persistierenden Lichtreaktion (siehe dort)

Differentialdiagnose

Sézary-Syndrom, photoallergisches Kontaktekzem

Therapie

Das *Lymphozytom* reagiert gut auf Tetracycline und Penicillin (siehe Borreliose-Therapie), die Therapie der Wahl beim *aktinischen Retikuloid* ist PUVA

Schwierig und wenig befriedigend ist die Behandlung der ubrigen Pseudolymphome Sie reagieren zwar auf lokale oder intrafokale Glukokortikoide, Kryotherapie mit flussigem Stickstoff, orale Steroide (30 bis 40 mg Prednisolonaquivalent/die), Rontgenweichstrahlen, SUP oder PUVA, rezidivieren aber haufig nach Absetzen der Medikation

Kutane Paraneoplasien

Gruppe von seltenen Hautmanifestationen, die als Begleiterscheinung interner Neoplasien auftreten und daher von großer diagnostischer Bedeutung sind

Die klinischen Erscheinungen (und Remissionen) sind eng mit der Aktivität des auslösenden Tumors verbunden

Paraneoplasien mit sehr hoher Inzidenz interner Neoplasien

ACANTHOSIS NIGRICANS
MALIGNA

Seltene Erkrankung mit stets infauster Prognose Sie gilt als obligate Paraneoplasie im Zusammenhang mit Malignomen des Magens (Adenokarzinom)

Klinik

Papilläre Wucherung neben schmutzig braun-graue Hyperpigmentierung und Hyperkeratosen, zunächst inguinal und axillar, später auch an Hals, Gesicht, Extremitäten und genital

Differentialdiagnose

Benigne Varianten der Acanthosis nigricans wie. Angeborene Acanthosis nigricans (unregelmäßig dominant, vorwiegend bei Madchen, mit Neigung zu spontaner Ruckbildung)

Pseudoacanthosis nigricans bei adiposen Jugendlichen (besonders im Zusammenhang mit Cushing).
Acanthosis nigricans im Rahmen von erblichen Syndromen (Bloom-Syndrom, Phenylketonurie, Crouzonsche Erkrankung)
Wichtig ist die Abgrenzung vom Morbus Darier und Pemphigus vegetans.

AKROKERATOSE

(Bazex)

Psoriasisähnliches Bild an Akren, Gesicht, Rumpf, Onychodystrophie – vorwiegend bei Bronchus- und Magenkarzinomen

ERYTHEMA GYRATUM REPENS

Girlandenförmig figurierte, schuppende Erytheme am Stamm. Rascher Wechsel der Hauterscheinungen

– Adenokarzinome des Magen-Darmtraktes, Bronchuskarzinom.

HYPERTRICHOSIS LANUGINOSA

Plötzliches Wachstum von dünnen, langen Lanugohaaren, besonders im Gesicht, seltener am Rumpf
– Darm – Bronchus – Zervix – Mammakarzinome.

NEKROLYTISCHES MIGRATORISCHES ERYTHEM

Figurierte Erytheme mit Blasen, Krusten- und Nekrosenbildungen an Stamm und Extremitaten.
– Glukagonproduzierender Pankreastumor

Therapie

• Acanthosis nigricans maligna
Entfernung des Malignoms führt (meist vorübergehend) zur Besserung des Hautzustands.

• Benigne Formen der Acanthosis nigricans
Gewichtsreduktion bei Adiposen und Behandlung von hormonellen Dysfunktionen. Vitamin-A, 3mal 50.000 IE/die uber 4 bis 6 Wochen, eventuell Etretinat (Tigason®)-Therapie.

Lokalbehandlung
Waschen mit Syndets, Bäder mit Kaliumpermanganat, Puderanwendung und eventuell ein Versuch mit Vitamin-A-Saure 0,5% (Creme oder Losung) bei Hyperkeratosen.

Paraneoplasien und Mißbildungssyndrome mit häufiger Assoziation zu malignen Tumoren

Hierher zählen: Dermatomyositis des Erwachsenen; Thrombophlebitis migrans; Pachydermoperiostose; Flush-Symptomatik (Karzinoid); systemische Amyloidose; bullöses Pemphigoid; Kälteurtikaria, Livedo retikularis (Kryoproteinämien); Bloom-Syndrom; Zinser-Cole-Engman-Syndrom; Gardener-Syndrom.

Therapie
Nach konservativer Behandlung oder Tumorexzision kommt es häufig zum zeitweiligen Verschwinden der Hauterscheinungen.

Benigne epitheliale Geschwülste

VERRUCA SEBORRHOICA

Sehr haufige, stets benigne, vorwiegend bei alteren Menschen, besonders an talgdrusenreichen Arealen auftretende, flach erhabene, gelblich-braune bis schwarze, scharf begrenzte Tumoren mit papillomatoser, leicht abbrockelnder Oberflache

Differentialdiagnose

Pigmentnavi, aktinische Keratosen, Melanom

Therapie

Abtragung mit dem scharfen Loffel und Verschorfung mit 50%iger Trichloressigsaure Die Behandlung kann ohne Lokalanasthesie durchgefuhrt werden
Moglich ist auch die Anwendung von flussigem Stickstoff oder Elektrokaustik

STUKKOKERATOSEN

Bei alten Menschen vorkommende, diskrete, flache, weißlich-graue, keratotische Papeln, vorwiegend an den Streckseiten der unteren Extremitaten

Therapie

Sie konnen mit dem scharfen Loffel leicht abgetragen werden, ohne daß es dabei zu einer Blutung kommt

ZYSTEN

Echte Zysten sind epithelumkleidete Hohlräume der Dermis mit flussigem, breiigem oder festem Inhalt

• Milien

Stecknadelkopfgroße, weiß-gelbliche, kugelige Hornzysten, besonders an den Wangen und periorbital

• Epidermoidale Hornzysten (Atherome)

Kalottenformig vorgewolbte, kugelige, teigig-weiche, oft sehr große hautfarbene Zysten, haufig am Kapillitium vorkommend Der Zysteninhalt besteht aus einer ranzig riechenden Keratinlipidmasse.
Komplikation: Superinfektion und Abszeßbildung.

• Traumatische Epithelzysten

Sie entstehen oft nach Nadelstichverletzungen durch Verlagerung von Epidermis in die Kutis Die Zysten sind hart, hautfarben und gut verschieblich.

• Steatocystoma multiplex

Autosomal-dominant vererbbare, seltene Geschwulste Meist findet man am Rumpf, aber auch im Gesicht und an den Extremitaten eine große Anzahl solcher blaulich durchschimmernder Tumoren. Fistelbildungen kommen vereinzelt vor.

• Epidermalzysten

Atheromähnliche Knoten in talgdrusenreichen Gebieten (Gesicht, Rumpf); manchmal kommen sie in großer Zahl am Hoden vor.

Epidermalzysten zeigen histologisch (im Gegensatz zum Atherom) ein Stratum granulosum.

• Dorsalzysten

Vorwiegend bei Frauen auftretende Pseudozysten (fehlende epitheliale Zellwand) Es sind kleine, pralle Zysten an den Streckseiten von Fingern und Zehen oder paraartikulär Sie enthalten eine gallertartige Masse.

Therapie

Chirurgische Exstirpation großer Zysten mitsamt der Zystenwand.

Kleinere Zysten konnen mit dem Skalpell zentral angeritzt werden, nach Exprimieren des Zysteninhalts durch seitlichen Druck wird die Zystenwand mit der Pinzette herausgehoben und abgetrennt.

Milien werden mit einer Nadel oder Skalpell angeritzt und dann mit einem kleinen scharfen Löffel abgetragen.

Dorsalzysten sollten chirurgisch entfernt werden, da weder Einspritzungen mit Triamcinolon noch Kryotherapie Rezidive verhindern.

ADNEXTUMOREN

• Trichoepitheliom

Meist multipel auftretende, kleine, derbe, hautfarben-weißliche, glänzende Papeln; vor allem im Sulcus nasolabialis und an den Augenwinkeln.

Die Geschwülste entwickeln sich in der Pubertät.

Differentialdiagnose

Dermaler Navus, Zylindrom

• Pilomatrixom

Im allgemeinen solitar auftretendes Epitheliom der Haarmatrix. Die Tumorausdehnung variiert zwischen wenigen Zentimetern und Huhnereigröße Der tiefgelegene, oft steinharte Knoten ist meist mit der Haut verbacken, aber verschieblich Lokalisation· Kopf und Arme

Differentialdiagnose

Dermatofibrosarkom

• Zylindrom

Familiar gehäuftes Vorkommen, mit Beginn in der Kindheit. Der wenige Zentimeter große, maßig derbe, glatte, haut- bis fleischfarbene Tumor (Hamarthrom des Haarfollikels?) tritt solitär oder multipel, nur am Kapillitium auf (ausgedehnte Geschwulste werden als „Turbantumoren" bezeichnet). Eine maligne Entartung kommt sehr selten vor.

Differentialdiagnose

Atherome, Morbus Recklinghausen.

• Hydradenom (Syringom)

Vorwiegend bei alteren Frauen, vor allem an den Unterlidern vorkommende, kleine, hautfarbene, derbe, multipel auftretende Schweißdrusen-Ausführungsgangadenome Auch eruptive Hydradenome kommen vor (Gesicht, Rücken).

Differentialdiagnose

Milien, Xanthelasmen

Therapie

Isoliert stehende Geschwulste werden chirurgisch exzidiert, bei Trichoepitheliomen kommen Laser oder Dermabrasio in Betracht.

Präkanzerosen

Obligate Präkanzerosen („im engeren Sinne")

Umschriebene Haut- oder Schleimhautlasionen, die histologisch Zeichen epithelialer Dysplasie zeigen und nach jahrelanger Bestandsdauer immer maligne entarten
Neben genetischen Faktoren spielen bei der Entstehung der Prakanzerosen exogene Ursachen, vor allem ubermaßige Sonnenexposition, ionisierende Strahlen, Rauchbestandteile, Teerkontakt und Arsenmedikation, eine Rolle

AKTINISCHE KERATOSEN

Die aktinische Keratose ist die am haufigsten auftretende Prakanzerose Sie hat ihren Sitz an den belichteten Hautregionen (Gesicht, Ohrrand, Glatze, Handrucken), immer auf chronisch UV-geschadigter Haut
Beginn als umschriebener rotlicher oder braunlicher Fleck mit zunachst mehr tastbarer als sichtbarer Hyperkeratose, spater mit festhaftender Schuppenkruste; selten als „Cornu cutaneum"

Differentialdiagnose
Seborrhoische Warze, CDLE, Porokeratose, Stukkokeratosen

ARSENKERATOSEN

Auftreten von flachen oder warzigen hyperkeratotischen Lasionen, vorwiegend an Handtellern und Fußsohlen, teilweise mit schmerzhaften Rhagaden
Ursache Jahrzehnte zuruckliegende Psoriasisbehandlung mit anorganischem Arsen (Liquor-Fowleri)

TEERKERATOSEN

Kleine warzenartige Keratosen und Akanthome an lichtexponierten Stellen, nach jahrelangem intensiven berufsmaßigen Teerkontakt

AKTINISCHE CHEILITIS

Weißliche (rauhe) Flecken fast ausschließlich an der Unterlippe (siehe Cheilitis).

LEUKOPLAKIE

Weiße, solitare, unregelmaßig begrenzte, zunachst wenig infiltrierte, spater verrukose Lasionen der Mundschleimhaut und des Übergangsepithels zur Lippe

Differentialdiagnose
Harmlose nicht prakanzeröse Leukoplakien

infolge von Druck oder Reibung, Soor, Lichen ruber, selten Lues II.

XERODERMA PIGMENTOSUM

Seltene, autosomal-rezessive Dermatose mit einem Nebeneinander von aktinischer Elastose, Atrophie, Pigmentverschiebungen, Teleangiektasien, Präkanzerosen und schon in frühen Jahren Auftreten von Basaliomen, Spinaliomen und Melanomen.
Ursache: Defekt im Exzisionsreparaturmechanismus der DNS.

MORBUS BOWEN

(Karzinoma in situ)

Ekzemartige, oft jahrelang bestehende, scharf begrenzte, nichtjuckende Läsion vorwiegend an Rumpf und distalen Extremitäten.

Umschriebene „Ekzeme", die keinerlei Besserung auf Glukokortikoide zeigen, sind immer auf Morbus Bowen verdachtig (PE durchführen!)

Differentialdiagnose
Ekzem, Psoriasis, Rumpfbasaliom, Morbus Paget (Karzinom der Milchdrusenausfuhrungsgänge – keine Präkanzerose).

ERYTHROPLASIE

Morbus Bowen der Genitalien (Glans, Präputium, Labien, sehr selten extragenital lokalisiert).

Klinik
Glänzende, düsterrote, scharf begrenzte Herde

Differentialdiagnose
Balanitis (Zoon)

Fakultative Präkanzerosen („im weiteren Sinne")

Chronische, meist entzundliche, degenerative oder ulzeröse Hautveränderungen, auf deren Boden sich, oft erst nach Jahrzehnten, Karzinome entwickeln konnen, wie z.B. Lupus vulgaris, CDLE, Verbrennungsnarben, Rontgenoderm, Ulcus cruris, rezidivierende Balanitis, Kraurosis vulvae, Lichen sclerosus.

Semimaligne epitheliale Geschwülste

BASALIOM

Basaliome sind die häufigsten invasiven Tumoren der Haut, sie metastasieren nicht, sind aber imstande, bei langem Bestehen schwere lokale Zerstörungen zu bewirken, und werden daher als „semimaligne" eingestuft

Neben einer genetischen Disposition sind UV-B-Bestrahlungen und Vorbehandlung mit Arsen (Liquor-Fowleri) wichtige ätiologische Faktoren.

Diagnostische Hinweise

Prädilektionsstellen für Basaliome sind Gesicht, weniger häufig Kapillitium und Rumpf. Klinisch unterscheidet man 4 Basaliomhaupttypen

• Noduläres Basaliom

Gekennzeichnet durch derbe, glatte, hautfarbene oder rötliche, perlmutterartig glanzende, von Teleangiektasien überzogene Papeln

Die Papeln sind oft wallartig aneinandergereiht, das Zentrum solcher Plaques ist dann eingesunken, manchmal erodiert.

Sonderformen
Zystisches Basaliom, Ulcus rodens, Ulcus terebrans.

Differentialdiagnose
Amelanotisches Melanom, Botryomykom.

• Rumpfhautbasaliom

Oberflächliche, wenig infiltrierte, schuppenbedeckte, am Rand oft teilweise pigmentierte Läsion

Differentialdiagnose
Morbus Bowen, Psoriasis

• Pigmentiertes Basaliom

Flache oder knotige, stark pigmentierte Basaliome

Differentialdiagnose
Pigmentiertes Melanom

• Sklerodermiformes Basaliom

Scheibenförmige, derbe, kaum erhabene Herde von gelblich-elfenbeinfarbenem Aussehen und mit wenigen Teleangiektasien

Die Grenzen des Tumors sind klinisch kaum feststellbar, Rezidive wegen zu knapper Exzision häufig

Differentialdiagnose
Morphea, Keloid, bei Auftreten sehr zahlreicher Basaliome am ganzen Körper muß an das seltene autosomal-dominant vererbbare **Basalzellnävussyndrom** gedacht werden

Die Erkrankung tritt schon in der Jugend auf, assoziiert sind Anomalien von Augen, Knochen und Zähnen.

Röntgenbefund: Falx-cerebri-Verkalkungen und Kieferzysten (mit Neigung zu maligner Entartung)

KERATOAKANTHOM

Semimaligner, selbstlimitierender, vom Haarfollikel ausgehender, vorwiegend bei Mannern vorkommender Tumor
Die histologische Unterscheidung von einem hochdifferenzierten Plattenepithelkarzinom ist oft schwierig

Klinik

Vor allem an lichtexponierten Arealen auftretender, auffallend schnell wachsender, derber, kalottenformiger, hautfarbener oder rötlicher Knoten mit zentraler Eindellung und einem von Teleangiektasien uberzogenen Randwall, ausgefullt mit einem graugelben prominenten Hornpfropf.

Differentialdiagnose

Spinaliom, Basaliom, Trichoepitheliom, Mollusca contagiosa

Sonderformen

Generalisierte eruptive Keratoakanthome, familiare Keratoakanthome.

Therapie

(obligater Prakanzerosen und semimaligner Tumoren)

– Chirurgische Exzision
Der chirurgische Eingriff ist, besonders bei jungeren Patienten, die Methode der Wahl zur Behandlung semimaligner und maligner Tumoren Ein Sicherheitsabstand von mindestens 0,5 cm sollte eingehalten werden
Vorteil· Intaktes Praparat zur histologischen Untersuchung
Bei großen (und ulzerierenden) Basaliomen sind plastisch-chirurgische Maßnahmen unter mikroskopischer Kontrolle erforderlich.

– Elektrokaustik
Altbewahrte Methode zur Entfernung von Präkanzerosen, kleineren Basaliomen und Keratoakanthomen.

Behandlung nur in Lokalanasthesie moglich, Abheilung unter Narbenbildung

– Kryochirurgie
Therapie mit flussigem Stickstoff im offenen Sprayverfahren (siehe Kryotherapie) Hervorragende Methode zur Behandlung aller obligaten Prakanzerosen und oberflächlichen Basaliome. Gut geeignet fur kleine knotige Basaliome und Keratoakanthome, hier ist ein 2-maliger Gefrier/Auftauzyklus (eventuell in Lokalanasthesie) notwendig. Abheilung, meist unter Depigmentierung, innerhalb von 4 Wochen

– Lasertherapie (siehe Laser)
CO_2-Laser (Vaporisation) zur Entfernung obligater Prakanzerosen und oberflachlicher Basaliome
Vorteile Präzise Abtragung auch an ungunstigen Lokalisationen, unproblematische großflachige Anwendung
Nachteile: Pigmentverschiebungen und gelegentliche Narbenbildungen, verzogerte Wundheilung, Geruchsbelastigung, fehlende Histologie

Neodym-YAG-Laser Zur Koagulation semimaligner Tumoren (auch in Problemregionen)
Vorteil 6 bis 8 mm tiefe homogene Koagulation
Nachteile Narbenbildung, verzogerte Wundheilung, fehlende Histologie

– Photodynamische Therapie
Noch im Experimentierstadium befindliches Verfahren zur Behandlung oberflachlicher Neoplasien
Prinzip: Auftragen eines lokalen Photosensibilisators (Delta-Aminolavulinsäure, Tetraphenylporphinsulfonat), dann Nachbehandlung mit Laserlicht (630 nm) oder Licht einer 500-Watt-Hochdrucklampe (Diaprojektor)
Durch Bildung von zytotoxischen Radikalen und Singulett-Sauerstoff kommt es zur Gewebszerstorung

– Röntgentherapie
Sie wird heute nur noch selten durchgefuhrt

Relative Indikationen
Ausgedehnte aktinische Keratosen, Basaliome in ungunstiger Lokalisation und bei alten Menschen, die oft einen operativen Eingriff ablehnen

Dosierung
Prakanzerosen 2–3mal 8 Gy (30 kV/0,5 mm Al) – bis 4 cm Lasionsdurchmesser, 5–6mal 4 Gy (30 kV/0,5 mm Al) – uber 4 cm Lasionsdurchmesser
Basaliome 5–6mal 8 Gy (30 bis 40 kV/0,5 bis 1 mm Al) – bis 2 cm Tumordurchmesser, 10–12mal 4–4,5 Gy (30 bis 40 kV/0,5 bis 1 mm Al) – bis 8 cm Tumordurchmesser, 22–24mal 2 Gy (30 bis 40 kV/0,5 bis 1 mm Al) – uber 8 cm Tumordurchmesser
Um Rezidive zu verhindern, muß 0,5 bis 1 cm uber die klinisch sichtbare Begrenzung der Lasion bestrahlt werden

– Lokale Chemotherapie
5-Fluoro-Uracil (Efudix®-Salbe) liefert gute Ergebnisse bei der Behandlung großflachiger aktinischer Keratosen, sie ist aber fur die Therapie semimaligner Tumoren ungeeignet Die Salbe wird 2mal taglich streng lasional appliziert (okklusiv nur unter stationaren Bedingungen) und uber 2 bis 4 Wochen bis zum Eintreten einer Erosivreaktion angewendet (nicht in Augennahe!)
Glukokortikoidcreme in der Heilungsphase

– Trichloressigsäure (50%ig)
Bewahrte Methode zur Behandlung inzipienter aktinischer Keratosen
Procedere Abtragung der Hyperkeratose mit dem scharfen Loffel, dann Veratzung der Lasion mit Trichloressigsaure

– Etretinat (Tigason®)
Interessante neue Therapievariante zur prophylaktischen Behandlung multipler rezidivierender Basaliome (Basalzellnavussyndrom, Basaliome im Rahmen von Xeroderma pigmentosum, rezidivierende Arsenbasaliome) und multipler Keratoakanthome

– Interferon
Therapie noch in klinischer Erprobung Wirkmechanismus Antiproliferative und immunstimulierende Wirkung
Relative Indikation Basaliom Rezidive, oder bei Verweigerung eines chirurgischen Eingriffs
Dosierung Rekombinantes α-Interferon 3mal wochentlich uber 4 Wochen, Einzeldosis 3 Mio IE – intra- und paralasional Kontraindikationen Epilepsie, Herzerkrankungen, Graviditat, Immunsuppressiva-Therapie, Jugendliche unter 18 Jahren
Hauptnebenwirkungen Grippeahnliche Symptomatik (dosisabhangig) Thrombo- und Granulozytopenie, selten Erbrechen, Sehstorungen, Blutdruckanstieg oder Blutdruckabfall (siehe auch interne Therapie – Interferone)

– Lichtschutz
Meiden ubermaßiger Sonnenexposition und Anwendung von Lichtschutzmitteln als wichtige Verhaltensregeln nach erfolgter Therapie

– Tumornachsorge
Im 1 Jahr nach Behandlung eines Basalioms im Abstand von 2 bis 3 Monaten, dann 1mal jahrlich *Heilungsquote – je nach angewendeter Methode – zwischen 90% und 95%*

Maligne epitheliale Geschwülste

PLATTENEPITHELKARZINOM

(Spinaliom)

Plattenepithelkarzinome entwickeln sich sowohl auf der Haut als auch an den Haut/Schleimhautgrenzregionen und Schleimhauten

Die Entwicklung aus einem Carcinoma in situ erfolgt recht langsam; zur lymphogenen Metastasierung kommt es im allgemeinen recht spat.

Neben genetischen Faktoren (Xeroderma pigmentosum, „keltischer Typ" = rotblonde Haare, blau-grüne Augen) spielen karzinogene Stimuli (wie UV-Licht, ionisierende Strahlen, Arsenmedikation, Teerkontakte) – oft auf Basis einer degenerativen Altershaut oder chronischer Hautentzundungen – eine wichtige Rolle bei der Tumorentwicklung.

Diagnostische Hinweise

Klinik

Plattenephitelkarzinome treten vor allem an lichtexponierten Stellen und vorwiegend bei alten Menschen auf. Der Tumor kann sowohl exophytisch als auch diffus-infiltrierend wachsen. Die fast immer schmerzlose Geschwulst ist sehr derb, die Oberfläche unregelmäßig grob gebuckelt, mit Neigung zu zentralen Ulzerationen und Bildung aufgeworfener Rander

Histologisch stehen Zellatypien, Mitosen, Einzelverhornungen und Bildung von Hornperlen im Vordergrund

Differentialdiagnose

Solare Keratosen, Keratoakanthom, Basaliom, amelanotisches Melanom, Botryomykom und Warzen

Sonderformen

Verrukoses Karzinom (an hautnahen Schleimhauten und plantar = Epithelioma cuniculatum), Riesenkondylom Buschke (siehe dort), Karzinome an speziellen Lokalisationen (Lippe, Zunge, ano-genital).

Therapie

Wie bei allen malignen solitaren Tumoren der Haut ist die

– *operative Therapie* die Methode der Wahl.

Kleine Geschwulste werden mit einem Sicherheitsabstand von 1 bis 2 cm chirurgisch exzidiert, bei großen Tumoren wird oft eine plastisch-chirurgische Deckung durch Spalthaut- oder Verschiebeplastik notwendig sein.

– *Kryotherapie*
Kleine Plattenepithelkarzinome lassen sich mit gutem Erfolg auch mit flüssigem Stickstoff behandeln (siehe Kryotherapie)

– Zytostatika
Bleomycin 5 bis 10 mg/m² wöchentlich i. m.
oder i. v. – bis zu einer Gesamtdosis von
200 mg
Eine Bleomycin-Therapie wird bei inoperablen, nicht sicher im Gesunden exzidierten
oder metastasierenden Spinaliomen und
zur Tumorverkleinerung vor einer Operation eingeleitet

– Röntgentherapie
Sie wird heute nur noch selten durchge-
führt Wegen möglicher Spätfolgen darf die
Röntgentherapie nur bei älteren Patienten,
vor allem bei Verweigerung operativer
Maßnahmen, durchgeführt werden

Dosis
10 bis 16mal 3 bis 4 Gy (30 bis 40 kV /
1,0 mm Al)

– Die Indikation zur Lasertherapie (CO_2,
Neodym-YAG-Laser) ist mit Vorsicht zu stel-
len, den klassischen Methoden sollte der
Vorzug gegeben werden.

– Nachbeobachtung
5 Jahre, zuerst 1mal monatlich, später 1mal
jährlich

Benigne Geschwülste des Bindegewebes

FIBROME

Fibrome sind haufige, gutartige Bindege-
webstumoren

• Weiches Fibrom

Gefaltelte, oft gestielte (= Fibroma pendu-
lans) hautfarbene Lasionen
Multiple filiforme Fibrome kommen vor allem bei alteren Frauen, in der Halsregion
vor, große solitare Fibrome sind seltener

Differentialdiagnose
Dermaler Navuszellnavus, Neurofibrome

• Hartes Fibrom (Dermatofibrom)
Knapp unter der Epidermis sitzender, wenige Millimeter bis Zentimeter großer, derber,
hautfarbener Tumor Die Haut uber dem
leicht vorgewolbten Tumor ist oft leicht ein-
gezogen

• Histiozytom
Meist reaktives, nach einem Insektenstich
(„persistent insect bite") auftretendes, hartes, braun-livides Fibrom, vor allem an den
unteren Extremitaten bei jungeren Menschen

Differentialdiagnose
Pigmentierter Navuszellnavus, Leiomyom,
Xanthogranulom

• Juveniles Xanthogranulom
Multiple histiozytomartige, gelblich-rotliche
Geschwulste bei Kleinkindern

• Infantile digitale Fibromatose
Seltene, von Geburt an bestehende (bei Erwachsenen auch erworbene) Knotenbil-
dung an den Fingern oder Zehen
Eine spontane Ruckbildung der Tumoren
ist bei Kindern moglich

Differentialdiagnose
Fibrosarkom

ANGIOFIBROME

• Adenoma sebaceum
Seltene, autosomal-dominante Erkrankung
mit vielen symmetrischen, hautfarbenen,
derben, manchmal von Teleangiektasien
uberzogenen Papeln an den Nasolabial-
falten und Wangen Bestehen gleichzeitig
sub- und paraunguale Fibrome, Zahn-
fleischwucherungen, Café-au-lait-Flecken
und Pflastersteinnavi lumbosakral, spricht
man vom *Morbus Pringle*
Assoziationen mit der tuberosen Hirn-
sklerose kommen vor (*Morbus Bourneville*)

Therapie
Gestielte Fibrome werden am besten elek-
trokaustisch abgetragen Breitbasige Fibrome und Histiozytome konnen auch mit dem
CO_2-Laser oder Stickstoff behandelt werden
(Pigmentverschiebungen und Narben kommen aber vor).

Beim Adenoma sebaceum bringt eine Dermabrasio die besten Ergebnisse (Alternative· CO_2- oder Argon-Laser), Rezidive sind aber haufig

KELOIDE

Keloide sind uberschießende, gutartige, meist posttraumatische Bindegewebsproliferationen, sie breiten sich im Gegensatz zu hypertrophen Narben uber den Primardefekt hinaus aus

Fur die Entwicklung von Keloiden sind verschiedene Faktoren, wie genetische Disposition, jugendliches Alter, Geschlecht (vorwiegend bei Frauen), Lokalisation (Pradilektionsstellen sind: oberer Rumpf – besonders prasternal – Hals, proximale Extremitaten) und Ursache (z B Verbrennungskeloide) von Bedeutung

Massive Keloide konnen zu funktionellen Behinderungen fuhren

Klinik

Scharf umschriebene, derbe, wulstartige, anfangs hellrote, spater hautfarbene oder hyperpigmentierte Lasionen

Therapie

Frische Keloide konnen therapeutisch viel besser als Lasionen, die alter als 6 Monate alt sind, beeinflußt werden.

Zur Anwendung kommen

– Glukokortikoide

Fluorierte Steroidsalben offen oder okklusiv; Steroidkristallsuspensionen mit Lokalanasthetikum 1 3 verdunnt intralasional (Dermojet)

– Flussiger Stickstoff im offenen Sprayverfahren

Die Vereisung darf nicht zu intensiv durchgefuhrt werden, blasige Reaktionen sind zu vermeiden.

– Druckverband

Bestehend aus einer 1 bis 2 cm dicken Schaumstoffkompresse unter einer elastischen Klebebinde, fuhrt bei konsequenter Anwendung zur Verkleinerung der Keloide

– Laser

Weder der CO_2- noch der Argonlaser liefern gute Ergebnisse Nach anfanglicher Besserung folgt in der Regel ein therapieresistentes Rezidiv.

Befriedigende Ergebnisse liefert der Helium-Neon-Laser (Softlaser), hier kommt es nach eigenen Erfahrungen nach 15 bis 20 Bestrahlungen uber 10 bis 15 Minuten zur partiellen Ruckbildung auch alterer Keloide

– Rontgen

Im Einzelfall kann auch die altbewahrte Rontgenbestrahlung (2 bis 3 × 2 bis 4 Gy) durchgefuhrt werden.

– Chirurgie

Storende alte Keloide konnen auch chirurgisch exzidiert werden, eine Rontgennachbestrahlung ist aber zur Vermeidung neuer Keloide erforderlich

Auch Kombinationstherapien (Exzision, Rontgen, Steroidsalbe, Druckverband) werden manchmal durchgefuhrt

– Heparinhaltige Externa

Heparin- oder Ichthyol enthaltende Salben werden zwar gerne verwendet, sind aber kaum wirksam

INDURATIO PENIS PLASTICA

Vorwiegend am Dorsum penis lokalisierte, strang- oder knotenformige, bindegewebige Verhartung im Bereich der Tunica albuginea

Die Ursache der Erkrankung ist ungeklart, es besteht aber eine erhohte Koinzidenz mit Dupuytrenscher Kontraktur, diabetischer Mikroangiopathie und Keloidbildungen.

Verlauf

Eine spontane Ruckbildung wird nur selten beobachtet Nach langerem Bestehen kommt es im allgemeinen zu oft schmerzhafter Abknickung des Penis bei Erektion und in der Folge zur Impotentia coeundi.

Therapie

Sämtliche bisher erprobten Therapieverfahren zeigen unbefriedigende Ergebnisse. Während hochdosierte Vitamine (A oder E) oder Potaba® wirkungslos bleiben, scheinen *intraläsionale Injektionen* mit Triamcinolon (10 mg mit Lokalanästhetikum verdünnt) oder Orgotein (Peroxinorm®, 3 bis 10mal 4 bis 8 mg im Abstand von 2 bis 4 Wochen, unter Narkose oder in Lokalanästhesie) eine gewisse positive Wirkung (Erweichung, verminderte Schmerzhaftigkeit) zu zeigen *Röntgenbestrahlungen* (2mal 4 Gy alle 3 Monate, maximal 3mal) haben lediglich einen positiven Einfluß auf die Schmerzhaftigkeit.

In schweren Fällen mit schmerzhafter Deviation kommt eine operative Exzision der Aponeurose in Betracht

Semimaligne und maligne Geschwülste des Bindegewebes

DERMATOFIBROSARKOMA PROTUBERANS

Seltener, nur langsam (lokal-aggressiv) wachsender, semimaligner Bindegewebstumor mit nur geringer Metastasierungstendenz

Klinik

Vorwiegend bei jungeren Frauen, besonders am Rumpf auftretender, schmerzloser, manchmal bis faustgroßer, meist solitarer Tumor Die hautfarbene oder gelblichbraune Geschwulst ist hart und zeigt eine unregelmaßige, hockrige Oberflache mit atropher, von Teleangiektasien uberzogener Haut

Differentialdiagnose

Fibrom, Keloid, Sarkom

Therapie

Trotz großzugiger Tumorexzision kommen Rezidive nicht selten vor
Genaue Nachbeobachtung erforderlich

MALIGNE SARKOME DER HAUT

Fibrosarkome und *Fibroxanthosarkome* · Sie zeigen sich als solitare, knollige, lividbraune, rasch wachsende und exulzerierende Knoten Die Metastasierung erfolgt vorwiegend hamatogen

Therapie

Exzision, Polychemotherapie

Benigne Geschwülste der Blutgefäße

HÄMANGIOME

Hämangiome („Blutschwamm") sind gutartige Tumoren der Blutgefaße von Haut,
Schleimhauten und – seltener – innerer Organe auf dem Boden einer embryonalen
Fehlentwicklung. Sie manifestieren sich
schon bei der Geburt oder in den ersten
Lebensmonaten, selten wesentlich spater

• Oberflächliche (kutane) kapilläre infantile Hämangiome

(„Strawberry Mark")

Es sind scharf begrenzte, pralle, ausdruck-
bare, hellrote oder livide Geschwulste Sie
wachsen anfangs relativ schnell, haben aber
eine gute Ruckbildungstendenz und verschwinden in 70% bis 90% der Falle innerhalb 1 bis 2 (5) Jahren

• Kavernöse (subkutane) infantile Hämangiome

Sie sind seltener und großer als kutane
Hämangiome, wolben die daruberliegende
Haut vor und schimmern bläulich durch
Die spontane Ruckbildungtendenz ist ge-
ring

Multiple kavernose Hamangiome, kombiniert mit Knochendeformationen, werden
als *Maffucci-Syndrom* bezeichnet
Beim *Kasabach-Merritt-Syndrom* bestehen
ein oder mehrere, sehr große thrombosierte Hamangiome, die lebensbedrohliche
Thrombopenie und Verbrauchskoagulopathie muß durch sofortige Antikoagulation
behoben werden.

Therapie

In den meisten Fallen kann auf die *spontane
Rückbildung* des Tumors gewartet werden;
hier gilt es vor allem, die Eltern aufzuklaren
und zu beruhigen
Indikationen zur *aktiven Therapie* sind:
Rasch großer werdende Hamangiome, besonders an ungunstiger Lokalisation, bei
Funktionsbehinderung und rezidivierenden Blutungen

– *Röntgentherapie*
Nur in Ausnahmefallen und nach strengster
Indikation, unter Beachtung der *Kontra-
indikation* (Tumoren uber weiblicher
Brust, Hoden, Ovar, Schilddruse, Thymus,
Epiphysen, Fontanellen und Gelenken).
Bei augennaher Bestrahlung mussen die
Augen durch Bleischale geschutzt werden
Dosierung: 2,5 bis 3,5 Gy alle 4 bis 6 Wo-
chen bis Maximaldosis von 10 Gy.

– *Glukokortikoide*
Auch hier gilt die strenge Indikationsstellung
Die Steroide konnen intrafokal (Methyl-
prednisolon in wäßriger Lösung) oder oral –

2 bis 3 mg Prednisolonaquivalent/kg KG/die bis zum Sistieren des Tumorwachstums und dann, wenn erforderlich, in niedriger Erhaltungsdosis – verabreicht werden

In Betracht kommen auch *plastisch-chirurgische Maßnahmen, Kyrotherapie* mit flussigem Stickstoff, *Lasertherapie* (Argon- oder CO_2-Laser) und *Dauerkompression*

Infiltrationen mit 25%iger NaCl-Losung sind schmerzhaft und unsicher wirksam

NÄVUS FLAMMEUS

Haufiger, meist schon bei der Geburt vorhandener und im 1 Lebensjahr bis zur Endausdehnung wachsender, histologisch durch Kapillarerweiterungen unter der Epidermis charakterisierter Gefaßnavus

Klinik

Scharf begrenzte, oft landkartenahnlich konfigurierte, wechselnd hellrote bis rotlivide, unterschiedlich große, im Gesicht, Rumpf oder Extremitaten lokalisierte Flekken

Der Navus flammeus zeigt keine Ruckbildungstendenz und ist sehr therapieresistent Nur die blaßrosafarbenen fissuralen Navi (an embryonalen Verschlußstellen) sind spontan ruckbildungsfahig Das halbseitig lokalisierte Feuermal kann auch als Teilsymptom einer *Phakomatose* (Klippel-Trenaunay-Syndrom, Sturge-Weber-Syndrom) auftreten

Therapie

Die fruher vielgeubte Rontgenbestrahlung ist heute verpont Kleine Feuermale konnen chirurgisch exzidiert werden, große Navi werden in Ausnahmefallen plastisch-chirurgisch operiert

Gute bis sehr gute Ergebnisse lassen sich in 60% bis 70% der Falle mit dem *Argon- oder Farbstoff- und Kupferdampflaser* erzielen. Eine vollstandige Aufhellung gelingt aber nur selten (5%)

Großflachige Lasionen lassen sich kaum gleichmaßig aufhellen, die Indikation zum aktiven Vorgehen ist in solchen Fallen mit Vorsicht zu stellen

Navi flammei bei Jugendlichen reagieren erfahrungsgemaß schlecht, Feuermale an den Extremitaten und solche von rosa Farbe eignen sich ebenfalls wenig zur Lasertherapie

Die Argonlasertherapie ist oft langwierig und erfordert viel Geduld

Unbehandelbare Navi konnen mit einiger Ubung durch Covermark® kosmetisch zufriedenstellend uberschminkt werden

ANGIOKERATOMA CIRCUMSCRIPTUM

Benigne, navoide Fehlbildung, charakterisiert durch warzige, rotlich-livide (schwarzliche), flachige Lasionen, oft in linearer Anordnung, vorzugsweise an den Beinen

Differentialdiagnose

Thrombosierte Angiome, Morbus Fabry, skrotale Angiokeratome (= erworbene bis linsengroße, solitare oder multiple Tumoren), Melanom

Therapie

Chirurgische Exzision oder Argonlasertherapie

BOTRYOMYKOM

(Granuloma pyogeneticum)

Haufig vorkommende, schnell wachsende, manchmal schmerzhafte eruptive Angiome Sie entwickeln sich gerne an Verletzungsstellen (Nadelstich) der Finger oder Zehen

Klinik

Solitare, der Haut breitbasig oder pilzformig aufsitzende, weiche, leicht blutende, fleischfarbene, manchmal an der Basis von einem Epidermisring umgebene Tumoren

Differentialdiagnose

Spinaliom, amelanotisches Melanom, Basaliom

Therapie

Elektrokaustik, chirurgische Exzision, Kryotherapie mit Stickstoff oder Koagulation mit dem Argonlaser.

GLOMUSTUMOR

Seltener, von arteriovenosen Anastomosen ausgehender, benigner, aber druckschmerzhafter Tumor

Klinik

Dunkelrotes, derbes Knotchen an den Zehen oder Fingern (oft subungual lokalisiert). Charakteristisch ist die Schmerzhaftigkeit auf Druck oder Temperaturreize.

Therapie

Chirurgische Exzision

SENILE ANGIOME

Multiple, wenige Millimeter große, hell- bis dunkelrote Angiome, vorwiegend am Rumpf bei alteren Menschen.

Therapie

Elektrokaustik, Kryotherapie mit Stickstoff.

TELEANGIEKTASIEN

Teleangiektasien sind erweiterte Hautkapillaren.
Unterschieden werden primare und sekundare Teleangiektasien

Primäre Teleangiektasien

- **Nävus araneus** (Spider-Navus)
Vorwiegend bei Kindern und Frauen auftretende, haufig fazial lokalisierte Angiome.

Klinik

Im Zentrum der Läsion findet sich ein oft pulsierendes Angiom, von dem aus feine spinnenbeinartige Gefäßreiser nach allen Seiten ausgehen. Spider-Nävi treten auch vermehrt während der Schwangerschaft,

bei Lebererkrankungen und im Rahmen von Kollagenosen auf.

- **Essentielle Teleangiektasien**
Sie entstehen ohne ersichtlichen Grund und kommen manchmal familiar gehauft vor.

Klinik

Einzelne oder auch ausgedehnte, zum Teil gruppiert oder halbseitig angeordnete Teleangiektasien

- **Morbus Osler**
Autosomal-dominante, meist erst im Erwachsenenalter sich manifestierende Erkrankung mit einer Vielzahl von Teleangiektasien an der Haut und an den Schleimhauten.
Charakteristisch ist die Blutungstendenz an den Schleimhauten (Nasen- und gastrointestinale Blutungen)

Sekundäre Teleangiektasien

Teleangiektasien im Zusammenhang mit chronischer UV- oder Kalteexposition, Rontgenbestrahlungen, Steroidmedikation, im Rahmen von chronisch-venoser Insuffizienz, Lebererkrankungen, Kollagenosen und atrophisierenden Hauterkrankungen. Auch die vorwiegend bei alteren Frauen auftretende harmlose Erythrosis colli interfollikularis gehort hierher

Therapie

Einzelne, vor allem kosmetisch storende Teleangiektasien konnen leicht mit der Diathermienadel gestichelt werden (bei Spider-Navus zentrale Stichelung)
Zur Behandlung größerer, flachiger Lasionen wird der Argonlaser mit gutem Erfolg eingesetzt.

LYMPHANGIOME

Relativ seltene, angeborene oder erworbene, navoide Fehlbildungen.

• Lymphangioma circumscriptum

Meist von Geburt an vorhandene, kleine, froschlaichartige, klare Blasen mit zum Teil verrukoser Oberflache (Lymphangiokeratom)

Sie kommen sowohl an der Haut als auch auf Schleimhauten, oft in herpetiformer Anordnung, vor

• Tiefgelegene (subkutane) Lymphangiome

Sie konnen zur Makroglossie oder Makrocheilie fuhren.

Therapie

Chirurgische Exzision (tiefgelegene Lymphangiome rezidivieren aber haufig)

Maligne Blutgefäßgeschwülste

ANGIOKERATOMA CORPORIS DIFFUSUM

(Fabry)

Sehr seltene, todlich verlaufende, X-chromosomal vererbbare Glykogenspeicherkrankheit Die maligne Erkrankung ist gekennzeichnet durch einen α-Galaktosidase-A-Mangel und Ablagerungen von Trihexosylceramid in den Körperzellen.

Klinik

Schon vor der Pubertat beginnende, disseminierte Aussaat papuloser Angiome und unklare Fieberschube.

Spater entwickeln sich neurologische Ausfälle, kardiovaskulare Storungen, Durchfalle, renale Symptomatik und Augenveranderungen, wie Katarakt und konjunktivale Teleangiektasien.

Charakteristisch: Anfallsartige Schmerzen an Handen und Füßen

Nachweis: Aktivitatsmessungen der α-Galaktosidase-A, Trihexosylceramidnachweis in der Haut, „Maulbeerzellen" im Harn.

Therapie

Nur symptomatische Schmerztherapie mit Diphenylhydantoin moglich; lebensverlangernd wirken Hämodialyse oder Nierentransplantation.

KAPOSI-SARKOM

(klassischer Typ)

Erstmals von Kaposi 1872 beschriebene, maligne, multizentrisch-progrediente Angioneoplasie mit variabler Malignitatspotenz Die moglicherweise viral ausgeloste Erkrankung befallt vorwiegend altere Manner und kommt in (sud-)osteuropaischen Landern und in Teilen Afrikas gehauft vor. Im Gegensatz zum Kaposi-Sarkom bei AIDS ist der Krankheitsverlauf langsam, die durchschnittliche Uberlebenszeit betragt 8 bis 10 Jahre.

Die Erkrankung beginnt an den Akren (Fuß, Hand, Unterschenkel) mit indurierten, braun-roten oder lividen Flecken und Odembildung, wobei Einzelherde anfangs auch spontan ruckbildungsfähig sind.

Erst mit der Zeit entwickeln sich infiltrierte Plaques und schmerzhafte, zerfallene Ulzerationen

Ein disseminierter Haut-Schleimhaut- und Organbefall ist meist erst nach Jahren zu beobachten.

Differentialdiagnose

Pseudokaposi (bei CVI mit arteriovenosen Anastomosen), Hämangiome, Angiosarkome, Melanom, Mykosis fungoides und das disseminierte Kaposi-Sarkom bei AIDS

Therapie

– Umschriebene Herde
Chirurgische Exzision oder Kryotherapie mit Stickstoff Die Herde reagieren auch gut auf Rontgen-Weichstrahlen (Einzeldosis 3 Gy, Gesamtdosis 30 Gy) oder schnelle Elektronen (Einzeldosis 2 bis 3 Gy, Gesamtdosis 20 bis 30 Gy)

– Ausgedehnte Herde
erfordern eine Polychemotherapie (Glukokortikoide und Vinblastin) In Frage kommt auch eine mehrmonatige Therapie mit niedrig dosiertem Vinblastin (0,1 mg/kg KG i v – 1mal wochentlich)

Geschwülste des Muskelgewebes

LEIOMYOM

Benigner, von den Musculi arrectores pilorum oder der glatten Muskulatur der Gefäße ausgehender Tumor

Klinik

Runde oder ovale, derbe, braunrote, oft multiple, in Gruppen stehende, druckschmerzhafte, mit der Haut verbackene Knoten. Prädilektionsstellen: Rumpf und Nacken.

Differentialdiagnose

Fibrom, Histiozytom, dermaler Nävus.

Therapie

Einzelstehende Tumoren werden chirurgisch exzidiert, eventuell Versuch mit Kryotherapie

Geschwülste peripherer Nerven

NEUROFIBROM

Von den Schwann-Zellen und Fibroblasten des Endoneuriums ausgehender, gutartiger Tumor

Klinik

Solitärer, weicher, meist hautfarbener, wenige Millimeter bis Zentimeter großer (selten großer, lappenartiger oder gestielter) Tumor. Weiche oberflächliche Geschwulste sind mit dem Finger eindrückbar (Klingelknopfphänomen), tiefsitzende Tumoren manifestieren sich als diskrete, harte bis plattenförmige oder strangförmige Läsionen

Differentialdiagnose

Schwannom: Siehe dort

Therapie

Chirurgische Exzision störender Läsionen.

NEUROFIBROMATOSE

(M. Recklinghausen)

Die autosomat-dominant erbliche Erkrankung kommt bei 0,3% der Neugeborenen vor, abortive Formen sind sehr viel häufiger.

Klinik

Von der Geburt an langsam zunehmende Zahl von schmerzlosen Neurofibromen, im Extremfall Befall des gesamten Integuments mit zum Teil auch sehr großen und sackartigen Geschwulsten.

Zusätzlich finden sich über 1,5 cm große Café-au-lait-Flecken (mehr als 6 gelten als Indiz einer Neurofibromatose), diffuse Lentiginose (besonders axillar) und – seltener – umschriebene Hypertichose

Weitere mögliche Manifestationen sind Hirn- und Spinalnervenbefall, Debilität, Epilepsie, Knochenbeteiligung (Zysten, Spontanfrakturen, Kyphoskoliose), in 5% der Fälle kommt es zur Entwicklung von Neurofibrosarkomen.

Therapie

Keine kausale Therapie möglich, kosmetisch stark störende und wachsende Läsionen können chirurgisch exzidiert werden Verwandte mituntersuchen

SCHWANNOM

(Neurolemmom)

Seltener, gutartiger, derber, solitärer, meist symptomloser, manchmal schmerzhafter Tumor der Nervenscheiden (Schwann-Zellen).

Lokalisation: Entlang von Nervensträngen, Spinalganglien, im N. acusticus

Gehäuftes Auftreten im Rahmen einer Neurofibromatose

Therapie

Chirurgische Exzision.

Fettgewebsgeschwülste

LIPOME

Benigne, hautfarbene, derb-elastische Fettgewebsgeschwulste unterschiedlichster Große, mit gelapptem Aufbau und Kapselbildung Lipome treten meist solitar, seltener multipel (Lipomatose) auf

ADIPOSITAS DOLOROSA

Bei Frauen in der Menopause auftretende, schmerzhafte, autosomal-dominant erbliche Angiolipome

Therapie

Chirurgische Exzision storender oder schmerzhafter Lipome.

MALIGNE LIPOSARKOME

Es sind seltene, aggressiv wachsende Geschwulste Sie bilden sich nicht aus praexistenten Lipomen

Entzündliche Erkrankungen des Knorpels

CHONDRODERMATITIS NODULARIS CHRONICA HELICIS

Klinik

Vorwiegend bei alteren Mannern findet sich im oberen Helixbereich (seltener Anthelix) ein sehr stark druck-schmerzhaftes, bis linsengroßes, mit der Knorpelunterlage verbackenes, hautfarbenes oder rotliches, hartes Knotchen mit glatter (manchmal zentral verkrusteter) Oberflache

Die Atiologie dieser harmlosen, aber unangenehmen Veranderung ist ungeklart, mechanische Faktoren (einseitiges Schlafen) scheinen bedeutsam zu sein

Differentialdiagnose

Aktinische Keratose, Basaliom, Spinaliom, Gichttophi

Therapie

Keilexzision als einzig wirksame Therapie

Mastozytosen

Gruppe von seltenen, hauptsächlich bei Kindern auftretenden Erkrankungen, die durch fokale Ansammlung von Mastzellen im Korium (seltener innerer Organe) gekennzeichnet sind.

Unspezifische Reize (Reibung, plötzliche Temperaturschwankungen, bakterielle Infekte) führen zur Degranulation der Mastzellen und in der Folge zur Freisetzung von Histamin (und anderen Mediatoren). Das freigesetzte Histamin bewirkt dann Vasodilatation, Pruritus, Urtikaria und – seltener – Allgemeinreaktionen bis hin zum Schock.

Kutane Mastozytosen

Isoliertes kutanes Mastozytom

Meist solitär auftretender, rot-brauner Knoten, der bei Reibung urtikariell anschwillt. Auftreten bald nach der Geburt, spontane Rückbildung nach Monaten bis Jahren.

Disseminierte Mastozytosen

URTIKARIA PIGMENTOSA

• Juvenile Form
Häufigste Variante der Mastozytosen. Auftreten im Säuglingsalter mit disseminierten, wenig erhabenen, unscharf begrenzten, runden (ovalen), gelblich-braunen bis linsengroßen Flecken an Rumpf und Extremitäten.

Quaddelbildung durch Reiben (seltener Hämorrhagien oder Blasen).

Verlauf
Abheilung bis zur Pubertät.

• Erwachsenenform
Chronisch-progressive Erkrankung, teilweise mit Organbefall, Übergänge in Mastzellenleukämie kommen vor. Charakteristisch für die Urtikaria pigmentosa: Auffälliger urtikarieller Dermographismus und braun-roter Farbton der Infiltrate.

Sonderform
Teleangiectasia macularis eruptiva perstanz Weber.

Differentialdiagnose
Urtikaria cum pigmentatione, Navuszell-navi, eruptive Xanthome

DIFFUSE ERYTHRODERMATISCHE MASTOZYTOSE

Auffallig vergroberte Haut („Elephanten-haut") bei Neugeborenen und lichenifizierte gelblich-braune Herde, bei Reibung Flush-Symptomatik, Juckreiz.

Prognose
Ruckbildung innerhalb der ersten Lebensjahre moglich, Ubergange in Mastzellenleukamie werden bei erythrodermischen Formen beschrieben

Systemische Mastozytosen

Mastzelleninfiltrate innerer Organe (Knochen, Leber, Magen-Darm), mit und ohne Hautlasionen (manchmal bis zur Erythrodermie) Die ungunstigste Prognose hat die Mastzellenleukamie

Therapie der Mastozytosen
Eine Behandlung juveniler Mastozytosen ist im allgemeinen nicht erforderlich, da mit Spontanheilungen zu rechnen ist Einzelstehende Mastozytome konnen exzidiert werden. Bei bestehendem Pruritus sind Histaminantagonisten unterschiedlich wirksam, Kombinationen von H1- und H2-Blockern sind manchmal erforderlich
Empfohlen werden auch prophylaktische Gaben von Dinatriumcromoglicinsaure In schweren Fallen Glukokortikoide (30 bis 40 mg Prednisolonaquivalent/die), eventuell α-Interferon oder niedrig dosiertes Cyclosporin A
Eine wirksame symptomatische Maßnahme zur Beeinflussung der Urtikaria pigmentosa im Erwachsenenalter ist PUVA
Die Patienten sollten vor plötzlichen Temperaturanderungen (heißes oder kaltes Bad) gewarnt werden, da eine massive Histaminfreisetzung zum Schock fuhren kann
Histaminfreisetzende Medikamente (Codein, Aspirin, Kontrastmittel) ebenso wie Alkohol und Meeresfruchte sind zu meiden.

Histiozytose X

Unter dieser Bezeichnung werden seit 1953 mehrere seltene, vorwiegend bei weiblichen Kleinkindern auftretende, klinisch heterogene Krankheitsbilder zusammengefaßt, deren gemeinsames Bindeglied eine lokalisierte oder systemische Proliferation von Langerhans-Zellen und Ausbildung infiltrierender polymorpher Granulome ist

Diagnostische Hinweise

Hautmanifestation der Histiozytosis X

Isolierte Hautmanifestationen sind – wenn auch selten – moglich Es finden sich umschriebene oder disseminierte, einige Millimeter große, gelblich-braune, schuppende Papeln, manchmal verkrustete oder hämorrhagische Lasionen, seltener granulomatöse oder xanthomatöse Effloreszenzen. Auch großflächige, verrukose, nässende Läsionen kommen vor
Prädilektionsstellen: Vorderer und hinterer Stamm, Caput (Differentialdiagnose seborrhoisches Ekzem, Morbus Darier) oder an Intertrigostellen (Differentialdiagnose· Windelekzem, Morbus Hailey-Hailey)

Erscheinungsformen
Entsprechend der Ausdehnung und des Schweregrades der Erkrankung werden folgende Krankheitsbilder unterschieden·

EOSINOPHILES GRANULOM

Benigne, selbstlimitierende Erkrankung alterer Kinder und Erwachsener als weitaus haufigste Form der Histiozytosis X.
Meistens besteht nur ein Herd, selten einige wenige Knochengranulome (entsprechend Stadium Aa der Histiozytosis X).
Rontgenologisch findet man zystische Aufhellungen im Schädelknochen oder Thorax. Auch geringe Systembeteiligungen (Lymphknoten = Stadium Ab, Hautlasionen = Stadium Ac) kommen vor

HAND-SCHÜLLER-CHRISTIAN-SYNDROM

Im Gegensatz zum eosinophilen Granulom besteht hier ein multifokaler Knochenbefall (charakteristisch: „Landkartenschädel") = Stadium Ba. Zusatzliche Haut- und Schleimhautmanifestationen = Stadium Bb Das Stadium Bc ist durch Organdysfunktionen (Leber-Milz-Lunge) und Lymphadenopathie gekennzeichnet.
Daneben bestehen manchmal Exophtalmus und Diabetes insipidus. Die Mortalitat beträgt 30% bis 50%.

ABT-LETTER-SIWE-SYNDROM

Bei Kleinkindern auftretende, schwerste Verlaufsform der Histiozytosis X mit meist

todlichem Verlauf innerhalb von Wochen bis Monaten
Organdysfunktionen, Hautbefall, septische Temperaturen, Lymphadenopathie und Panzytopenie kennzeichnen die Erkrankung

Prognose
Die weitaus gunstigste Prognose hat das selbstlimitierende eosinophile Granulom Schlecht ist die Prognose bei fruhzeitigem Erkrankungsbeginn und im Alter, wobei disseminierter Haut- und Organbefall als ungunstigste Zeichen zu werten sind

Therapie

• Eosinophiles Granulom
Beim eosinophilen Granulom ist im allgemeinen eine Systemtherapie nicht erforderlich, in speziellen Fallen kommen Rontgenweichstrahlen oder chirurgisches Vorgehen in Frage

• Histiozytose X mit Systembefall

Hautmanifestationen reagieren sowohl auf Rontgenweichstrahlen als auch auf PUVA
Zur lokalen Anwendung kommen auch Glukokortikoide (Creme, Losung, intrafokale Injektionen), Lotio alba und feuchte Umschlage, bei schweren Formen eventuell Stickstofflost-Bepinselung
Antibakterielle oder antimykotische Behandlung bei Sekundarinfektionen

Organbefall
Niedrig dosierte zytostatische Behandlung (Vinblastin, Vincristin, Methotrexat, Cyclophosphamid), auch in Kombination mit Glukokortikoiden (30 bis 40 mg Prednisolonaquivalent/die)
Bei Diabetes insipidus Vasopressin®

Nävi

Nävi sind angeborene oder im späteren Leben in Erscheinung tretende, meist scharf umschriebene, Fehlbildungen der Haut auf dem Boden einer embryonalen Entwicklungsstörung.

Einmal entstanden, bleiben sie zeitlebens nahezu unverändert.
Unterschieden werden Pigmentzellnävi, Nävuszellnävi und organoide Nävi.

Pigmentzellnävi

Stets benigne, meist scharf umschriebene, pigmentierte Läsionen. Sie kommen durch diffuse Vermehrung von Melanozyten zustande

Epidermale melanozytäre Nävi

CAFÉ-AU-LAIT-FLECK

Homogene, milchkaffeeartige, zentimeter- bis handtellergroße, rund-ovale Flecken
Mehr als 6 Flecken sind ein Hinweis auf einen Morbus Recklinghausen

NAEVUS SPILUS

Hellbrauner großer Fleck mit eingestreuten braun-schwarzen Pigmentierungen

BECKER-NÄVUS

(Melanosis naeviformis)
Vorwiegend bei jungen Männern einseitig auftretende, oft behaarte, landkartenartige Hyperpigmentierung, im Randbereich kommt es zur Auflösung in einzelne Inseln.

LENTIGO SIMPLEX

Multiple, kleine, scharf begrenzte, rundliche, hell-dunkelbraune Pigmentflecken
Im Gegensatz zur Lentigo senilis und zu den Epheliden (nur erhöhte Melanozytenaktivität) sind sie nicht lichtinduziert, ihre Farbintensität ist nicht vom Licht abhängig
Periorale- und Schleimhautlokalisation sind für das Peutz-Jeghers-Syndrom charakteristisch

Dermale melanozytäre Nävi

MONGOLENFLECK

Unscharf begrenzte grau-blaue Verfärbungen am Rücken und sakral, vorwiegend bei Mongolen; Rückbildung bis zur Pubertät

ITO- UND OTA-NÄVI

Bei Japanern anzutreffen

NÄVUS BLEU

(Navus coeruleus)

Meist bei Kindern vorkommender, be-

nigner, halbkugeliger Tumor von derber Beschaffenheit, glatter Oberfläche und grau-blauer Pigmentierung
Sonderformen mit Kernpolymorphie kommen vor.

Differentialdiagnose
Melanom.

Nävuszellnävi

Sie sind histologisch durch eine Ansammlung von mit den Melanozyten verwandten Navuszellen charakterisiert Unterschieden werden (seltenere) kongenitale und (bei jedem Menschen vorkommende) erworbene Navi

Kongenitale Nävi

Sie sind schon bei der Geburt oder in den ersten Lebenswochen vorhanden und meist großer als gewohnliche erworbene Navi
Die Tumoroberflache ist oft unregelmaßig und behaart, mit verstarkter Pigmentierung und inhomogener Farbung
Große (uber 20 cm messende) kongenitale Navi gelten als Melanomprakursoren, wobei das Melanomrisiko mit der Masse des Navus korreliert, ob kleinere kongenitale Navi ein erhohtes Risiko darstellen, ist zweifelhaft

Erworbene Nävi

Sie sind bei der Geburt nicht vorhanden und entwickeln sich bis zur Pubertat, selten erst spater.
Je nach histologischer Lokalisation der Navuszellnester unterscheidet man

JUNKTIONALE NÄVI

(Nester in der Junktionszone der Epidermis)

Es sind homogene, flache, hell- bis dunkelbraun (schwarze), rund-ovale, scharf begrenzte Navi

COMPOUNDNÄVI

(Nester junktional und dermal)

Auch sie sind homogen und regelmaßig, etwas prominent mit leicht papillomatoser Oberflache und hellbraun bis schwarz pigmentiert
Der Rand des Navus ist manchmal gering aufgehellt

DERMALE NÄVI

(Nester intradermal)

Nur bei Erwachsenen vorkommende, hautfarbene (tiefe Navuszellen verlieren die Fahigkeit zur Pigmentproduktion), fibromahnliche, derbe Navi

Nävuszellnävi-Sonderformen

SPINDELZELLNÄVI

Der Spitznavus kommt nur bei Kindern vor und wandelt sich im Laufe von einigen Jahren in einen Compoundnavus um Der rotliche Farbton kann Anlaß zu Verwechslungen mit Hämangiom, Xanthogranulom und amelanotischem Melanom geben

HALONÄVUS

(Naevus Sutton)

Compoundnavus mit vitiligoartigem Randsaum Immunologische Reaktionen führen oft zur Ruckbildung des zentralen Navus.

Therapie

Wunscht der Patient die Exzision von unauffalligen Navi aus kosmetischen Grunden, so kann diese mit gutem Gewissen knapp im Gesunden durchgefuhrt werden Hier kommen neben der chirurgischen Exzision die Therapie mit flussigem Stickstoff, Elektrokaustik oder Laser (Narbenbildung haufig) in Frage, auf einen histologischen Befund muß dann allerdings verzichtet werden

DYPLASTISCHE NÄVI

(Clarksche Navi)

Der umstrittene Begriff „dysplastischer Navus" sollte durch die treffendere Bezeichnung „atypischer Navus" ersetzt werden. Dysplastische Navi sind erworbene atypische melanozytare Navi der Haut, deren klinisches und histologisches Erscheinungsbild andersartig ist als das von „normalen" Navi Die Diagnose erfolgt nach folgenden Kriterien:

Klinik

Asymmetrie, unregelmaßige Begrenzung, unregelmaßig erhaben, Durchmesser großer als 5 cm

Dermatoskop

Verdichtung des Pigmentmusters mit abruptem Übergang zur Peripherie, depigmentierte Areale (keine radiaren Streifen und schwarze Pigmentverdichtungen wie beim Melanom)

Histologie

Zunahme von unregelmaßigen atypischen Melanozyten in der Basalzellschicht mit Nestbildungen, lymphozytare Infiltrate im oberen Korium

Dysplastisches Nävussyndrom
Oft familiär gehauftes (autosomal dominantes) Auftreten von multiplen dysplastischen Navi mit Neigung zur Entwicklung von Melanomen, entweder aus einem dysplastischen Navus oder auf unveranderter Haut

Therapie

Fruhzeitige Exzision verdachtiger Lasionen knapp im Gesunden
Patienten mit multiplen dysplastischen Navi mussen vor Sonnenexposition abgehalten und zur regelmaßigen Kontrolle ihrer Navi auf einsetzende Veranderungen angehalten werden.
Fotodokumentationen nicht exzidierter, großer, kongenitaler und dysplastischer Navi sind empfehlenswert.

Organoide Nävi

Sie beruhen auf angeborenen Störungen im Mischverhältnis von normalen Hautstrukturen

EPIDERMALE NÄVI

Benigne, hautfarbene bis bräunliche hyperkeratotisch-verrukose Läsionen Bei systematisierter linearer Anordnung spricht man von einem striären Nävus

NAEVUS SEBACEUS

Derber, gelblicher, höckriger, oft striärer Nävus mit bevorzugter Lokalisation an Kapillitium, Gesicht und Hals
Im Alter können innerhalb des Nävus Basaliome auftreten, die frühzeitige Exzision des Nävus ist daher indiziert

BINDEGEWEBSNÄVI

Gruppierte oder lineare, hautfarbene, flache, derbe Knötchen oder Platten (oft pflastersteinartig)
Zu den Bindegewebsnävi gehören der Naevus elasticus und das juvenile Elastom
Selten sind *Fettgewebsnävi, Haarnavi, Schweißdrüsennävi* und *Comedonennävi*

BLUTGEFÄSSNÄVI

Siehe dort

Therapie

Der Naevus sebaceus sollte wegen möglicher intranävaler Basaliomentstehung frühzeitig exzidiert werden, alle übrigen organoiden Nävi können auf Wunsch des Patienten operativ – bei großen Nävi in mehreren Sitzungen – entfernt werden Epidermale Nävi eignen sich auch zur Dermabrasio mit einer hochtourigen Fräse

Melanom

Das Melanom gehort zu den bosartigsten Geschwulsten uberhaupt, seine Inzidenz ist weltweit standig im Ansteigen, wobei exogene Faktoren (vor allem intermittierende UV-Expositionen mit nachfolgendem Sonnenbrand, besonders vor dem 20 Lebensjahr) eine wesentliche Rolle spielen
Pradisponierende Faktoren sind Geringe Hautpigmentierung, Geschlecht (Manner Frauen = 3 . 2) und familiare Belastung (Melanom-Familien, BK-mole-Syndrom mit multiplen großen dysplastischen Navi)
Das Melanom metastasiert vorwiegend lymphogen, wobei bei Tumordicken von uber 1,5 mm in 40% der Falle Mikrometastasen vorhanden sind
Fernmetastasen konnen daher auch Jahre und Jahrzehnte nach operativer Tumorentfernung auftreten

Prognostische Faktoren
(5-Jahres-Überlebensrate in %)

Von den vielen Prognosekriterien sind *Stadium* und *Eindringtiefe* des Melanoms die zuverlassigsten Indikatoren

• Melanomstadien

Stadium I
Tumor ohne tastbare Metastasen. 79%,

Stadium II
Lokale Lymphknotenmetastasen 20% (Prognose schlechter, je mehr Lymphknoten befallen),

Stadium III
Fernmetastasen 0% bis 1%

• Eindringtiefe in mm

Hauptkriterium fur Melanom im Stadium I „High risk" ab 1,5 mm

– bis 0,75 mm – 96%
– bis 1,5 mm – 87%
– bis 2,5 mm – 75%
– bis 4,0 mm – 66%
– > 4,0 mm – 47%

• Invasionsebene (Clark-Schema)
I = präinvasiv, II = papillare Dermis, III = Grenze papillare/retikulare Dermis, IV = retikulare Dermis, V = subkutanes Zellgewebe.
Uberlebensrate zwischen 100% und 20% in Abhangigkeit von der Invasionsebene

• Lokalisation
Relativ schlechte Prognose an Schleimhauten (wegen spater Diagnose) und an „BANS" (upper **b**ack, **p**ost lat **a**rm, **n**eck, post. **s**calp).

• Melanomtyp
Relativ beste Prognose LMM, schlechteste Prognose – NM.

• **Mitoseindex** (Mitosen/mm^2)
Kriterium zur Einschatzung des Metastasierungsrisikos

Diagnostische Hinweise
Trotz aller therapeutischen Fortschritte der letzten Jahre hangt das Uberleben der Melanompatienten immer noch in erster Linie von der fruhzeitigen, ausreichend weiten und tiefen Tumorexzision ab Die Empfehlung, alle Melanomfruhformen moglichst fruhzeitig zu exzidieren, kann nicht oft genug wiederholt werden
Die auch heute noch in Medizinerkreisen vereinzelt vorhandene „Hande-weg-davon"-Mentalitat muß uberwunden werden Die Melanomdiagnose erfolgt klinisch-histologisch, besonderes Augenmerk ist auf neu auftretende, solitare, pigmentierte Lasionen in normaler Haut, vor allem im Erwachsenenalter, zu richten
Die *Auflichtmikroskopie* erleichtert die Diagnose Dermatoskopisch erkennt man beim dysplastischen Navus Verdichtungen des Pigmentmusters, einen abrupten Ubergang zur Peripherie und das Auftreten von depigmentierten Arealen
Beim Melanom finden sich radiare Pigmentstreifen, punktformige, unregelmaßige, schwarze Pigmentverdichtungen, einzelne aufgehellte Zonen mit grau-rosa Farbtonen (Hinweis auf Regressionsvorgange) und eine scharfe Begrenzung des Pigmentnetzes zur Peripherie

Klinische Typen des malignen Melanoms

LENTIGO-MALIGNA-MELANOM

(LMM)

5% aller Melanome
Entwicklung aus *Lentigo maligna* (prainvasives Melanom) Uber Jahre wachsender, maßig scharf begrenzter, im Hautniveau befindlicher, braun-schwarzer Fleck, vorwiegend bei alten Leuten im Gesicht, seltener am Handrucken oder Unterarm (in 30% der Falle muß mit der Entwicklung eines LMM gerechnet werden)
Das Lentigo-maligna-Melanom unterscheidet sich von der Lentigo maligna durch (tastbare) zunehmende Infiltration und Knotchenbildung (horizontales und vertikales Wachstum) und zunehmend scheckiges Aussehen

SUPERFIZIELL SPREITENDES MELANOM

(SSM)

70% aller Melanome
Charakteristisch ist die große morphologische Vielfalt und die farbige Scheckung des Tumors
Die bogig bis polyzyklisch, meist scharf begrenzte, wenige Millimeter bis Zentimeter große Geschwulst zeigt alle Farbschattierungen von hellbraun uber rosa bis blaulich-schwarz
Der ursprünglich flache Tumor entwickelt bald zungenformige Auslaufer und eine unregelmaßige Oberflache mit Infiltration und Knoten

Differentialdiagnose
Junktionsnavus, pigmentiertes Basaliom, pigmentierte seborrhoische Warze

NODULÄRES MELANOM

(NM)

16% aller Melanome
Bosartigste Melanomform, bevorzugt bei 40–50jahrigen Patienten Der knotige Tumor ist weich, verletzlich, blutet leicht und ist von blau-schwarzer Farbe mit rosa und grauen Farbtonen

Differentialdiagnose
Botryomykom, Basaliom, Histiozytom, pigmentierte seborrhoische Warze

AKROLENTIGINÖSES MELANOM
(ALM)

7% bis 8% aller Melanome
An Handflachen, Fußsohlen, Fingern oder Zehen, selten subungual lokalisierter, polyzyklisch begrenzter, braun-schwarzer, ursprunglich flacher, spater infiltrierter Fleck

Melanom-Sonderformen

AMELANOTISCHES MELANOM
Haut- oder fleischfarbenes knotiges Melanom mit besonders schlechter Prognose

Differentialdiagnose
Botryomykom, Spinaliom

SCHLEIMHAUTMELANOM
Es wird meist erst spat erkannt und hat daher eine schlechtere Prognose als Hautmelanome.

Therapie
Die alte Lehrmeinung, daß man Muttermale „ja nicht anruhren soll", ist langst uberholt, leider aber sowohl bei Laien als auch in Medizinerkreisen immer noch vereinzelt vorhanden.
Da zur Zeit nur die fruhzeitige chirurgische Exzision des Tumors im Gesunden eine sichere Heilung garantiert, sollen alle verdächtigen Nävi und Melanomprakursoren moglichst bald entfernt werden.

Prophylaktische Vorgangsweise
Exzidiert werden sollen:

– Große (> 10 cm) kongenitale Navi (besonders Tierfellnävi)
Mittelgroße Nävi sollten bei der Geburt photographisch dokumentiert werden.
– Einfache erworbene melanozytäre Nävi mit Aktivitatszeichen (Wachstum, Pruritus, Farbveranderungen, Blutung, Entzün-

dungszeichen) und bei standiger Traumatisation (Hand/Fuß).
– Dysplastische Navi: Entweder Exzision aller Navi oder Entfernung der auffalligsten Lasionen und Fotodokumentation der Ubriggebliebenen
– Blauer Navus und Navus Sutton in Regression (nur bei inhomogener Pigmentierung)
– Im Erwachsenenalter neu auftretende, pigmentierte, wachsende Lasionen

Chirurgische Melanomtherapie
(siehe Tabelle 16)
Die vormals oft ausgeubten, ausgedehnten, verstummelnden, operativen Eingriffe mit Amputationen von Gliedmaßen werden heute nicht mehr durchgefuhrt, da sie an der Langzeitprognose nichts andern konnen.

Adjuvante Therapieverfahren
Postoperative adjuvante Therapieformen kommen an den meisten Kliniken bei High-risk-Patienten zur Anwendung, wobei die Nutzlichkeit bei Stadium I-Melanomen (und bis zu 4 mm Tumordicke) umstritten ist.
Seit langem bekannte *unspezifische Immuntherapeutika* wie BCG, Corynebacterium parvum, Levamisol, DNCB u a. verursachen zum Teil beachtliche Nebenwirkungen (BCG: grippeahnliche Symptome, Hepatitis, Pneumonie, Lähmung des Immunsystems, lokale Granulome), erbringen aber keine statistisch signifikante Verbesserung der Überlebensraten
Neuere *biologische Wirkstoffe* (wie rekombinantes Interferon α, Interleukin-2, Colony-Stimulating-Factor) scheinen, vor allem in kombinierter Anwendung, eine gewisse, auch statistisch signifikante, günstige Wirkung zu besitzen.

Chemotherapie
Unter den zytostatischen Substanzen hat DTIC (Dacabazin®), 150–250 mg/m² i.v. 1h/Bolus-Tag 1–5, Wiederholung Tag 22–36 – die relativ beste Wirkung (Ansprechrate: bis 30%, komplette Remission bis 6 Monate im Einzelfall langer).

Tabelle 16. Chirurgische Exzision in Abhangigkeit vom Stadium und Infiltrationstiefe des Tumors

Melanom-Verdacht		Exzision knapp im Gesunden, im Bedarfsfall baldige Nachexzision
Melanom-Stadium I	< 1 mm	Sicherheitsabstand 1 cm
	> 1 mm	Sicherheitsabstand 1–3 cm, Exzision unter Mitnahme des subkutanen Fettgewebes bis zur Faszie, eventuell Abdeckung des Defekts mit Spalthaut oder Verschiebeplastik
	> 1,5 mm (bis 4 mm)	Prophylaktische LK-Ausraumung (– umstrittene Vorgangsweise!) vor allem beim Melanom an Extremitat
Melanom-Stadium II		Primartumorexzision + radikale Entfernung befallener regionarer Lymphknoten
Melanom-Stadium III		Chirurgische Entfernung der Fernmetastasen Ziel Reduktion der Tumormasse (Verbesserung der Ansprechbarkeit auf adjuvante Therapie)

Weniger wirksam sind Cisplatin, Nitrosoharnstoffderivate und Vinca-Alkaloide
Ob durch Polychemotherapie eine Verbesserung der Remissionsrate erzielt werden kann, ist noch unklar
Durch Kombination von biologischen Wirkstoffen mit Chemotherapeutika kann in naherer Zukunft eine hohere therapeutische Wirkung und eine Verbesserung der Lebensqualitat erwartet werden

Radiotherapie (2mal 30 Gy)
Spielt bei der Melanomtherapie eine nur geringe Rolle Indikationen zur Bestrahlung sind lediglich inoperable primare und sekundare Geschwulste (besonders im hohen Alter), eine zeitweilige Tumorregression erfolgt in 30% der Falle
Eine weitere interessante, in nur wenigen spezialisierten Zentren durchfuhrbare Therapie mit Aussicht auf Verbesserung der Uberlebensrate ist die *hypertherme regionare Extremitätenperfusion* mit Zytostatika (vor allem Melphalan)

Indikation Postoperative high-risk Melanome an Extremitaten, Lokalrezidive, Satellitenmetastasen
Nicht durchfuhrbar bei arteriellen Durchblutungsstorungen und im hohen Alter

Nachuntersuchungen

Stadium I
Tumordicke < 1,5 mm alle 6 Monate (ab 3 Jahr großere Intervalle)
Tumordicke > 1,5 mm alle 3 Monate (ab 3 Jahr großere Intervalle)

Stadium II
Alle 3 Monate (ab 4 Jahr großere Intervalle, ab 6 Jahr jahrliche Kontrolle)
Zur Nachsorge gehoren, neben einer sorgfaltigen klinischen Kontrolle, sowohl Rontgenbefund (Thorax in zwei Ebenen) als auch die hochsensible Lymphknoten-Sonographie und Laborbefunde (Blutsenkung, LFP, LDH, alkalische Phosphatase), bei klinischem Verdacht zusatzlich Knochenszintigraphie und Hirn-CT

Phlebologischer Überblick

*M Hirschl**

Varikose

Definition
Sackformig oder zylindrisch erweiterte, oberflächliche Vene. Davon zu unterscheiden die reine tubulare Ektasie, die eine diffuse gleichmaßige Venenefweiterung darstellt

Primäre Varikose
Keine faßbaren Ursachen

Sekundäre Varikose
Kollateralen bei Lumenobstruktion der tiefen Venen.
98% der Varizen sind an der unteren Extremitat lokalisiert Varizen im Bereich der Bauch- und Thoraxwand sowie im Bereich des Armes sind fast immer sekundar bedingt oder beruhen auf einer kongenitalen Störung
Der haufig gepragte Ausdruck „Krampfader" sollte nicht dazu verleiten, einen Zusammenhang mit den meist neuromuskulär bedingten nachtlichen Wadenkrampfen herzustellen
Die Einteilung erfolgt in Besenreiservarizen und Pinselfiguren, Varikosis der Perforans-

venen, retikulare Varikose, Seitenastvarikose, Stammvarikose der V saphena magna und V saphena parva

Epidemiologie
Haufigste Form ist die retikuläre Varikose, gefolgt von der Seitenastvarikose. Varikose Veranderungen sind haufig Die harmlose Form der Besenreiser-Varizen findet sich in einer Normalbevolkerung in etwa 30 bis 40%. Umfaßt man alle Varizen-Typen, so wurden in der Basler Studie 57% der Manner und 68% der Frauen mittleren Alters als Varizen-Trager identifiziert Die Häufigkeit des Auftretens von Varizen hangt vom Lebensalter ab Weitere Risikofaktoren sind Ubergewicht, weibliches Geschlecht, stehende Berufe, haufige Geburten

Komplikationen
Sobald die Erweiterung des Venenquerschnitts ein gewisses Ausmaß ubersteigt, kommt es zur Klappeninsuffizienz Dies fuhrt zur Stagnation des Blutes in den varikos erweiterten Venen und zu einem standigen Reflux in die Peripherie Hauptsachliche Komplikationen sind die Varikophlebitis sowie die Varizen-Ruptur Inwieweit ein Varizen-Trager thrombosegefährdet ist,

* Korrespondenzanschrift· Prim Dr M Hirschl, Interne Gefaßambulanz, Hanusch-Krankenhaus, Heinrich-Collin-Straße 30, A-1140 Wien

hangt von der funktionellen Einschrankung, bedingt durch die Varikose, ab

Klinik (siehe Einteilung)
Im klinischen Status mit zu beurteilen ist, ob zusatzlich eine chronisch venose Insuffizienz vorliegt

Diagnostik
Sorgfaltige Inspektion im Stehen und Liegen Die weitere Diagnostik wird von der geplanten bzw notwendigen Therapie bestimmt Soll eine chirurgische Therapie durchgefuhrt werden, sollten eine Ultraschalldiagnostik, eine plethysmographische Diagnostik und eventuell eine Phlebographie durchgefuhrt werden
Bei deutlichen Zeichen einer chronisch venosen Insuffizienz, z B bei rezidivierendem chronischen Ulkus, vor Eingriffen immer eine Phlebographie
Wird eine Varizen-Minichirurgie oder eine Verodungsbehandlung diskutiert, sollte zumindest eine Ultraschalluntersuchung, besser kombiniert mit einer plethysmographischen Untersuchung, durchgefuhrt werden
Nahere Beschreibung der diagnostischen Methoden siehe chronisch venose Insuffizienz

Therapie

Konservative Therapie

Allgemeinmaßnahmen
Vermeidung von langerem Stehen und Sitzen, regelmaßiges Gehtraining, Gewichtsabnahme, Stuhlregulation, Hydrotherapie
Wahrend der warmen Jahreszeit bei Auftreten von typisch venosen Beschwerden medikamentose Unterstutzung mit Venenpharmaka (siehe Kapitel „Chronisch venose Insuffizienz")
Besteht gleichzeitig eine chronisch-venose Insuffizienz, wird eine Kompressionsbehandlung durchgefuhrt Bei akut exazerbierten Beschwerden zuerst in Form von Kompressionsverbanden, danach Kompressionsstrumpfe

Sklerotherapie
Indiziert bei retikularer Varikose sowie Besenreiser und Pinselfiguren

Chirurgische Therapie
Vor allem bei Stammvarikose der V saphena magna. Da der Gefaßersatz der Koronar- und Gefaßchirurgie korpereigenes Venenmaterial bevorzugt, hat sich in letzter Zeit immer mehr die Teilresektion der V saphena magna nur im insuffizienten Bereich durchgesetzt Der weiter distal gelegene, suffiziente Bereich wird meist belassen und entartet hochst selten varikos Dieser Teil bleibt als Gefaßersatz zur Verfugung
Weniger invasiv als das konventionelle Stripping ist die sogenannte „Varizen-Minichirurgie" Durch kleine Stichinzisionen werden die varikos erweiterten Venen extrahiert, Hauptindikation ist die Seitenastvarikose

Chronisch venöse Insuffizienz

Definition
Unter dem Begriff chronisch venose Insuffizienz (CVI) versteht man Storungen des venosen Ruckflusses verschiedenster Ursache Die Storung des venosen Abflusses – diese tritt hauptsachlich an den unteren Extremitaten auf – beruht auf thrombotischen Veranderungen der tiefen Leitvenen und Klappeninsuffizienzen verschiedener Lokalisation

Pathophysiologie

Die Ruckflußstorung führt zu einer Erhohung des Druckes in den Venolen und Kapillaren Die damit verbundene Lumenerweiterung bedingt eine erhohte Durchlassigkeit (Auftreten von Odemen), eine erhohte Proteinfiltration (Induration des Gewebes), Ausbildung perikapillarer Fibrinmanschetten (nutritive Storung der Haut) und mangelnden Abtransport von Stoffwechselprodukten Haufig vergesellschaftet mit der venosen Storung ist eine Lymphtransportstorung

Häufigkeit der chronisch venösen Insuffizienz

Angaben bezuglich des Auftretens der chronisch venosen Insuffizienz bietet die im Jahre 1974 publizierte Basler Studie Bei etwa 15% aller Berufstatigen findet sich eine CVI. Manner und Frauen sind im wesentlichen gleich haufig betroffen. Die Haufigkeit der Erkrankung steigt mit zunehmendem Alter Wenn auch die weniger ausgepragten Formen der Erkrankung uberwiegen, finden sich in 1,1% der untersuchten Manner und 1,4% der Frauen ein aktives oder abgeheiltes Beinulkus

Da es sich im Basler Kollektiv um eine positive Selektionierung von ausschließlich Berufstätigen handelte, ist der Prozentsatz der schwer Venenkranken wesentlich hoher einzuschatzen. Weitere Untersuchungen zeigten bei uber 65jahrigen bei fast 75% aller Untersuchten eine deutliche Varikose. Bei durchschnittlich 4,5% aller Untersuchten handelte es sich um eine echte Venenkrankheit Die Erkrankungsrate der behandlungsbedurftigen Venenpatienten ist somit hoher als die bei Diabetes mellitus (3%)

Ursachen der chronisch venösen Insuffizienz

Auslosender Moment der CVI ist die Entstehung einer chronisch-venosen Hypertension, verursacht durch eine lange Jahre bestehende primare Varikose oder ein postthrombotisches Syndrom (PTS) In funktioneller Hinsicht gleichen sich diese beiden Ursachen Sowohl eine kongenitale Aplasie der Venenklappen als auch eine postthrombotisch veranderte Venenklappe fuhrt zur Insuffizienz des tiefen Venensystems. Die Leitveneninsuffizienz ist haufig mit einer Perforansvarikose verbunden Das PTS ist nichts anderes als eine Sonderform der chronisch venösen Insuffizienz Als weitere Ursache des PTS sind nach Thrombose bestehengebliebene venose Abstromhindernisse zu erwahnen Die sekundare Varikose ist auf diese Mechanismen zuruckzufuhren und tritt erst viele Jahre nach der Venenthrombose auf

Seltenere Ursachen einer CVI sind eine kongenitale Klappenagenesie, Hypoplasie tiefer Venen sowie arteriovenose Fisteln

Bei chronischen Muskel- bzw Gelenkserkrankungen (Rollstuhlpatienten) kommt es ebenfalls ohne primarer Schadigung am venosen System durch die mangelnde Funktion der Wadenmuskelpumpe zu einer CVI Diese Form wird als Dependency-Syndrom bezeichnet

Klinik der CVI

Die Beschwerden treten insbesondere nach langem Stehen und Sitzen auf Haufig kommen nachtliche Wadenkrampfe vor (Differentialdiagnose neurogene Wadenkrampfe bei „blander" funktionell unbedeutender Varikose) Bewegung und Aufstehen in der Nacht fuhrt zu einer Besserung der Beschwerden Gehabhangige Beschwerden, wie sie bei Claudicatio venosa auftreten, sind selten und meist nur bei jungeren Patienten mit tiefen Venenthrombosen zu beobachten Eine genaue Anamnese fuhrt fast immer zu einer sicheren Unterscheidung gegenuber arteriellen Durchblutungsstorungen.

Bei der klinischen Untersuchung finden sich fast immer Varizen der V saphena magna oder parva und eine Insuffizienz der Perforansvenen Es werden je nach dem

klinischen Eindruck 3 Schweregrade unterschieden
Grad 1 Odematose Veranderungen und Corona phlebektatica paraplantaris
Grad 2 Chronisches Odem und zusatzliche trophische Storungen, wie Hyperpigmentation, Atrophie blanche, Indurationen, ekzematose Veranderungen
Grad 3 Chronisches Odem mit Ulkus oder Ulkusnarbe

Differentialdiagnose

Arterielles Ulkus, ulzerose Veranderungen bei diabetischer Mikroangiopathie, Vaskulitis, Autoimmunerkrankungen, Ulcus hypertonicum, infektioses Ulkus bei Erysipel, Lues III, posttraumatische Ulzera
Bei Umfangvermehrung des Beines ohne ulzerose Veranderungen ist vor allem das Lymphodem und das Lipodem vom Bein des Venenkranken zu unterscheiden

Diagnose der CVI

Neben der sorgfaltigen Anamnese und Fragen nach Auslosern eines postthrombotischen Syndroms, ist die klinische Untersuchung durch vergleichende Inspektion und Palpation im Stehen haufig zur Diagnosestellung ausreichend Die Inspektion umfaßt die Beurteilung der varikosen Veranderungen, Hinweise auf Klappeninsuffizienzen (Test nach Trendelenburg) Nach Untersuchung der Hauptvenenstamme werden die an typischen Pradilektionsorten zu findenden Perforansvenen beurteilt
Zur apparativen Diagnostik stehen Doppler-Sonographie, Duplex-Sonographie, verschiedene plethysmographische Verfahren sowie als „golden standard" die Phlebographie und die Phlebodynamometrie zur Verfugung

Doppler-Ultraschall-Diagnostik

Zur Screening-Untersuchung reicht meistens ein nichtdirektionales einfaches Gerat aus Vorteil der bidirektionalen Gerate ist die gleichzeitige Erfassung der Stromungsrichtung und die Dokumentationsmoglichkeit Fur die Diagnostik im Bereich des Venensystems werden Sonden mit einer Sendefrequenz von 8 bzw 4 MHz verwendet Normalerweise ist der Fluß der V. femoralis in der Leistenbeuge atmungssynchron Bei ausgepragter Insuffizienz kommt es bei tiefer Inspiration bzw bei Valsalvamanover zu einem Ruckfluß Durch das Anlegen eines Tourniquets in der Hohe der Fossa ovalis kann zwischen einem Reflux in die V saphena magna (oberflachliche Veneninsuffizienz) und einem Reflux in die tiefen Venen (Leitvenen-Insuffizienz) unterschieden werden Weiters kann die Ausdehnung der Klappeninsuffizienz entlang des Verlaufs der V saphena magna quantifiziert werden (Stadieneinteilung von I bis IV nach *Hach)* Durch Kompressions- bzw Dekompressionsmanover und Anlegen eines Tourniquets konnen insuffiziente V perforantes festgestellt werden
Weitere wichtige Aufschlusse gibt die Doppler-Sonographie bei der Thrombosediagnostik, ebenso kann mittels Doppler-Sonographie einfach eine begleitende periphere arterielle Verschlußkrankheit ausgeschlossen oder bestatigt werden

Duplex-Sonographie

Die Duplex-Sonographie, eine Kombination aus B-Bild und gepulstem Doppler, ermoglicht neben der Information des Dopplers auch die Beurteilung eines Echtzeitbildes Im Gegensatz zur Thrombosediagnostik, bei der die Duplex-Sonographie entscheidende Informationen liefert, bietet sie in der Funktionsdiagnostik keine wesentliche Erweiterung der konventionellen Doppler-Ultraschalldiagnostik

Plethysmographie

Die plethysmographischen Untersuchungen beruhen auf der Verringerung des Bein- bzw Fußvolumens bei suffizienter Wadenmuskelpumpe und suffizientem tiefem Klappensystem Bei Durchfuhrung von

Übungen (Dorsalflexionen, Zehenstanden, Kniebeugen) kommt es zu einer Verringerung des Venendruckes und zu einer Abnahme des Bein- und Fußvolumens. Nach Sistieren der Ubung wird die Wiederauffullzeit des abgepumpten Volumens bestimmt Typischer Befund fur eine CVI ist ein deutlicher Volumenabfall mit verkurzter Wiederauffullzeit. Wichtig ist immer der Seitenvergleich beider Beine Mittels Okklusionstests z.B. der V. saphena oder einzelner V. perforantes kann unterschieden werden, ob eine Funktionsstorung nach Ausschaltung der entsprechenden Varizenbezirke besserbar ist, oder ob keine Anderung der Venenfunktion zu erreichen ist

Phlebographie

Qualitat der Bilder und Interpretation mussen einen hohen Standard aufweisen In der Praxis wird diese Bedingung erfahrungsgemaß nicht immer erfullt Die Phlebographie ist unerlaßlich vor Zweitoperationen, bei postthrombotischem Syndrom und zum Ausschluß von Angiodysplasien

Blutige Venendruckmessung (Phlebodynamometrie)

Vergleichbar dem Prinzip der Plethysmographie werden statt Volumsmessungen blutig und damit invasiv die peripheren Venendrucke gemessen Im Stehen betragt der venose Druck 80 bis 90 mmHg, durch Betätigen der Wadenmuskelpumpe werden etwa 60 mmHg Druck abgepumpt

Die Phlebodynamometrie ist ebenso wie weitere Untersuchungen (Kapillarmikroskopie, Laser-Doppler-Fluxmessung, transkutane Sauerstoffdruckmessung) vor allem wissenschaftlichen Fragestellungen vorbehalten und in der Routinediagnostik entbehrlich

Therapie bei CVI

Die Behandlung der CVI ist immer eine kombinierte Behandlung nach Erstellung eines individuellen Therapieplanes

Kompressionstherapie

Die Kompressionstherapie bekampft die Ödemneigung und fuhrt gleichzeitig zu einer Anderung der venosen Hamodynamik Es kommt zu einer Steigerung der Stromungsgeschwindigkeit und zu einer Verminderung des Ruckflusses in oberflachliche bzw insuffiziente Venenbezirke Durch die Kompression von außen kommt es auch zu einer Annaherung der Venenklappen und so zu einer Behandlung der relativen Insuffizienz

Kontraindikationen fur eine Kompressionsbehandlung stellen schlecht kompensierte arterielle Strombahnhindernisse dar (cave· vor jeder Kompression immer arterielle Untersuchung) sowie eine schwere kardiale Dekompensation. Fur die Kompressionstherapie stehen Kompressionsverbande und Kompressionsstrumpfe zur Verfugung Kompressionsverbande konnen durch den meist wochentlich erfolgenden Wechsel den jeweiligen Erfordernissen angepaßt werden. Bei rezenten Phlebitiden, Thrombosen, Ulcera cruris sowie bei Odemen − bevor der Umfang minimiert wurde − sind diese als Mittel erster Wahl zu verwenden. Verschiedene Verbandstechniken, wie z.B die Fischer-Technik, werden angewandt Ein angelegter Kompressionsverband ahmt die Funktion einer gesunden Wadenmuskelpumpe nach.

Der medizinische Kompressionsstrumpf wird nach Stabilisierung der akuten Phase zur Langzeittherapie verwendet Durch das Vorhandensein verschiedener Kompressionsklassen und zahlreicher Maße genugen fur die meisten Patienten gut angemessene Konfektionsstrumpfe Nur bei besonderen Beinformen ist die Anfertigung eines Maßstrumpfes erforderlich

Chirurgische Therapie

Die chirurgische Therapie stellt oft eine kausale Therapie dar Bei Vorliegen einer besserbaren CVI kann nach Ausschaltung der entsprechenden Varizenbezirke eine

Normalisierung der Venenfunktion erreicht werden Wichtigste Indikationen sind alle Formen der Stammvarikose der V saphena magna und parva sowie die Unterbindung insuffizienter Perforansvenen Chirurgische Maßnahmen sind Crossektomie, limitiertes oder komplettes Stripping und Varizen-Minichirurgie sowie Ligatur insuffizienter Perforansvenen

Sklerotherapie

Ihre Bedeutung liegt in der Ausschaltung kleinkalibriger Besenreiser oder Pinselfiguren, multipler V perforantes der Peripherie und von Ulkus benachbarten Varizenkomplexen

Pharmakotherapie

Grundsatzlich unterscheidet man Medikamente, die auf den Venentonus, und solche, die auf die Odembildung wirken Ein venentonisierendes Pharmakon ist das Dihydroergotamin In Studien konnte die Wirksamkeit auch an varikos erweiterten Venen bewiesen werden Odemprotektive Pharmaka sind Glykoside pflanzlichen Ursprungs Aescin aus der Roßkastanie, Flavonoidie, z B Rutoside, und Ruskusglykoside Die beiden Therapieprinzipien sind auch in Kombinationspraparaten vereinigt Diuretika sollten nur initial oder kurzfristig bei Odemexazerbation gegeben werden Als Dauermaßnahme sind sie nicht geeignet

Adjuvansbehandlungen

Gabe von Antiphlogistika bei oberflachlichen Venenthrombosen oder bei Phlebitis saltans, Gabe von Kortikosteroiden bei lokalisierten oder generalisierten Ekzemschuben lokal oder systemisch, Antibiotikagabe bei superinfizierten Ulcera cruris vor allem beim Diabetiker bzw bei Erysipel, Gabe von Antimykotika, Hautpflege gegen trockene und schuppende Haut

Jeder Patient mit einer chronisch-venosen Insuffizienz bedarf einer lebenslangen phlebologischen Betreuung mit halbjahrlichen Kontrollen Bei diesen Kontrollen sollten Kompressionsstrumpfe neu angemessen werden Gleichzeitig sollte eine konsequente Beratung bezuglich Lebensweise, haufig notwendiger Diatmaßnahmen, sportlicher Betatigung, wie Schwimmen, Wandern, Radfahren, Jogging, erfolgen Die Beratung umfaßt Verhalten bei Schwangerschaften und Antikonzeption sowie die immer exakt durchzufuhrende Thromboseprophylaxe vor geplanten Operationen

Entzündliche Erkrankungen der oberflächlichen Venen

PHLEBITIS

Oberflachlich entzundete Vene bei meist primarer Varikose

THROMBOPHLEBITIS BZW. VARIKOPHLEBITIS

Entzundung und oberflachliche Thrombose im Bereich tubular ektatischer oder varikos veranderter Venen

Die oben geschilderten Erscheinungen stellen eine meist harmlose Komplikation bei venosen Veranderungen verschiedenen Grades dar Eine Sonderstellung nimmt die aszendierende Thrombosierung einer varikos erweiterten V saphena am Oberschenkel ein Bei dieser Form sind nicht nur klinisch relevante Lungenembolien moglich, sondern auch ein Fortschreiten auf die tiefen Venen

Klinik

Die betroffenen Venenkonvolute sind gerotet, uberwarmt und druckdolent Im Gegensatz zum Erysipel, das eine flachenhafte Ausdehnung annimmt, sind Allgemeinsymptome, wie Fieber und Schuttelfrost, nur bei septischen Komplikationen vorhanden Die haufigste Lokalisation ist der Unterschenkel

Häufigkeit

Die Varikophlebitis findet sich gleich haufig bei Mannern und Frauen Sie ist als Spatkomplikation der Varikose zu betrachten und tritt erst nach jahrelang bestehenden Varizen auf Die Erkrankungshaufigkeit nimmt mit steigendem Alter zu

Diagnostik

Eine apparative Diagnostik ist nicht erforderlich, die Diagnose ergibt sich aus dem klinischen Bild.

In ausgedehnten Fallen mit Schwellung am Unterschenkel, wenn man nicht sicher unterscheiden kann, ob es sich um eine lokalisierte oder generalisierte Schwellung handelt, ist die ubliche Thrombosediagnostik als Ausschlußdiagnostik vonnöten Vor Anlegen von Kompressionsverbanden (siehe Therapie) ubliches arterielles Screening zum Ausschluß einer peripheren arteriellen Verschlußkrankheit

Therapie

Bei der frischen Varikophlebitis wird unter Lokalanasthesie eine Stichinzision mit Entleerung des thrombotischen Materials durchgefuhrt Anschließend Kompressionstherapie je nach Klinik uber 3 bis 6 Wochen Die Stichinzision ist bei einer Anamnese von langer als 10 Tagen fast nie moglich In diesem Fall wird primar ein Kompressionsverband angelegt Eine wichtige Maßnahme ist, den Patienten voll mobil zu halten

Bei starken subjektiven Beschwerden, ausgedehntere Befunde und eventuell zusatzliche Gabe von Antiphlogistika bzw Analgetika

Die ausgedehnte Varikophlebitis der V saphena magna sollte neben der Kompres-

sionsbehandlung antikoaguliert werden Die Antikoagulation erfolgt mit Heparin (auch ambulant moglich) oder durch orale Antikoagulation (verzogerter Wirkungseintritt der oralen Antikoagulationsbehandlung, Durchfuhrung immer uberlappend mit Heparin) Bei ausgedehnten und septischen Prozessen ist die chirurgische Exzision der Vene moglich.

SEPTISCHE OBERFLÄCHLICHE THROMBOPHLEBITIDEN

Komplikationen von intravenos liegenden Kathetern oder Kanulen

Wichtigste Maßnahme ist die Prophylaxe Anwendung nur bei strengster Indikation, moglichst kurzzeitige Verweildauer, Katheterpflege Die Therapie erfolgt mit Breitbandantibiotika Bei peripheren Venen und therapieresistentem Fieber eventuell Exzision der Vene

THROMBOPHLEBITIS SALTANS (MIGRANS)

Definition

Rezidivierende, segmentale, multifokale Phlebitis, die nichtvarikos veranderte Venen betrifft

Lokalisation

Haufiger im Bereich der Beine als an den Armen

Die Erkrankung betrifft am haufigsten junge Manner, zwischen einzelnen Schuben oft Tage bis Monate Histologisch handelt es sich im Gegensatz zur Varikophlebitis um eine Panphlebitis chronischer Genese Die Thrombophlebitis saltans findet sich am haufigsten vergesellschaftet mit anderen entzundlichen Angiopathien vorwiegend der Thrombangitis obliterans Zusammenhange mit rheumatologischen und Autoimmunerkrankungen sind ebenfalls beschrieben Widerspruchlich sind die Literaturangaben bezuglich der Koinzidenz mit malignen

Prozessen Da aber rezidivierende Venenerkrankungen stets auf ein Neoplasma verdächtig sind, sollte eine Durchuntersuchung – wenn nicht eine Thrombangitis obliterans bewiesen ist – auf alle Fälle erfolgen

Diagnose

Klinischer Befund und Probeexzision mit anschließender Histologie

Therapie

Im Vordergrund steht die Behandlung einer allfällig zugrundeliegenden Systemerkrankung

Eine protektive Wirkung ist mit hochdosierter Azetylsalizylsäure-Therapie zu erreichen (1,5–3 g/Tag) Der Wirkeffekt beruht auf der antiphlogistischen Wirkung der ASS In seltenen Fällen immunsuppressive Therapie mit Kortikosteroiden und Azathioprin

MORBUS MONDOR

Definition

Es handelt sich um eine chronisch verlaufende Phlebitis, Prädilektionsstellen sind die oberflächlichen oder lateralen Thoraxvenen Seltener betroffen sind epigastrische Venen

Diagnose

Klinischer Befund

Klinik

Druckdolente Stelle an den für eine Phlebitis ungewohnlichen Lokalisationen

Therapie

Siehe Phlebitis, die Krankheit ist gutartig und selbstlimitierend

Tiefe Becken- und Beinvenenthrombosen

Ätiologie

Wandveränderung, Strömungsverlangsamung und überschießende Gerinnbarkeit führen zur venösen Thrombose Häufigste Ursache der Venenwandveränderungen ist der varikose Symptomenkomplex mit chronisch venöser Insuffizienz Direkte Verletzungen der Venenwand bei Trauma (Frakturen und Weichteilverletzung) verursachen ebenfalls Venenthrombosen Dies gilt in besonderem Maße für Verletzungen im Unterschenkelbereich Regionale Kompression der Venen durch Tumoren, Hämatome, akzessorische Rippen oder Gravidität sind ebenfalls thrombogene Faktoren

Zu Strömungsverlangsamungen kommt es bei ausgeprägten Varizen, nach langerer Bettruhe, bei Rechtsherzinsuffizienz, bei ungenügendem arteriellem Zustrom sowie bei hämorrheologischen Störungen Die gesteigerte Gerinnungsfähigkeit des Blutes bei Thrombozytose, Antithrombin-III-Mangel, Protein-C- oder -S-Mangel kann laborchemisch nachgewiesen werden Aber auch bei allen schwereren Allgemeinerkrankungen, Verbrennungen, postpartal und bei Neoplasmen findet sich eine überschießende Gerinnbarkeit

Prädisponierende Faktoren und Häufigkeit

In mehreren Studien zeigte sich, daß etwa die Hälfte der tiefen Venenthrombosen eines Krankengutes einer angiologischen Station unbekannter Ursache sind In der Reihenfolge der Häufigkeit kommen folgende auslösende Faktoren in Frage· postoperativ, lange Bettlagerigkeit, Trauma, Effort-Thrombose, Ovulationshemmer, postpartal. Zur Epidemiologie sind nur wenige Daten bekannt. Studien, die nur auf klinischen Untersuchungen beruhen, zeigen, daß im jüngeren Lebensalter vorwiegend Frauen betroffen sind, mit zunehmendem Lebensalter wird das Geschlechtsverhaltnis ausgeglichen. Gesichert ist die signifikante hohere Haufigkeit bei Patienten, die bereits einmal eine Thrombose durchgemacht haben

Auch zur Thromboselokalisation gibt es relativ wenig Zahlenmaterial Der Hauptanteil aller Thrombosen betrifft die untere Extremitat, wobei mit 60% aller Thrombosen der Unterschenkel gefolgt von Oberschenkel, Beckenetage und Poplitealregion fuhrend ist. Nur etwa 2% aller Thrombosen findet man im Bereich der oberen Extremitaten Hier ist die haufigste Ursache ein ausgepragtes neurovaskulares Schultergurtelsyndrom bei akzessorischer Halsrippe, bei Skalenussyndrom sowie bei traumatischer Intimalasion.

Durch die vermehrte Anwendung von venosen Verweilkathetern sind Thrombosen im Reich der V cava superior und ihrem Einstromgebiet in den letzten Jahren haufiger geworden

Klinik

Die klinische Untersuchung berucksichtigt Veranderungen der Hautfarbe (Zyanose), Venenzeichnung (Warnungsvenen), Odeme, Umfangsdifferenz, Erhaltensein der Hautfalten und Konsistenzerhöhung.

Eine große Zahl klinischer Zeichen werden angegeben: Mahlersches Zeichen, Michaelisches Zeichen, Fußsohlenschmerz (Payersches Zeichen), Wadenschmerz bei Flexion (Homansches Zeichen), Wadendruckschmerz (Smarksches Zeichen), Blutdruckmanschettendruck (Lowenbergsches Zeichen), Schmerzen bei Wadenbewegung (Dyke-Youngsches Zeichen)

Trotz dieser zahlreichen – mit Eigennamen bedachten – klinischen Hinweise ist zu bemerken, daß die Zahl der klinischen Fehldiagnosen auch in der Hand Erfahrenster unvertretbar hoch ist Zur Objektivierung der klinischen Verdachtsdiagnose mussen apparative Untersuchungsmethoden angeschlossen werden Weder ist es erlaubt, bei klinischem Verdacht allein durch die kor-

perliche Untersuchung eine Diagnose auszuschließen, noch aufgrund einer rein klinischen Diagnostik therapeutische Maßnahmen einzuleiten!

Diagnostik

Klinische Treffsicherheit siehe oben

Apparative Diagnostik

Sie umfaßt Doppler-Ultraschall-Methoden, Duplex-Sonographie, Plethysmographie mit Venenstau in Horizontallage, Thermographie, Isotopenmethoden und Phlebographie

Die Doppler-Ultraschall-Diagnostik beurteilt die Atemabhangigkeit bzw. die Unterbrechung des venosen Blutflusses bei Atemmanovern im Bereich der V femoralis und V poplitea Je proximaler die Thrombose liegt, desto besser die Treffsicherheit Bei Beckenvenenthrombose liegt die Treffsicherheit zwischen 92 und 96%, im Bereich des proximalen Oberschenkels bei 85 bis 90%, im Bereich des distalen Oberschenkels bei 70% und im Bereich des Knies nur mehr bei 50 bis 60%. Die Duplex-Sonographie, eine Kombination aus B-Bild und gepulstem Doppler-Ultraschall, beurteilt die fehlende Komprimierbarkeit der Vene, wenn diese von thrombotischen Massen verschlossen ist, den erhohten Durchmesser im Vergleich zur Gegenseite und das Fehlen des venosen Flusses Die Duplex-Sonographie kann aufgrund der Darstellung der intraluminalen Strukturen auch Aufschlusse uber das Alter des Thrombus geben Die Treffsicherheit der Duplex-Sonographie ist ebenfalls im Becken-, Oberschenkel- und Poplitealbereich am großten Der Einsatz von farbcodierten Geraten ermoglicht auch gute Ergebnisse bei der Diagnostik von Unterschenkelvenenthrombosen Die Untersuchung ist allerdings zeitaufwendig. Trotzdem kann heute die farbkodierte Technik als wirkliche Alternative zu invasiven phlebologischen Untersuchungen betrachtet werden

Die Venenverschlußplethysmographie beurteilt die Venenkapazität (aufzufullendes Blutvolumen) sowie die Geschwindigkeit des venösen Abstroms Die Methode eignet sich zur Erfassung von venosen Strombahnhindernissen bis auf die Hohe des Kniegelenkes Bei isolierten Unterschenkelvenenthrombosen gibt es keine Aussagemöglichkeiten

Die thermographischen Untersuchungsmethoden (Telethermographie oder Plattenthermographie) dienen vor allem zur Screening-Untersuchung im Unterschenkelbereich Voraussetzungen sind eine floride, weniger als 3 Wochen alte Thrombose Die Sensitivitat der Untersuchung ist gut, die Spezifitat schlecht (falsch-positive Befunde bei Arthritis, Phlebitis, postthrombotischem Syndrom oder chronisch-venoser Insuffizienz) Der finanzielle Aufwand fur eine Telethermographieanlage ist sehr hoch, die Kosten-Nutzen-Relation sollte beachtet werden

Sieht man von der Moglichkeit der farbcodierten Duplex-Sonographie (diese steht nur wenigen Zentren und erfahrenen Untersuchern zur Verfugung) ab, bleibt als Problemzone der Diagnostik der Unterschenkelbereich

Bewahrte Methoden zur Unterschenkelthrombose-Diagnostik sind Nuklearmedizin und Phlebographie

Die nuklearmedizinische Untersuchung wird als Technetiumplasmin-Test (Radiojodfibrinogen-Test) durchgefuhrt Er beruht auf dem Einbau des radioaktiv-markierten Agens in frische thrombotische Anteile (maximal 7 bis 10 Tage alt) Die Treffsicherheit im Unterschenkelbereich ist hoch Die Nachteile der Methode sind die Latenzzeit bis zum Ergebnis sowie falsch-positive Befunde bei oberflachlichen Entzundungen, Ulzerationen und frischen Frakturen

Ob farbkodierte Duplexsonographie oder Phlebographie als „golden standard" der Thrombosediagnostik gilt, ist heute heftig umstritten Hier gilt das alte Sprichwort „jeder Kramer lobt seine Ware" Indiziert ist die Phlebographie bei klinischem Verdacht und unklaren nichtinvasiven Befunden, bei Lungenembolie, bei invasiver Therapie und Vorliegen eines postthrombotischen Syndroms, bei Beinodemen unklarer Genese (nicht bei primaren Lymphodemen oder Lipodemen!), bei Rezidivvarikose nach Operation oder Verodung, bei Angiodysplasien sowie zur Therapiekontrolle Kontraindiziert ist die Untersuchung bei fehlender therapeutischer Konsequenz bei Graviditat, bei Phlegmasia caerulea dolens, bei Hyperthyreose bei Kontrastmittelallergie sowie bei schwerer Niereninsuffizienz

Therapie

Das Ziel der Therapie der Beinvenenthrombose ist das Verhindern lebensbedrohlicher thromboembolischer Komplikationen sowie die Verhinderung des Auftretens eines schweren postthrombotischen Syndroms Der Wert aller Therapien bezuglich des Auftretens eines PTS ist umstritten

Prinzipiell stehen die chirurgische Therapie, die fibrinolytische Therapie und die Antikoagulantientherapie sowie Allgemeinmaßnahmen zur Verfugung

Chirurgische Therapie

Die chirurgische Technik ist die Thrombektomie mit dem Fogarthy-Katheter Operiert werden vor allem akute, maximal 6 Tage alte Becken- und Beinvenenthrombosen Indiziert ist die chirurgische Therapie vor allem dann, wenn Kontraindikationen gegen eine fibrinolytische Therapie bestehen Der Erfolg der chirurgischen Therapie hangt vom Alter der Thrombose, Lokalisation sowie von der zusatzlichen Anlage eines arteriovenosen Shunts ab

Fibrinolytische Therapie

Sie ist indiziert bei akuter, maximal 14 Tage alter Thrombose. Zahlreiche Kontraindikationen schranken den Einsatz dieser Therapie ein Wichtigste sind gastrointestinale Ulzerationen, arterielle Hypertonie, Retinopathie, frisch zuruckliegende operative Eingriffe, Traumen oder invasive Diagnostik, Alter uber 60 Jahre.

Als fibrinolytische Agenzien werden Streptokinase, Urokinase und Plasminogenaktivatoren eingesetzt. Letztere stehen in klinischer Prufung Die Fibrinolysetherapie sollte nur erfahrenen Zentren vorbehalten bleiben Die hauptsachlichen Nebenwirkungen sind Blutungskomplikationen Nebenwirkungen sind haufiger als bei der Thrombektomie, die Letalitat liegt allerdings mit unter 1% deutlich unter der chirurgischen Therapie

Antikoagulation

Wird dann durchgefuhrt, wenn Kontraindikationen gegen eine fibrinolytische Therapie oder eine operative Therapie vorliegen In der Praxis stellt diese „konservative Therapie" sicherlich die haufigste Therapie der tiefen Beinvenenthrombose dar Die Antikoagulation beginnt mit Heparin (fraktioniert oder niedermolekular) und uberlappender Einstellung auf orale Antikoagulation Die Dauer der oralen Antikoagulation richtet sich nach Lokalisation der Thrombose im femoralen Bereich 6 bis 9 Monate, im Unterschenkelbereich und im Bereich der V subclavia 2 bis 4 Monate, nach Lyse oder Operation 6 bis 9 Monate, nach Rezidiv mit Ausloser 1 bis 2 Jahre, nach Rezidiv ohne Ausloser Dauerantikoagulation, ebenso bei „Thrombophilie". Die Kontraindikationen sind deutlich geringer als bei der fibrinolytischen Therapie und bestehen in hamorrhagischer Diathese, gastrointestinalen Ulzerationen, postoperativ nach Eingriffen im Bereich des ZNS, am Auge und der Prostata, Fundus hypertonicus 3 bis 4 sowie Retinopathia diabetica 3 und 4

Allgemeinmaßnahmen

Unabhangig von der Art der Therapie muß eine exakte Kompressionstherapie durchgefuhrt werden Uber Dauer bzw Notwendigkeit der Bettruhe ist in letzter Zeit eine breite Diskussion entstanden. So erscheint vor allem für Thrombosen im femoro-poplitealen und Unterschenkelbereich eine langere Immobilisation nicht mehr notwendig zu sein.

Anhang:
Auswahl gängiger Medikamente

(A = in Österreich am Markt, D = in der Bundesrepublik Deutschland am Markt,
* = in anderen Ländern am Markt, i = Immunsuppressivum)

Lokaltherapeutika

Generischer Name	Handelsname

Antibiotika

Bacitracin	Batrax (D), Cicatrex (A, D), Eucillin (A)
Chloramphenicol	Iruxol (D), Iruxolum (A)
Clindamycin	Dalacin (A), Sobelin (D)
Erythromycin	siehe Aknetherapeutika
Framycetin	Leukase (A, D), Sofra Tull (A, D)
Fusidinsäure	Fucidin (A), Fucidine (D)
Gentamycin	Refobacin (A, D), Sulmycin (D)
Neomycin	Baneocin (A), Ecomytrin (A), Nebacetin (A, D), Ulcurilen (A, D)
Tetracycline	Aureomycin (A, D), Terramycin (A, D)

Antibakterielle (nicht antibiotische) Salben

Chinolinol	Chinosol-Vaselin (D)
Chlorhexidin	Vitawund (A, D)
Dequaliniumchlorid	Evazol (D)
Nitrofurazon	Furacin (D)
Polyvidon-Jod	Betaisodona (A, D), Freka cid (D)
Sulfonamid	Aristamid (D), Flammazine (A, D), Pyodron (D)

Antimykotika

Amorolfin	Loceryl (A, D)
Amphotericin B	Ampho-Moronal (A, D)

Generischer Name	Handelsname
Bifonazol	Mycospor (D)
Ciclopiroxolamin	Batrafen (D)
Clotrimazol	Apocanda (D), Azutrimazol (D), Canesten (A, D), Canifug (D), Damosten (D), Mycofug (D), Ovis (D)
Econazol	Epi-Pevaryl (D), Gyno-Pevaryl (D), Pevaryl (A)
Isoconazol	Travogen (A, D)
Ketoconazol	Nizoral (A, D), Terzolin (D)
Miconazol	Daktar (D), Daktarin (A), Epi-Monistat (D), Gyno-Daktarin (A), Gyno-Monistat (D)
Naftifin	Exoderil (A, D)
Natamycin	Pimafucin (D)
Nystatin	Biofanal (D), Candida-Lokalicid (D), Candio-Hermal (A, D), Cordes-Nystatin soft (D), Lederlind (D), Moronal (D), Mycostatin (A), Nystatin (A, D)
Oxiconazol	Myfungar (D), Oceral (D)
Terbinafin	Lamisil (A, D)
Tioconazol	Fungibacid (D), Trosyd (A)
Tolnaftat	Focusan (A), Tolnaftat (D), Tonoftal (D)
Sulbentin	Fungiplex (D)
Undecylensaure	Benzoderm (D), Mycopol (A)

Antihistamine

Bamipinlactat	Soventol (A, D)
Chlorphenoxamin	Systral (A, D)
Clemastinhydrogenfumarat	Tavegil (D)
Dimetindenmaleat	Fenistil (A, D)
Diphenhydramin	Dermodrin (A), Histaxin (A)
Pheniraminhydrogenmaleat	Avil (D)
Tolpropamin	Pragman (A, D)

Antivirale Substanzen

Aciclovir	Zovirax (A, D)
Jod-2-desoxyuridin	IDU (A, D), Virunguent (D), Zostrum (D)
Vidarabin	Vidarabin Thilo (D)
Zinksulfat	Virudermin (D)

Antipruritosa

Antihistamine	siehe Antihistamine
Bufexamac	Duradermal (D), Parfenac (A, D)
Crotamiton	siehe Antiparasitosa
Glukokortikoide	siehe Glukokortikoide
Harnstoff	Basodexan (D), Calmurid (A), Carbamid (D), Nubral (D)
Polidocanol	Balneum Hermal plus (A, D), Prurimix (A)

Generischer Name	Handelsname
Steinkohlenteer (und Teerderivate)	Balneum Hermal Teer (A, D), Inotyol (A), Sulfo-Olbad (A, D), Teer-Linola-Fett N (D), Thiosept (A)

Glukokortikoide

Generischer Name	Handelsname
Betamethasonbenzoat 0,025%	Euvaderm (D)
Betamethasondipropionat 0,05%	Diproderm (A), Diprosone (D), Diprotop (A)
Betamethasonvalerat 0,1%	Betamethason (D), Betnesol (D), Betnovate (A), Celestan (D)
Clobetasol-17-propionat 0,05%	Dermovate (A), Dermoxin (D), Dermoxinale (D)
Clobetason-17-butyrat 0,05%	Emovate (A, D)
Desonid 0,05%	Tridesilon (D)
Desonid 0,1%	Sterax (D)
Dexamethason 0,1%	Cortidexason (D), Dexamethason (D)
Desoximethason 0,25%	Topisolon (A, D)
Diflukortolonvalerat 0,1%	Nerisona (A)
Diflukortolonvalerat 0,3%	Neriforte (A), Nerisona forte (D)
Flucinolonacetonid 0,025%	Jellin (D)
Flucionid 0,05%	Topsym (A, D), Topsym F (A, D)
Flucortinbutylester 0,75%	Vaspit (D)
Fludroxycortid 0,05%	Semarka (D)
Fluocortoloncaproat 0,25%	Ultralan (A, D)
Flucortolonpivalat 0,25%	Omnilan (A), Ultracur (D)
Flumethasonpivalat 0,02%	Locacorten (A, D)
Fluprednylidenacetat 0,1%	Decoderm (A, D)
Halcinoid 0,025%	Halcimat (D)
Hydrocortison 0,25%	Schericur (A)
Hydrocortison 1%	Ficortil (D), Hydrocortison-Wolff (D), Hydroderm (A)
Hydrocortisonacetat 1,0%	Cordes H (D)
Hydrocortisolbutyrat 0,1%	Alfason (D)
Methylprednisolonaceponat 0,1%	Advantan (A, D)
Momethasonfuroat 0,1%	Elocon (A, D)
Prednisolon 1%	Kuhlprednon (A), Linola-H (D), Ultracortenol (D)
Triamcinolonacetonid 0,1%	Delphicort (A, D), Extracort (D), Solodelf (D), Triamcinolon-Wolff (D), Volon (A, D)

Aknespezifische Medikation

Generischer Name	Handelsname
Benzoylperoxid	Acnidazil (A, D), Akne-Aid (D), Aknefug-oxid (D), Akneroxid (A, D), Benzaken (D), Cordes BPO (D), H2 Oxyl (D), Klinoxid (D), Oxy 5%/10% (D), Panoxyl (A, D), Sanoxid (D), Scherogel 5%/10% (A, D)

Generischer Name	Handelsname
Clindamycin	Dalacin (A), Sobelin (D)
Erythromycin	Akne Cordes (A, D), Aknemago (D), Aknemycin (A, D), Aknin (D), Eryaknen (D), Stiemycin (A, D)
Tretinoin	Airol (A, D), Cordes VAS (D), Epi-Aberel (D), Eudyna (A, D), Retin (A)

Zytostatische Substanzen

Podophyllin 0,5%	Condylox (A, D)
5-Fluorouracil	Efudix (D)

Antiparasitosa

Benzylbenzoat	Antiscabiosum Mago (D)
Crotamiton	Eurax (A), Euraxil (D)
Hexachlorozyclohexan	Jacutin (A, D)
Malathion	Organoderm (D)
Permetrin	Elimite-Welcome*

Psoriasisspezifische Medikation

Anthralin/Cignolin	Plesial (D), Psoradexan (A, D), Psoralon MT (D), Stielasan (D), Warondo (D)
Calcipotriol	Daivonex (D), Psorcutan (A, D)

Systemtherapeutika

Generischer Name	Handelsname

Antibiotika

- *Aminglykoside*

Gentamycin	Duragentamycin (D), Gentamycin (A, D), Refobacin (A, D)
Spectinomycin	Stanilo (D), Trobicin (A)

- *Cephalosporine*

Cefadroxil	Bidocef (D), Duracef (A)
Cefalexin	Cepexin (A), Cephalexin (D), Ceporexin (D), Keflex (A), Oracef (A, D), Ospexin (A), Sanoxin (A)
Cefalotin	Cepovenin (D), Keflin (A)
Cefazolin	Elzogram (D), Gramaxin (A, D), Kefzol (A), Zolicef (A)
Cefaclor	Ceclor (A), Panoral (D)
Cefamandol	Mandokef (A, D)
Cefoxitin	Mefoxitin (A, D)
Cefuroxim	Curocef (A), Elobact (D), Zinna (D)
Cefotaxim	Claforan (A, D)
Cefsulodin	Monaspor (A), Pseudocef (D)
Ceftazidin	Fortum (A, D)
Ceftriaxon	Rocephin (A, D)

- *Fusidinsäure*

Fusidinsaure	Fucidin (A), Fucidine (D)

- *Gyrasehemmer*

Ciprofloxacin	Ciprobay (D), Ciproxin (A)
Enoxacin	Gyramid (A, D)
Ofloxacin	Floxal (D), Tarivid (A, D)

- *Makrolide*

Erythromycin	Erycinum (A), Eryhexal (D), Emuvin (A), Ery-Maxin (A), Erythrocin (A, D), Erythromycin (D), Monoycin (D), Pharyngocin (D)
Josamycin	Josalid (A), Wilprafen (D)
Roxithromycin	Rulid (D), Rulide (A)

- *Penicilline*

Phenoxymethylpenicillin	Antibiocin (D), Arcasin (D), Cliazil (A), Isocillin (D), Ispenoral (D), Mack Pen (A), Megacillin oral (A, D), Penhexal (D), Penicillin-V (D), Ospen (A), Star-Pen (A)
Benzathin-Penicillin G	Retarpen 2,4 Mega (A)
Clemizol Penicillin G	Antipen 1,2/4,5 Mega (A)
Procain-Penicillin G	Retarpen comp. (A)
Penicillin G	Penicillin G-Natrium (A, D), Penicillin-Grunethal (D), Penicillin-Heyl (D)
Amoxicillin/Clavulansaure	Augmentan (D), Augmentin (A)

Generischer Name	Handelsname
Flucloxacillin	Floxapen (A), Staphylex (D)
Oxacillin	Stapenor (A, D)
Sultamicillin	Unacid PD (D), Unasyn (A)
Amoxycillin	Amagesan (D), Amoxicillin (D), Clamoxyl (A, D), Dura AX (D), Sigamopen (D)
Ampicillin	Amblosin (D), Ospamox (A), Unacid (D)
• *Tetracycline*	
Doxycyclin	Clinofug 50 (D), Dotur (A), Doxy 200 (D), Doxybasan (D), Doxycyclin (D), Doxyderm (A), Doxydyn (A), Doxy-Wolff (D), Vibramycin (A, D), Vibravenos (A, D)
Lymecyclin	Tetralysal (A)
Minocyclin	Aknosan (D), Klinomycin (D), Lederderm (D), Minocin (A), Minocyclin-Ratiopharm (D)
Oxytetracyclin	Aknin (D), Macocyn (D), Oxytetracyclin (D), Tetracycletten (D), Tetra-Tablinen (A, D)
Tetracyclin	Achromycin (A, D), Hostacyclin (A, D), Tefilin (D), Tetrabakat (D), Tetracyclin (D), Tetralution (D), Steclin (D)

Antimykotika

Amphotericin B	Ampho-Moronal (D), Amphotericin B (A)
Fluconazol	Diflucan (A, D), Fungata (A, D)
Flucytosin	Ancotil (D)
Griseofulvin	Fulcin (A, D), Griseomed (A), Grisovin (A), Likuden (D), Polygris (D)
Itraconazol	Sempera (D), Sporanox (A)
Ketoconazol	Nizoral (A, D)
Miconazol	Daktar (D)
Natamycin	Pimafucin (D)
Nystatin	Biofanal (D), Candio-Hermal (D), Moronal (D)
Terbinafin	Lamisil (A, D)

Glukokortikoide

Betamethason	Betnesol (D), Celestamin (A, D), Celestan (A, D), Diprophos (A), Solu Celestan (A)
Dexamethason	Decadron (D), Dexamethason (A, D), Fortecortin (A, D)
Flucortolon	Ultralan (A, D)
Fluprednisolon	Isoprednon (D)
Hydrocortison	Hydrocortison (D), Hydrocortone (A)
Methylprednisolon	Medrate (D), Urbason (A, D)
Prednisolon	Aprednisolon (A), Decortin (D), Deltacortril (D), Prednisolon (A, D), Scherisolon (D), Solu Dacortin (A), Solu Decortin (D)

Generischer Name	Handelsname
Triamcinolon	Delphicort (A), Solu Volon A (A), Triamhexal (D), Volon A (A, D)

Antivirale Medikation

Aciclovir	Zovirax (A, D)
Azidothymidin	Retrovir (A, D)
Dideoxycytidin	Hivid (A, D)
Ganciclovir	Cymevan (A, D)

Histaminantagonisten und Tranquillizer

Astemizol	Hismanal (A, D)
Cetirizindihydrochlorid	Zyrtec (A, D)
Cimetidin (H2-Blocker)	Cimetag (A), Cimetidin (D)
Clemastin	Tavegil (D), Tavegyl (A)
Cyproheptadin	Periactin (A), Periactinol (D), Peritol (D), Nuran (D),
Dexchlorpheniramin	Polaronil (A, D)
Dimetindenmaleat	Fenistil (A, D)
Diphenhydramin	Dibondrin (A)
Hydroxyzin	Atarax (A, D), Masmoran (D)
Ketotifen	Zaditen (A, D)
Loratadin	Clarityn (A), Lisino (D)
Mebhydrolin	Omeril (D)
Mequitazin	Metaplexan (A, D)
Oxatomid	Tinset (D)
Pheniramin	Avil (A, D)
Promethazin	Atosil (D)
Terfenadin	Teldane (D), Triludan (A)

(Nichtsteroidale) entzündungshemmende Medikation

Azetylsalicylsaure	Aspirin (A, D), ASS (D), Colfarit (A, D), Gepan (D), Iromin (A)
Indomethazin	Amuno (D), Indocid (A), Indocontin (D), Indo-Hexal (A), Indomelan (A), Indomet (D), Indometacin (D), Vonum (D)
Mefenaminsaure	Actol (A), Clotam (A), Parkemed (A, D), Ponalar (D)
Paracetamol	Apa (A), Dolorfug (D), Fensum (D), Helon N (D), Lonarid mono (D), Mexalen (A), Paracetamol (A, D), Peinfort (A), Sinpro (D), Toximer (D), Treupel mono (D), Tylenol (A)
Penicilamin	Artamin (A), Distamin (A), Metalcaptase (D), Trisorcin (D), Trolovol (D)

Vasoaktive Substanzen

Alprostadil	Minprog (A, D), Prostavasin (A, D)
Captopril	Acenorm (A), Capozide (A), Captopril (A), Loprin (D), Tensobon (D)

Generischer Name	Handelsname
Diltiazem	Cardiacton (A), Corazem (A), Dilzem (A, D)
Nifedipin	Adalat (A, D), Aprical (D), Buconif (A), Cordicant (D), Fedip (A), Gewadilat (A), Majolat (A), Nifecard (A), Nifecor (D). Nifedipin (A, D), Nifical (D)
Pentoxyphyllin	Claudicat (D), Durapental (D), Pentohexal (D), Pentoxi „Genericon" (A), Trental (A, D), Vasonit (A)
Reserpin	Adelphan Esidrex (A), Brinerdin (A), Modenol (A), Reserpin Saar (D), Suprenoat (A)

Interferone/Zytokine

Filgrastim	Neupogen (A, D)
Interferon alfa	Berofor (A), Intron A (A, D), Roferon (A)
Interferon beta	Fiblaferon (D)
Interferon gamma	Immukin (A), Immunfor (A), Polyferon (D)
Interleukin 2	Proleukin (A, D)

Immunsuppressiva (i) / Zytostatika

Amethoprin	Methotrexat (A, D)
Azathioprin (i)	Imurek (A, D)
Bleomycin	Bleomycin (A, D)
Chlorambucil	Leukeran (A, D)
Cisplatin	Cisplatin (A, D), Platinex (D), Platinol (A)
Colchizin (i)	Colchicum-Dispert (D), Colchizin salicylat (A), Colchysat Bürger (D)
Cyclophosphamid	Cytoxan (A), Endoxan (A, D)
Cyclosporin A (i)	Sandimmun (A, D)
Dacarbazin	DTIC (A, D)
Hydroxyurea	Hydroxyurea medac (D)
Melphalan	Alkeran (A, D)
Vinblastin	Velbe (D)
Vincristin	Oncovin (A), Vincristin (D)

Retinoide

Acitretin	Neotigason (A, D)
Etretinat	Tigason (A, D)
Isotretinoin	Roaccutan (A, D)

Tuberkulostatika

Ethambutol	EMB-Fatol (D), Etibi (A), Myambutol (A, D)
Isonikotinsaurehydrazid	INH (A), Isozid (D), Tebesium (D)
Rifampicin	Eremfat (D), Rifampicin (D), Rifoldin (A), Rimactan (A, D)
Streptomycin	Strepto-Fatol (D), Streptomycin (A, D)

Generischer Name	Handelsname

Sulfone

Diaminodiphenylsulfon	Dapsone (D), Dapson-Fatol (D)
Sulfapyridin	Septipulmon*, Sulphadine*

Lepramedikation

Diaminodiphenylsulfon	siehe Sulfone
Clofazimine	Lampren (D)
Rifampicin	siehe Tuberkulostatika

Photosensibilatoren

5-Methoxypsoralen	Geralen (A)
8-Methoxypsoralen	Meladinine (A, D), Oxsoralen (A)

Malariamedikation

Chlorquindiphosphat	Resochin (A, D), Weimerquin (D)
Hydroxychloroquin-sulfat	Plaquenil (A), Quensyl (D)

Leishmanien-Medikation

Allopurinol	Allopurinol (A, D), Geapur (A), Gewapurol (A), Urosin (A, D), Zyloric (A, D)
Amphotericin-B	siehe Antimykotika
Chloroquin	siehe Malariatherapie
Itraconazol	siehe Antimykotika
Ketoconazol	siehe Antimykotika
Metronidazol	Arilin (D), Clont (D), Flagyl (A, D), Fossylol (D), Metronidazol (A, D), Oecozol (A), Rathimed (D), Trichex (A), Tricho-Cordes (D), Vagimid (D)
Nifurtimox	Lamprit*
Pentamidin	Lomidine (D), Pentacarinat (A, D)
Rifampicin	siehe Tuberkolostatika
Sodium Stibogluconate	Glukantime*, Pentostam*, Solu-Stibosan*
Stibophen	Fuadin*, Neo-Antimosan*

Sachverzeichnis

Gerhard Deutschmann

Pflege bei Haut- und Geschlechtskrankheiten

1994. 11 Abbildungen. X, 119 Seiten.
Broschiert DM 28,–, oS 198,–
ISBN 3-211-82491-X

Der hautkranke Patient bedarf einer besonderen und oft sehr aufwendigen Pflege. Die sorgfältige Durchführung der Lokaltherapie ist Aufgabe des Pflegepersonals: Auftragen von Lösungen, Cremen und Salben sowie Anlegen von Gesichts-, Hand- und Körperverbänden, weiters die Durchführung verschiedener Wund- und Kompressionsverbände bis hin zu speziellen dermatologischen Verbänden (z.B. Okklusivverbände).
Das Buch vermittelt einerseits das für das Pflegepersonal notwendige medizinisch-dermatologische Grundwissen, andererseits auch die Kenntnis über Wirkungen, Zusammensetzung und Anwendungsmethoden verschiedenster Lokaltherapeutika sowie die Beherrschung der Verbandstechnik. Die Verbände sollen dem Patienten individuell angepaßt werden und verbandstechnischen Grundlagen unterliegen. Auch auf den wirtschaftlichen Einsatz der Verbandsmaterialien ist zu achten.
Besonders zu erwähnen ist das Kapitel über Dekubitusprophylaxe und -therapie (Wundliegen), das aus den langjährigen Erfahrungen an der Innsbrucker Klinik resultiert sowie das Kapitel über die Pflege von HIV-positiven und an AIDS erkrankten Patienten.

Preisänderungen vorbehalten

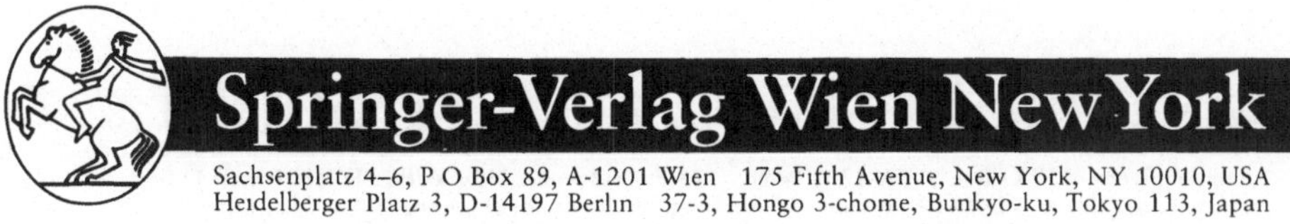

Sachsenplatz 4–6, P O Box 89, A-1201 Wien   175 Fifth Avenue, New York, NY 10010, USA
Heidelberger Platz 3, D-14197 Berlin   37-3, Hongo 3-chome, Bunkyo-ku, Tokyo 113, Japan